金科玉律
大義精成

金義成教授推拿集萃出版

敬賀

施杞
戊戌季夏月

"义成仁兄,'金科'是我对推拿的尊重,'玉律'是书中阐述您的学术思想,'大义'是您宝贵临床经验,'精成'是您一生精练而成！条幅涵盖'金义成'大名。"

——施杞　2018 年 5 月 28 日

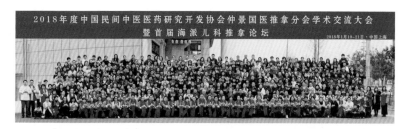

2018年度中国民间中医医药研究开发协会仲景国医推拿分会学术交流大会暨首届海派儿科推拿论坛合影

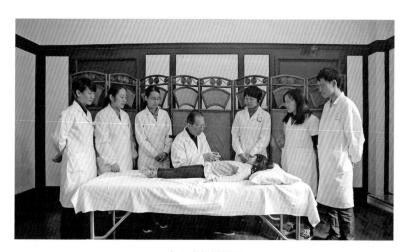

金义成教授授课

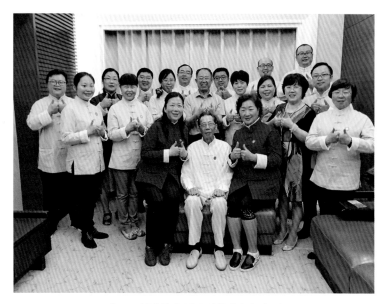

山西运城会议海派儿科推拿师门合影

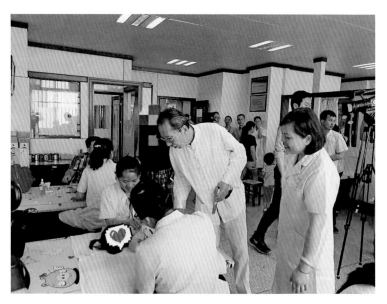

指导广西中医药大学附属第一医院仁爱分院小儿推拿科工作

金义成海派儿科推拿集萃

主审　金义成

主编　纪　清　孙武权

上海科学技术出版社

图书在版编目(CIP)数据

金义成海派儿科推拿集萃 / 纪清,孙武权主编. —
上海:上海科学技术出版社,2018.9
　　ISBN 978 - 7 - 5478 - 4136 - 5

　　Ⅰ.①金… Ⅱ.①纪… ②孙… Ⅲ.①小儿疾病—推
拿 Ⅳ.①R244.15

　　中国版本图书馆 CIP 数据核字(2018)第 171957 号

金义成海派儿科推拿集萃
主审　金义成
主编　纪　清　孙武权

上海世纪出版(集团)有限公司
上 海 科 学 技 术 出 版 社　出版、发行
(上海钦州南路 71 号　邮政编码 200235　www.sstp.cn)
浙江新华印刷技术有限公司印刷
开本 889×1194　1/32　印张 8.875　插页 6
字数 200 千字
2018 年 9 月第 1 版　2018 年 9 月第 1 次印刷
ISBN 978 - 7 - 5478 - 4136 - 5/R·1691
定价:58.00 元

内容提要

　　金义成教授是海派儿科推拿的领军人物、丁氏一指禅推拿第四代传承人，也是我国小儿推拿领域的学科带头人。

　　本书系统、全面总结了金义成教授的学术思想及临证经验，向读者呈现了金义成教授对推拿理论的独到见解以及这些理论在海派儿科推拿临床实践中的灵活应用。其中，儿科推拿临床医案涵盖了47种儿科常见病症，案例翔实、手法清晰，在书后还附有手法解说及图示，不仅可作为专业推拿医师的参阅资料，也可供学有余力的普通家长参阅学习，在日常生活中为孩子保健推拿。此外，本书还收录了金义成教授历年的"著作序文选"以及"科普文章节选"，可供读者扩展阅读；"金义成医话"和"金义成弟子跟师心得"则进一步强调了好的学术思想和临床经验需要认真传承与大力发扬。

　　希望本书能帮助到儿科推拿医师和相关爱好者，也能为推动海派儿科推拿事业的规范与发展做出贡献！

编审委员会

金义成教授，1944 年 8 月出生于上海，祖籍江苏建湖。海派儿科推拿领军人物、丁氏一指禅推拿第四代传承人、我国小儿推拿领域的学科带头人，主攻小儿推拿，学识渊博。曾任上海中医药大学附属岳阳中西医结合医院推拿科主任、上海中医药大学小儿推拿教研室主任、华东师范大学文化艺术学院中国国际文化传播中心客座教授、国家中医药管理局瑞士中国传统医学中心中医学教授。现任上海中医药大学老教授协会副会长、世界中医药学会联合会小儿推拿专业委员会顾问、中国中医药研究促进会小儿推拿外治分会名誉主任、中国针灸学会小儿推拿专业委员会学术顾问、山西省河东中医少儿推拿学校名誉校长。

金义成教授五十年如一日，兢兢业业，虽年近八旬，还坚持在临床一线为患儿治病。他扎根临床，悉心钻研，将自己对小儿推拿的感悟不断加以总结，几十年来查阅了大量古籍，寻找推拿相关文献，对推拿历史和小儿推拿文献的深入研究，成为当之无愧的当代推拿古籍研究学者。

为传承和培育新一代的小儿推拿接班人，金义成教授还致力于小儿推拿学科的传承教育。金教授为了改进教学方法，不仅编撰、指导拍摄相关的教学影片和视频，还编著挂图和图谱。用更直观的形式，为学生传道授业解惑。经过几十年的努力，金义成教授培养了大量新一代小儿推拿人才,为小儿推拿的传承注入新鲜血液。

与此同时,金义成教授积极推动全社会小儿推拿普及并应用于社区、家庭儿童预防保健和亚健康领域,勇于打破陈规,在医疗体制外物色推拿事业接班人,将他们收为弟子并悉心培育,对儿童健康事业的发展贡献卓越。如今金义成教授培养的学生、弟子,有许多已成为当地的学科带头人。

我与金义成教授相识已久,并共同致力于儿童的健康保健事业,近日受我院纪清主任邀请,为金义成教授的临床经验集作序,通过阅读书稿,了解了海派儿科推拿的渊源和历史,并感叹他为推广海派儿科推拿所付出的辛勤劳动,他在我国小儿推拿领域所做出的贡献必将留下浓墨重彩的一笔,而那种孜孜不倦、教书育人的匠人精神也值得后辈潜心学习。

本书以医案、医话为主,系统总结了金义成教授的学术思想和临床验案,并撷取了其弟子跟师学习的心得体会,内容丰富,语言朴实,临床实用性强,感谢金义成教授及其弟子为此书的出版所付出的辛勤工作,在此书付梓之际,郑重向广大儿科同道推荐。

上海市中医药研究院儿科研究所所长
上海市中医医院原院长
上海市名中医

虞坚尔

前　言

中医学肇自岐黄,千年以降,源远流长。推拿是中医临床医学的重要组成部分,小儿推拿则是推拿学科中的重要分支。在众多小儿推拿流派中,海派儿科推拿独树一帜。

"海派无派,无派有派。"金义成教授作为海派儿科推拿流派的创始人,在临床实践工作中,特别强调审证求因,关注情志;四诊合参,触摸察病;祛邪不忘扶正,扶正不忘祛邪;扶正祛邪,以胃为本;揉腹捏脊,养护根本;八法之外,通法为要;以柔为"贵",以巧为"魂";筋骨并重,动静结合。他治学严谨,实事求是,既重视对中医理论和经验的继承与总结,又勇于探索发展与推广,为中医推拿事业的蓬勃与兴旺辛勤耕耘,孜孜不倦。

《金义成海派儿科推拿集萃》一书内容丰富,向读者翔实介绍了金义成教授的学术思想,在儿科临证医案、医话、著作序文选、科普文章节选与学生跟师心得等方面,向同道与读者全方位展现一位大师的风采。本书对金义成教授在将近60年的推拿专业教学与临床工作中的经验进行了全面总结,尤其是他在临床实践中对"道、法、术"的灵活运用。他对推拿理论的独到见解,对完善推拿临床体系及提高治疗效果有突出的贡献。

在本书编写过程中,金义成教授对全书文稿的每一字句都反复推敲、仔细斟酌。这种一丝不苟"传道、授业、解惑"的敬业精神,值得我们后辈学习。

我们希望本书的付梓出版，能使金义成教授的学术思想和临床经验得到进一步的传承与发扬，对广大同道及小儿推拿爱好者在平时的实践中有所启迪，以共同推动小儿推拿事业的规范与发展。

本书的编纂出版，得到了上海市中医药事业发展三年行动计划(2014—2016年)《小儿推拿联合中药外敷治疗小儿常见病的临床优化方案研究》(编号：ZY3-JFSC-1-1018)的资助。

本书的编写团队由跟随金义成教授临证多年的弟子组成，他们对金义成教授的学术思想有比较深刻的感悟。在资料真实、实用的指导原则下，数易其稿，历时三载，方始告竣。但限于编者的水平，可能还不能完整、准确反映金义成教授的推拿风格和特点，书中难免还有不尽如人意之处，恳请同道与读者不吝赐教，以便今后修改、充实、完善。

纪　清

2018年6月23日

目 录

第一章 金义成教授简传

金义成教授(本书部分章节以金师称)1944年8月出生于上海,祖籍江苏建湖。上海中医药大学、上海中医药研究院专家委员会委员,丁氏一指禅推拿第四代传承人、海派儿科推拿领军人物、中国小儿推拿领域的学科带头人。现任上海中医药大学老教授协会副会长、世界中医药学会联合会小儿推拿专业委员会顾问、中国中医药研究促进会小儿推拿外治分会名誉会长、中国民间中医医药研究开发协会仲景国医推拿分会名誉会长、山西省河东中医少儿推拿学校名誉校长。曾任上海中医药大学附属岳阳中西医结合医院推拿科主任、上海中医药大学小儿推拿教研室主任、华东师范大学文化艺术学院中国国际文化传播中心客座教授、国家中医药管理局瑞士中国传统医学中心中医学教授。

金师1960年就读于上海中医学院附属推拿学校,学承一指禅推拿、滚法推拿、内功推拿、小儿推拿,该校推拿专业由著名推拿专家丁季峰、王百川、王纪松等执教,王松山、钱福卿、朱春霆等大家亦时有到校指点。金师在实习和留校工作期间,得到恩师王百川的悉心传授。自1963年毕业以来,一直工作在教学、临床、科研第一线,以对中医推拿学科发展的满腔热情和高度责任心,兢兢业业、辛勤耕耘、不断进取,历经50多年的艰苦努力,宵衣旰食、焚膏继晷,在推拿领域取得了令人瞩目的成就。

一、溯本穷源,历史显彰

金师为了更好地进行推拿临床和教学工作,对推拿文献做了卓有成效的研究,全面系统地整理了中国推拿学的文献、推拿学的历史成就,开创了推拿发展历史研究的先河。他寻根溯源、广搜博览、剔奇觅秘,几十年来查阅了大量的古籍,潜心考究推拿相关文献,对推拿历史和推拿文献进行深入研究,成为当之无愧的当代推拿古籍研究学者。他表示,推拿古籍文献是宝贵的历史文化遗产,学习交流、研究和应用这些文献,不仅能增强中医推拿文化自信,还有助于推动推拿事业的健康规范、持久发展。

金师不断将其研究所得汇编成书出版,以利于同业学者,影响了几代人。他历经 10 年、几经修改而著成的《中国推拿》第一次全面阐述了中国推拿历史,从史前、甲骨文、中医经典著作乃至唐诗宋词等书中旁征博引。相关中医推拿发展史的文献资料和观点,在业内影响颇深,其中史料文献被许多推拿著作所采用。国医大师裘沛然曾说:"该书荟前人之学说,萃今人之创获,全面地、系统地整理了中国推拿的学术成就和极为丰富的内容。"该书一经面世即被大英博物馆收藏。

二、术有专攻,成就儿推

金师在中医推拿界享有盛誉,是小儿推拿大家,他几十年专攻小儿推拿,偏重小儿推拿的临床和教学,对小儿推拿颇有心得。

一是半个多世纪以来坚持小儿推拿临床工作,对儿科病的认识多有发挥。如小儿病不仅与先天不足(胎弱、胎毒)、后天失调(外感、伤食)有关,同样要注意情志方面的问题;又如,小儿的体质多属本虚标实,因而强调扶正,扶正又以"通"为补、以胃为本;对婴幼儿哮喘除发作期治疗之外,还强调冬病夏治;对厌食除用和胃消食导滞之法外,强调小儿常带三分饥,要喂养得当;对脑性瘫痪的治疗,不仅重视肢体语言功能的推拿康复,更注意益肾和健脑;对斜颈的治疗除常用揉、捏、扳之法外,也在捏时配合捻拨、扳时配合伸筋,还要注意对斜方肌的推拿;对脊柱侧弯的治疗突出先松肌再正骨;对抽动秽语综合征的治疗,推拿颈夹脊常取奇效;如此等等,不一而足。

二是金师重视推拿手法对治疗效果的关键作用。因此,在临床融合多家流派的手法、结合小儿推拿传统手法应用的同时,强调手法是一门"功夫",要以柔为贵、以巧为魂。

三是重视对前人经验的传承。金师将小儿推拿的文献和著作从浩瀚的古籍中整理出来。1981年,他所编著的《小儿推拿》出版。这部书在小儿推拿学界引起了极大反响,推拿大家朱春霆在该书序言中评价道:"义成仁弟,沉迷推拿、擅长其术,勤求古训、学有所得。今博采群书,辑各家之说,汇编成篇,可谓集小儿推拿之大成。"书中全面综合整理了历代小儿推拿文献,尤其是明清时代的小儿推拿专著。整理归类了小儿推拿手法25种,小儿推拿穴位157个,着重介绍了穴位的位置、操作、主治。同时,对30种复式操作、22种病症的推拿治疗基本方法及应用加减方法做了详细说明。最后,还摘选了53则小儿推拿歌赋,在学习前人著作的基础上,提出不少他自己的见解。这本书成为日后很多儿科推拿从业者的启蒙图书。

金师认为,一名小儿推拿医生,首先应该是一名推拿医生。正如太史公扁鹊所言:"人之所病,病疾多;而医之所病,病道少。"金师的著作可以满足不同人群的需求,且图文并茂,甚受读者青睐,因此常常供不应求,不得不屡次加印,如《小儿推拿》《小儿推拿学》《推拿自学入门》《家庭简易推拿》《养身抗老自我推拿指南》等。所以,金师对于小儿推拿临床,不仅学用已知的,更重视开拓小儿的适应证范围,如"相火证""臀肌挛缩""脊柱侧弯"等。

三、刻意求索,古方荟萃

金师认为中国传统药摩作为口服之外的给药途径,在人类健康事业的进化和进步中,将重新焕发出新的生命。

药摩又称药物推拿,是指在推拿时配合用药的方法,古时因所用的药剂以膏剂居多,故古称膏摩法。它是指辨证后,将适合的药物制成剂型均匀涂敷于患处或穴位处,施以各种推拿手法,促进药物吸收,使手法和药物互相作用和配合,调整经络脏腑气血,从而提高疗效,达到治病防病的目的。药摩法融合药物与按摩双重功效,其相较单纯用药或手法,适应范围更加广泛,手法或器具更加灵活多变;集药物、按摩、透皮吸收、物理刺激等于一体,综合疗效更佳;具有使用方便、功效迅速、适应证广和不良反应少等特点,受到中国历代医家的重视。

历代流传的药摩方,既有单方、复方之分,又有药炭、药散、药汁、药油、药酒、药膏等多种剂型。中国劳动人民在很早以前就开始使用药摩,早在《山海经》中已有用中草药涂抹治病的记录。

代表先秦医药学成就的长沙马王堆出土的医书中,数处可见将药物燔炭用于按摩的记载。至于以"车故脂"(即车轴润滑油)作为溶剂制作药油,将帛浸透药汁并阴干用作按摩药巾,更是闪烁着当时医家的智慧之光。在《黄帝内经》仅有的十二首古方中,有一首"马膏方",即是我国早期的膏摩方。

早在唐代以前,众多医家就能从容自如地运用生乌头、巴豆、莽草、踯躅花、皂荚、野葛、木鳖子等"虎狼之药"制成的摩膏,治疗包括类风湿关节炎等口服药物效果不佳的各种严重疾病。因此,金师认为药摩法被冷落的时代即将结束,前人留下的大量药摩方必将成为今后研究的热点,而中国现代推拿结合使用古代的药摩,必将取得更大的成就。这应当是现代推拿学的重要发展方向之一,也是中国推拿的特色和希望所在。

为此,金师特地从繁庞的历史医著中,试图整理出药摩法的一些主要内容和脉络,并汲取古传药摩方中的精华,力图按疾病的科属分类介绍。第一次全面搜寻有关药物推拿的中药方剂药摩方数百首,金师希望让药摩这一凝结着祖先智慧的方法在当今得到重视和延续,让推拿工作者和医学工作者、中医保健从业者在临床实践和科学研究中,为这份珍贵的历史遗产创立一片新的天地。

四、躬耕教圃，薪火相传

金师 1963 年毕业后留校教授小儿推拿，也是推拿高等教育最早的参与者和实践者之一。教育即传承。小儿推拿这一传统绝活儿一直面临着后继乏人的窘境，能坚持做下来的中医医生，真是少之又少。为做好中医推拿传承，在 1975 年由他编撰、指导拍摄的中国第一部推拿教学电影《中医推拿》在中医院校发行。其中的小儿推拿穴位模型由著名雕塑艺术家张充仁先生制作。此外，其还作为总编撰，指导拍摄了《中医推拿流派经验介绍》，该片记录了一指禅推拿、滚法推拿、内功推拿几位前辈的经验，原擦法推拿也从此更名为内功推拿。

金师作为上海中医药大学的一名资深教授，在坚持 50 多年推拿第一线临床工作的同时，还致力于小儿推拿学科的发展壮大。1988 年，由上海中医学院出版社（今上海浦江教育出版社）出版的《小儿推拿学》是第一本正式出版的小儿推拿高等医学院校教材。这本书系统完整地介绍小儿推拿方方面面，包括小儿推拿形成的基础、小儿推拿学形成和发展、小儿生理病理特点、辨证论治概要、手法、穴位、常见病治疗等方面，为现代小儿推拿学科的形成奠定了基础。

金师在教学的过程中还时时考虑如何能教好。金师为了改进教学方法，不仅编撰、指导拍摄了相关的教学影片和视频，还编著挂图和图谱。金师用更直观的形式，为学生传道授业解惑，被许多推拿著作参考。早在 20 世纪 80 年代之初，金师在上海中医药大学附属曙光医院工作期间与同济大学力学教研室合作研制推拿手法测定仪，并完成了该测定仪的雏形。金师在几十年的教学过程中培育了大量新一代小儿推拿人才，为小儿推拿的传承注入新鲜血液。与此同时，金师积极推动全社会小儿推拿普及并应用于社区、家庭儿童预防保健和亚健康领域，勇于打破陈规，在医疗体制外物色推拿事业接班人，将他们收为弟子并悉心培育，为儿童健康事业的发展做出了巨大贡献。金师坦言,学院的学生往往"博而难专",传统师承的弟子往往"专而难博",将两种教育方式有效结合起来,尤其重视临床实践的积累,才能培养符合时代需要的"既博又专"的中医推拿传承人。海派儿科推拿的第二代、第三代传承人有百余位,其中不少成为小儿推拿栋梁之材。

五、扎根临床,匠心独运

金师十分重视临床,虽年过古稀,仍按时出诊。他认为一名医生离开临床实践,就如无源之水、无根之木,读万卷书不如行万里路。推拿临床涉猎范围甚广,为此除了在医典中寻求帮助外,金师还注意学习相关学科,如在 20 世纪 60 年代末随海上妇科名家朱小南、伤科名家石幼山先生临诊,时请益于二老。因其临床经验丰富,功效可人,新闻媒体曾予以多次报道,如上海《新民晚报》的"金义成巧治百病"、《上海中医药报》的"推拿高手金义成"、《解放日报》的"一双手,抚平孩子伤与痛——记岳阳中西医结合医院小儿推拿'神手'金义成"等。国家中医药管理局将其作为中医药教授派往瑞士不久,他的医术即得到了当地患者的肯定和欢迎,并被当地媒体采访及做专题报道。回国休假前,瑞方还破例为其出具工作评价证明,力邀其留瑞工作。在传承小儿推拿中,金老不仅演示其术,更加注重宣讲其道,处处注意体现中医小儿推拿的内涵。

此外,金师还经常用其所学医治成人的病疾,往往取得令人满意的效果。曾经有一名澳大利亚的女士,其母突发腰腿痛,腰痛难支而步履维艰,加之当天中午就要乘机离沪,焦虑万分,在朋友介绍之下找金师医治。经金师医治后,立起沉疴,当即就能直腰行走,大喜过望而如愿乘机返澳。次年又和其母一同带女儿坐飞机来上海找金师,因其女不能坐立已有几周,在澳大利亚当地虽屡请人医治,仍然未解,不得已专程来沪。金师诊其女为坐骨关节错位,经手法治疗而愈。除推拿临床常见的颈、肩、腰、腿"四大金刚"之外,金师对医治急性乳腺炎、过敏性结肠炎、痛经、强直性脊柱炎亦颇有经验。

六、笔耕不辍，著书立说

金师早在 20 世纪 70 年代之初就参加了上海市大学教材的编写，《推拿学》下篇"小儿推拿"就由其编写。20 世纪 80 年代编著出版的《小儿推拿》先后 7 次印行。他独立编著和主编出版的推拿专著有 40 余部，撰写并指导摄制推拿影视作品 8 部，曾为《中国医学百科全书·推拿学》编委，并作为主要作者之一参与编写《简明中医辞典》《中医大辞典》。

金师的著作所涉及的内容广泛而全面，如：阐述推拿医史文献的、全面挖掘和整理膏摩方资料的《中国推拿》；小儿推拿文献综述的《小儿推拿》；教材类的《小儿推拿学》；推拿科普类系列的《小儿推拿保健术》等；推拿挂图的《小儿推拿图解》；图解推拿的《家庭儿科百病推拿图解》系列、《实用推拿图解》等。

金师在其推拿著作中所用绘图不仅绘画精致，且配用得当，小儿、女士、老人均有创意，体现了一种创新精神。其书中用图常被其他推拿著作引用。在以上所举的著作之列中，还可以看出金师能与时俱进，根据时代需要，编撰相应的著作以应时需。

金师在写作的同时，还注意培养后人，如在编写《家庭儿科百病推拿》《图解家庭按摩治疗》等系列图书时，就组织科内许多年轻医生参与。他的著作不仅在中国大陆发行，有的在中国香港地区出版繁体版，如《小儿病推拿法》《妇女病推拿法》《老年病推拿法》。还被译成外文对外发行，如《中国推拿》。曾应日本碧天舍株式会社的要求担任该社出版的小儿推拿著作的监修，并曾专门编撰、拍摄《小儿推拿常见病》在日本发行。

七、多元一体，自成一家

金师总结其 50 多年医疗、教学、科研工作的体会，于 2003 年

《海派儿科推拿图谱》一书中正式提出"海派儿科推拿"。为何要提出"海派儿科推拿"这个流派名呢？金师表示，自己是丁氏一指禅推拿第四代传人，同时又是㨰法推拿、内功推拿、小儿推拿的传承人。在临床上，并不仅限用某种单一流派手法，金师觉得，自己很难界定到底属于哪个流派，他结合多个推拿流派的优点综合运用于儿科，通过多年实践，推陈而出新，逐渐形成了独特的风格和特点，从而提出"海派儿科推拿"，这一流派名不仅充分反映了海派中医传承、包容、创新的精神，也是"海纳百川、追求卓越、开明睿智、大气谦和"的上海人文精神的具体体现。

在重视继承和临床的基础上，着力创新是金师毕生努力的方向和追求的目标，他不仅对传统中医儿科理论提出新的见解，还在手法的具体应用方面有不少更加切合儿科推拿临床的变通之法。海派儿科推拿的提出并非偶然，而是金师经历多年临床实践，通过长时间反复考量得出的，是符合时代发展需求的产物。他所创立的海派儿科推拿融汇百家、兼收并蓄，无门户之见，其中不仅保留了传统儿科推拿的精髓，还提出了不少独到的见解和经验。

海派儿科推拿既是丁氏一指禅流派、㨰法推拿流派、内功推拿流派的发展，也是传统小儿推拿的继承和发扬。由于海派儿科推拿融入了其他流派的内容，因此增加了传统小儿推拿的内涵，同时扩大了传统小儿推拿的外延。在上海举办的首届海派儿科推拿论坛，不但得到了广大小儿推拿专业人士的支持，也受到了许多小儿推拿爱好者的欢迎。海派儿科推拿作为全国小儿推拿著名流派之一，影响甚广。除上海中医药大学附属岳阳中西医结合医院有海派儿科推拿讲师团之外，广西中医药大学第一附属医院仁爱分院也建立了海派儿科推拿小儿斜颈专科工作室。在首届海派儿科推拿论坛上，全国有十几个单位成为海派儿科推拿的传承基地。

（蒋诗超　纪清）

第二章 金义成教授学术思想

一、审证求因，关注情志

小儿病因有先后天因素，金师认为对前人所谓小儿"无七情所干"应该予以重新认识。例如：夜啼、自闭症、神经性厌食、遗尿、抽动秽语综合征、孤独症、相火证等，都和情志有关，有些病症能影响情志，如脊柱侧弯。因此，在诊治小儿病时当注意情志方面的因素。众所周知，抚触对小儿的体格、情感及认知发育十分有益，能有效促进小儿神经、体格和情感的发育。抚触可以安抚小儿的情绪，满足其情感需求，减少大脑中可以引起焦虑的皮质激素水平，增强免疫力，改善睡眠，减少焦虑的发生。反之，缺少抚触，孩子会出现情感障碍，出现自卑、自控力差、有攻击性、缺乏同情心。而小儿推拿以中医理论为指导，其手法独到，儿童乐于接受，应用得当较抚触效果更胜一筹。因而，海派儿科推拿不仅注意情志因素对孩子的影响，还注重推拿防治与小儿情志有关的疾患。

金师相当重视思虑对脾的影响，以及对肺脾二经的防治。至于《按摩经》认为"小儿之疾不在肝经即在脾经；不在脾经即在肝经，其疾多在肝脾两脏"的说法，金师也有不同体会，因为目前临床多见肺脾二经之病症，不同于以往多在肝脾二经之说。

二、四诊合参，触摸察病

"望而知之谓之神，闻而知之谓之圣，问而知之谓之工，切而知之谓之巧。"其实，四诊不可偏废。四诊的核心思想是个"比"字，即"以常衡变"。海派儿科推拿沿用传统之诊法，诸如望神色；三岁以下小儿验指纹，取三关则以轻重、浮沉分表里，红紫辨寒热，淡滞定虚实；切脉取浮、沉、迟、数、有力、无力而定表里寒热虚实。而推拿医生多以手按触患儿，经过长时间的临诊，其敏感度逐渐增加，往往对患处的异常能"手摸心会"，因而金师非常重视"摸"诊。《医宗金鉴》就讲到"摸、接、端、提、推、拿、按、摩"八法，同时指出"一旦临证，机触于外，巧生于内，手随心转，法从手出"。其中"机触于外，巧生于内"大有讲究。《灵枢》有"审、切、循、扪、按，视其寒热盛衰而调之，是谓因适而为之真也"。

触摸查病包括用手按压、触摸头额、颈项、胸、胁、脘腹、腰背、肌肤、手足、经络、腧穴等方面的触摸按压，以测知冷热病痛，从而推断病患的部位和性质。摸诊时用力要轻柔，医生的手要注意保暖和清洁。推拿以经络学说为手法应用基础，经络理论中有"以痛为腧"之说，往往在摸诊中找到的痛之所在、异常之所在，就是手法运用之所在。摸诊在推拿学中的地位和作用不亚于甚至超过其他诊法，所以了解摸诊的基本要求，对于推拿治疗有着重要作用。小儿摸诊主要包括以下几个部位。

（一）头额

1岁以内的小儿头顶部有一未闭合的"洞洞"——囟门，通过按触小儿囟门部，可以帮助判断小儿病情：如果囟门下陷，可能是气虚或阴液亏损；如果囟门突起，可能是实热或急慢惊风先兆。超过2岁囟门仍不闭合叫"解颅"，说明先天不足、骨髓空虚。如果头骨按上去就像按乒乓球的感觉，则说明骨软缺钙。触摸额头觉烫说明是发热，如果额头的热度高于手心的热度说明是表热，如果额头的热度低于手心的热度说明是虚热。

(二) 颈项

小儿的颈项部触摸内容主要包括触摸颈动脉的搏动、胸锁乳突肌有无肿块、淋巴结有无肿大。如果颈动脉搏动明显，伴有咳嗽、气喘，说明是心肺气衰的喘促或心肾阳衰的水肿。如果颈前外侧(胸锁乳突肌)有肿块，而且同时有颈项歪斜、不正，则说明是斜颈。如果颈项部疼痛明显、头部转动困难，按压肌肉时感觉肌肉紧张，可能是落枕。

(三) 胸腹

摸胸腹包括胸胁和脘腹两个方面，触摸时以食(示)、中、无名(环)、小指抚摩按压，以区别寒热虚实和疼痛的性质。

摸胸胁主要是按虚里和胸胁。虚里在左乳下，内为心脏，为诸脉之本，又是胃的大络。按在虚里上能感觉到心跳有力应手，不急不缓，说明无病；如果感觉心跳搏动无力，说明是宗气不足。胸胁部按压坚硬并且疼痛的是实证，按压柔软无痛的是虚证；疼痛固定，按之疼痛加重的是血瘀；痛无定处，呼吸咳嗽牵掣而痛的是气滞。小儿肋骨外翻、胸骨突起为鸡胸、佝偻病。按胸胁部还当注意腋下部是否有肿核(肿大的淋巴结)。

按脘腹主要是按触心下和腹部。心下是指胃上脘与胸膈之间，按之又硬又痛，是"结胸"实证；按之柔软而不痛，是"痞证"；按之坚硬，状如杯盘，是"水饮"。腹部按之疼痛减轻是虚证，按之疼痛加重是实证。腹部肿胀，按之应手而起，叩之如鼓为气臌；按之应手而起，状如水囊为水胀。按之有块，而且块柔软有时能消散是"瘕证"，多属于气滞，是虚证；块有形，坚硬固定不动是"癥证"，多属于血瘀，是实证。脐周疼痛按之有块，肿形会变大多是虫积。左下腹按之有块呈串状，便秘不解者大多是燥屎结于肠内。右小腹按之疼痛，痛点固定，按压之后突然起手，疼痛反而加重者大多是肠痈(即阑尾炎)。总之，按脘腹需要注意疼痛的性质和部位，肿块是有形的还是无形的。

(四) 腰背

按腰背不仅是治疗方法,而且能帮助诊断。

因为脊髓发出的神经分布于脏腑及腰背部皮肤肌肉,所以脏腑病变可以通过神经传导到脊髓,再通过脊髓反映到腰背部的皮肤肌肉。按腰背就是通过按触脊柱、背肋、腰背部肌肉,寻找病痛处的部位和性质,来测知是背肋或是脊椎、肌肉的病患,还是脏腑病症在腰背部的反应。

(五) 肌肤

摸肌肤就是通过按触患者皮肤的寒温润燥来帮助诊断病情。

肌肤寒冷是阳气不足或外感寒邪;肌肤灼热是热邪或阴虚。皮肤润泽是津液未伤,皮肤干燥甲错是津液亏损,按之凹陷、不能立即恢复是水肿,摸之松软、肢体臃肿是气肿。皮肤局部高肿、灼热痛剧的是疮疡阳证;漫肿平塌、痛热较微者是疮疡阴证;肿块坚硬表明脓未成;肿块柔软波动的表明脓已成;轻按即痛为病在浅表,深按方痛为病患较深。

(六) 手足

手足位于四肢的末端,距离心脏较远,血液循环相对较慢,通过触摸手足温度、观察血液循环情况可以帮助判断相关病情。

小儿发热时,足心热是热邪所致,足胫(即小腿)冷是寒邪所致,手指尖冷是受到惊吓。平时手脚凉是阳虚,手足心热是阴虚。指甲按压后发白,放之即见红润为气血充足,放之而不复红润者为血虚。摸手足还可以帮助判断骨关节类疾病等。临床中则在五脏辨证的基础上,对小儿手上五经穴采用归经施治,对五经穴取母子配穴法,即"实则泻其子,虚则补其母"。

(七) 经络腧穴

人体脏腑与体表肢节通过经络联系,脏腑有变,往往在经络上有所反应。摸经络时沿经络外行线路循摩按压、弹击以寻找压痛、结节等变化，从而根据经络与脏腑的关系，推测病证。摸经络腧穴包括按经络和按腧穴两方面。

经络腧穴就好比是河流与湖泊的关系。腧穴是脏腑之气转输的地方，当某一脏腑有病时，则在相应的腧穴上有压痛点或异常变化，通过按压不但可以找到压痛点，还可以有"按之痛解"和"按之立快"的感觉，因而可以根据压痛点与经络的关系测知相应脏腑的病变。另外通过按腧穴还可以帮助诊断，如肺病可在肺俞有压痛，肝病在肝俞、期门有压痛，胆病在胆俞有压痛，胃病在脾俞、胃俞及足三里有压痛，阑尾炎在阑尾穴有压痛等。

除了以上所说的在经络腧穴方面按压之外，按压耳穴对诊断和治疗也有一定的效用。按压时可用火柴头或类似之物在耳朵上按压寻找痛点，以测知相应脏腑及有关部位的病患。

总之，掌握触摸查病的基本常识和程序，在推拿疗法中具有特殊价值。它不仅是一项重要诊断方法，而且对于推拿手法的选择、保证推拿手法施治部位的准确性，都能发挥很大的作用。

三、祛邪不忘扶正，扶正不忘祛邪

"急则治其标""缓则治其本""扶正祛邪""调整阴阳""正治""反治""因人、因时、因地制宜"为治疗疾病必须遵循的法则。而扶正祛邪是针对虚证和实证制订的两个基本治疗原则。治疗疾病的根本目的是扶助正气，祛除邪气，即"虚则补之，实则泻之"。

扶正，即扶助正气，通常是用于邪气转微或邪气已除，以正气虚弱为主要矛盾的虚证。祛邪，即祛除邪气，适用于正气未衰、邪气亢盛为主要矛盾的实证。常用扶正法有补气法、养血法、滋阴法、温阳法。

祛邪法应根据邪气性质、邪气所处位置，选择不同的祛邪方法。如邪在肌表，用发汗解表；邪在胃肠，则通腑泻下；瘀血者，则活血化瘀。小儿推拿历来重视扶正，如操作常例：开天门、分推坎宫、揉太阳、揉迎香、揉耳后、掐总筋、分推大横纹等法,用于外感和内伤。又如脾土清后加补、肝木和心火补后加清、肾水只补不清或以清小肠代之等。《素问·刺法论篇》载:"正气存内,邪不可干。"金师认为治病不能见病不见人,只重外因(病邪),不重内因(正气),"气以通为补,血以和为补"。在五脏辨证、归经施治的基础上,金师对手上五个经穴的应用,常采用"母子相配法",即"虚则补其母、实则泻其子"。小儿稚阳而非纯阳,不宜过于表散。如麻疹宜用温阳培补正气之法,使其托毒外出。治标不忘本,如体弱燔炭,汗出而散,当以汗解者,但不可令大汗淋漓而伤正。

小儿具有"脏腑娇嫩、形气未充、生机蓬勃、发育迅速、发病容易、易于传变、脏气清灵、易趋康复"之生理和病理特点。小儿出生后脏腑全而未壮,除了肺脾肾常处于不足之外,小儿"肝常有余"和"心常有余"通常也是指邪火有余,肝气和心气同样也是不足的。金师认为小儿常常处于"本虚标实"的状态,所以要"祛邪不忘扶正",以扶其正气,既能促其早日康复,又可增强祛邪之功效。金师认为健脾对小儿调理养生十分有益。脾胃居于中焦,为人体气机升降出入之枢纽,脾胃和则气血足、脏腑安。而对调理保健之儿童应"扶正不忘祛邪",不忘询问其是否有变异之处,一旦有异,随即辅以祛邪,以防其变。

四、扶正祛邪,以胃为本

治病必求于本,人们通常认为脾胃为后天之本,而金师则强调"以胃为本",《素问·天机真脏论篇》:"五脏者皆禀气于胃,胃者五脏之本也。"《素问·平人气象论篇》:"人以水谷为本,故人绝水谷则死,脉无胃气亦死。"《素问·经脉别论篇》:"饮入于胃游溢精气,上输于脾。"《灵枢·五味》:"胃者,五脏六腑之海也。水谷皆入于胃,五脏六腑皆禀气于胃。"又说:"谷始入于胃,其精微者,先出于胃之两焦,以溉五脏,则别出两行营卫之道。"《灵枢·经脉》亦指出:"谷入于胃,脉道以通,血气乃行。"《灵枢·动输》:"胃为五脏六腑之海,其气清上注于肺,肺气从太阴而行之。"孙思邈曾谓"补肾不若补脾也"。张景岳也认为"安五脏即所以调脾胃"。吴登所著《不居集》中指出："故凡查病者，必先查脾胃强弱，治病者必先顾脾胃勇怯，脾胃无损。"李东垣《脾胃论》中论及："脾胃伤则元气衰，元气伤则人折寿。"还说"人气以胃为本""调脾胃以安五脏"。《临证指南医案》也指出："脾气升则健，胃气降则和。"

小儿脾常不足，加之生长发育较快，所需营养相对较多，小儿饥饱不知节制，喂养不当容易伤及脾胃。"饮食自倍，脾胃乃伤。"食积易导致许多病症，《医学入门》中论及："咳因积食致痰，痰气冲荡胸腹部。"《脾胃论》中也说："脾虚肺最多病。"小儿还可因积食导致发热，《脉经》提出："小儿有宿食，尝暮发热。"积食化火，火炎向上，可出现咽炎。再者积食也可影响睡眠，"胃不和则卧不安"，还有积食导致肠腑发热，伤食导致腹泻、消化不良，气血无以生化等。

金师不仅从前人的著述中对"以胃为本"加以佐证，更是从推拿能直接改善胃肠功能的经验中强调以胃为本。

五、揉腹捏脊，养护根本

金师认为肾为根、胃为本，"补肾不若健脾"。依据小儿"本虚标实"的表现，采用"以胃为本"的治法，主要用揉腹捏脊的推拿法养护根本，可谓是"大道至简"。腹居中焦，系气机升降出入之枢纽，中焦通则上下和。脊（背）为阳，扶阳有助于健脾。前为阴，后为阳，揉腹捏脊可以调和阴阳，通调任督。揉腹时，相机采用推摩（胸）、搓胸胁、摩腹、揉腹、摩挪、摩抄等法，捏脊时则相机采用捏脊、推脊、揉脊、搂脊（背）、推擦、拍、搓、抹等，运用存乎于心、灵活机变，适所而用。

揉腹捏脊，可以适用不同年龄段的儿童，取穴则采取"俞募配合法"。

六、八法之外，通法为要

吴尚先在《外治医说》中明确指出"外治之理即内治之理"，儿科推拿作为外治法,历来沿用八法,即:汗、吐、下、和、温、清、消、补。

汗法。《素问》:"其有邪者,渍形以为汗;其在皮者,汗而发之;其剽悍者,按而收之;其实者,散而泻之。审其阴阳,以别柔刚,阳病治阴,阴病治阳,定其血气,各守其乡。血实宜决之,气虚宜掣引之。"张从正为金元四大家之一,其治病擅长于攻邪,以汗、吐、下三法治疗各种外感内伤病证,疗效卓著,其代表作《儒门事亲》中提到"灸、熏、蒸、渫、洗、熨、烙、针刺、砭射、导引、按摩,凡解表者,皆汗法也""无药处,可用两手相交,紧扣脑后风府穴,向前礼拜百余,汗出自解"。在《秘传推拿妙诀》《幼幼集成·神奇外治法》中均有小儿推拿发汗之法。海派儿科推拿常用按或拿风池、风府、大椎、肩井、二扇门等法出汗。

吐法。《金匮要略》中记:"宿食,在上脘,当吐之。"《秘传推拿妙诀》:"吐法系除疾第一捷法,较汗下之取效速,余每以此救人甚多。"医生常用按天突、逆推膻中法。

下法。《素问》:"中药者,泻之于内。"《儒门事亲》:"宿食在胃脘,皆可下之。"多用清大肠、搓脐、推下膀胱(推腹)、揉龟尾、推下七节骨。

和法。《素问》:"凡阴阳之要,阳密乃固,两者不和,若春无秋,若冬无夏,因而和之,是谓圣度。"周于蕃曰:"揉以和之,常用和阴阳、推揉中脘、搓胁。"

温法。《素问·至真要大论篇》:"寒者热之,劳者温之。"《素问·举痛论篇》:"寒气客于背俞之脉则脉泣,脉泣则血虚,血虚则痛,其俞注于心故相引而痛,按之则热气至,热气至则痛止矣。"可用揉外劳宫、推三关、擦背俞、擦命门等。

清法。《素问·至真要大论篇》:"热者寒之。"《灵枢·刺节真邪》:"大热偏身,狂而妄见妄闻妄言,视足阳明及大络取之,虚者补之,血而实者泻之。因其偃卧,居其头前,以两手四指挟按颈动脉,久持之,卷而切推,下至缺盆而复止。如前热去乃止,此所谓推而散之者也。"《幼幼集成·神奇外治法》:"清里法:小儿发热至二三日，邪已入里，或乳食停滞，内成郁热……以妇女乱发一团，蘸染蛋清，于小儿胃口拍之。寒天以火烘暖，不可冷用，自胸口拍至脐轮止。须拍半时之久。"现常用清心经、清肝经、推天河水、推六腑、掐十王、推涌泉、推脊。

消法。《素问·至真要大论》："坚者削之，客者除之，劳者温之，结者散之，留者攻之。"可用清胃经、揉板门、逆运内八卦、揉中脘、揉脐。

补法。《素问·五常政大论篇》："虚则补之。"《灵枢·官针》："病在脉，气少，当补之者，取以锃针于井荥分俞。"现用补脾、补胃、推三关、揉中脘、揉关元、揉足三里、捏脊，阴虚还可用揉二马。

除以上八法之外，金师强调"通法"一说，认为推拿当以通为用、以通为补，这不仅指推拿具有通行气血、通调脏腑、通经活络、通利筋骨的功用，而且气血不通乃百病之源，气血不通则脏腑无以荣养，脏腑不调则百病生。《黄帝内经·太素》中指出："人之食杂则寒温非理，故多得寒热之病，不劳则血气不通，故多得痿厥之病，故导引按跷则寒热咸和，血气流通。"《素问集注》："气血不能疏通者，宜按跷导引。"《格致丛书》："按摩者，开关利气之道，自外而达内者也。故医行之，以佐宣通。而摄生者，贵之以壅滞。"清代叶天士说："通则不痛，通字须究气血阴阳。"《秘传推拿妙诀》："盖小儿之病，不外风寒、乳伤、食久之停积胃脘之间，随成他症。诚一吐而自愈耳，就是胃间无停积者，用此亦能通其五脏六腑之滞。"清代高世栻《医学真传》中指出："夫通则不痛，理也，但通之之法，各有不同。调气以和血，调血以和气，通也。上逆者，使之下行；中堵者，使之旁达，亦通也。虚者助之使通，寒者温之使通，无非通之之法也。若必以下泄为通，则妄矣。"海派儿科推拿时用宣通肺气、开通心痹、通和脾胃、疏通肝气、通下水道、通关开窍等法。

金师还提出："痛则通，不痛则不通。""通"就是使不通变为通，不通则痛，不通则亡。原来常说的"不通则痛，通则不痛"即是指病痛的机制。海派儿科推拿提出的"通"不仅指临床治疗手法，更是"以痛为输"理念的延伸，即对待痛的理解，不局限于疼痛这一点，而泛指寒、热、张、弛、强、弱、胀、麻等种种异常感受。针对异常之处进行推拿，均可使之通。"不痛则不通"除了指不在痛处治疗就不能达到通的效果外，还指原来因为不通而麻木不仁等感觉障碍的恢复，说明"痛"为通的一种表现。

再者，在治疗法则中有正治和反治，反治中之通因通用，实际就是指以通治通。海派儿科推拿中之通法不仅包含此意，还有正治的意味。这就是说通法当为正治，即塞者通之、瘀者通之、闭者通之。《素问》中说："人之所有者血与气耳。五脏之道，皆出于经隧，以行血气。血气不和，百病乃变化而生，是故守经隧。"《景岳全书》中指出："夫百病皆生于气，正以气之为用，无所不至。一有不调，则无所不病……按摩……可以调经络之气。"人与自然是一个整体，人体本身就是一个小宇宙，作为物质形式存在的生命，其存在的形式是运动，停止了运动，生命也会终止，哲学家高度概括了生命本质，提出生命的命题就是：生命在于运动。这与前人所说"流水不腐，户枢不蠹"的观点不谋而合。海派儿科推拿基于推拿有疏通经络、通行气血、通调脏腑之功用。推拿之"通"可以使气血流通、循环往复、生命不息，这也是海派儿科推拿讲的"以通为补"，吴尚先也指出："气血流通就是补。"

七、以柔为"贵"，以巧为"魂"

金师改传统小儿推拿八法（即按、摩、掐、揉、推、运、搓、摇）为推拿十法，即按、摩、捏、揉、推、拿、搓、摇、捻、擦。取一指禅推拿之按、摩、推、拿、搓、揉、擦；取捻法推拿之捻法；内功推拿之擦法；以及江浙沪地区民间小儿推拿之捏法。在传承的同时，根据小儿的特点，应用时时有变化，如在胸腹部多用一指禅偏峰推法，或用自创的拇指本节推法；在指揉法中变生出二指和三指揉法；对内功推拿之擦法亦时有变化，如改胸背横擦为直擦，改肾部之直擦为横向推擦。海派儿科推拿十法融合多家：第一，增加原来小儿推拿中常用的拿、捏之法；第二，免运法与他法之重复；第三，改原小儿推拿主治范围多局限为婴幼儿,使之真正成为儿科推拿,扩充了许多儿科之病症,如抽动秽语综合征、相火证、臀肌挛缩、青少年脊柱侧弯等。

小儿推拿为推拿的一个部分,其手法不离均匀、持久、柔和、有力、深透的要求。原来一指禅流派的推、拿、按、摩、㨰、捻、缠、揉、搓、抄、摇、抖十二种基本手法,柔和深透,柔中寓刚,刚柔相济,强调以柔和为贵。海派儿科推拿中一指禅推法、拿法、按法、摩法、揉法、搓法、摇法直接得之于一指禅推拿前辈的传授。主要手法和辅助手法施行时讲究法度,要求意守丹田,气凝指尖,推穴位、走经络,将一指禅功透入肌肤,沿着经络直达病所,"法之所施,使患儿不知其苦";取穴准确,以指代针。一指禅由于拇指端接触面极小,所以相对于其他推拿手法取穴更准、力度更集中,并适用于全身所有的穴位。金师认为,治无定法,在传承的基础上可以根据自身的经验加以变化和创新。如在小儿推拿时多用偏锋推法;改推乳蛾时的缠法为双指禅法;推腹部时,用拇指本节着力的推法;治斜颈时,用捋桥弓法;治疝气时,用顶揉法等。

针对小儿肌肤娇嫩的特点,在应用上又有不同的要求。金师在1974年负责编写上海市大学教材《推拿学》中的小儿推拿部分时,提出小儿推拿手法需轻快柔和平稳着实,并在此基础上又提出"轻而不浮,重而不滞,快而不乱,慢而不断"的十六字诀,强调"意在手先"、"巧"字为魂,诚如《医宗金鉴》中所说:"一旦临证,机触于外,巧生于内,手随心转,法从手出。"由于海派儿科推拿的手法得益于一指禅推拿和㨰法推拿,因而与其他流派相比,操作时强调"松"腕,显得比较灵巧,而不是手腕并紧、与前臂一起摆动。

工欲善其事,必先利其器。为达到要求,在教学中沿袭一指禅推拿流派、㨰法推拿流派手法练习之传统,金师十分重视一指禅推法、揉法、摩法、搓法及㨰法和功法的训练。禅是梵语"禅那"的简称,解释为静虑,因而一指禅也称一指定禅、一指静禅、一指禅功。通过一指禅推法等手法和功法的练习可以使施术者身心放松,用劲自然,对增加小儿推拿手法的功力非常有利。手法之轻重缓急,其关键在于坚持长期刻苦的锻炼和临床实践的应用,如此才能做到熟能生巧、运用自如,达到心手合一,心到、手到、功到。

八、筋骨并重,动静结合

海派儿科推拿中时常动静结合,求变求实。患儿患病多,医者患法少。求变指不因循守旧,泥古不化,而有所创新。求实则指讲求实效。小儿推拿传统上强调推治左手,而海派儿科推拿常操作其右手,一来是因为操作顺手,二来是因为右手寸口为肺脾肾脉气所在,正应小儿脾肺肾时常不足之需。

有些病症治疗周期较长,如脑瘫,因而在治疗时选取不同推拿方案,每治疗一段时间,当更换变化,免除经常被刺激的穴部"犯困",对刺激失去敏感而减弱效果。又如一些病症经治疗则即刻效果显现,但容易反复,如寰枢关节半脱位,手法整复后,瞬间复原,为防其活动不慎而病情反复,则可以在整复后予以软固定,用丝巾包扎颈项部。再如指部腱鞘炎推拿松解之后,亦可予以固定。

九、理论创新,完善体系

金师在小儿病因、诊法、治则治法以及推拿手法具体应用上不仅有创新成分,而且构建了具有海派特点的小儿推拿体系。在创新方面,除前述之外,还有如下一些内容。

在教学中注意规范和严谨,例如在小儿推拿中对一些操作方法概念不清且称谓较多,如十二手法、十三大手法(又称十三大手术)、复合手法等,这些不是指单一的操作手法,而是多由几种操作法组合而成,其又有不同于手法名加穴部名的操作名,诸如赤凤点头、苍龙摆尾、飞经走气等;又如头面部的开天门、分推坎宫、揉太阳、揉耳后高骨,有的流派习惯称之为四大手法。金师认为作为一个流派沿袭传统称谓是可以的,但作为教学则以规范较妥。在20世纪70年代笔者对此加以整理,改称这些方法为复式操作法,这个概念正为大多数人所接受。再如古法之膏摩,纵观文献记载,并非仅指一种剂型,其包括汤、散、丸、膏、油、水种种,故而将之称为药摩。

金师认为,推拿以手法为主要治疗手段,与针刺相比,作用于人体的部位大小不同。除一指禅推法、按法、点法用指端着力外,其他摩、揉、擦、搓等刺激的部位更大,因此提出了"穴部"之说。小儿推拿特定穴本身有点、线、面多种,其包含有部位,如胁、腹等。而一指禅推拿除推穴道、循经络之外,也重视手法在部位的应用。如《一指定禅》中就有:"揉近处寻之""推近处寻之""推背腿上部""缠、揉胸部、背部""推胸背两部""揉,头面部主之""揉胸前、膀前部""缠、揉背脊下部""推脊背上部"。加之推拿手法操作实际接触仍是大大小小的部位。因此,金师提出的关于穴部的概念,不是穴位加部位的简称,而是能反映推拿实质内涵思想的,既区别于针刺又反映推拿实际。一指禅推法原本遵循推穴道、走经络之法。金师强调穴部推拿,点面并重。前面所提到的"穴部推拿"一说,是指小儿推拿手法刺激既有点、线、面之传统,又在操作时常以点带面,以面带点,如推膻中而合摩法;又如以面带点揉腹时侧重中脘、神阙、关元等穴位。

总而言之,金师所创立的海派儿科推拿具有"全"和"广"的特点,这个特点是在半个多世纪的教学和实践中形成的。所谓全是指海派儿科推拿不仅仅有某些术的特点,而是源、道、法、术健全的学术体系。所谓广也不单单是一家一派的手法,而是融多家为一体。正因为此,其临床应用的穴部也不局限于小儿推拿特定穴,经络及相关穴位同样也是其重要内容;临床应用范围在婴幼儿的基础上扩展至学龄儿童,体现了"传承、包容、创新"的特征。

（陈志伟　孙武权）

第三章 儿科推拿临床医案

一、呼吸科疾病

(一) 发热

案一：张某,女,2岁。(初诊时间:2015年8月9日)

主诉：体温升高2日。

现病史：患儿2日前出现体温升高,最高至38.7℃,略有清涕,咽痛,胃纳欠佳,大便2日未行,汗出不畅,夜寐欠佳。查体,神清,两肺呼吸音粗,未闻及明显干湿啰音,舌红苔白腻,指纹偏红。

诊断：发热(风寒外感)。

治法：疏风散寒,解毒清热。

处方：每日治疗1次,每3次治疗为1诊。开天门50次,推坎宫50次,揉太阳50次,掐揉二扇门30次,清肺经300次,清天河水200次,退六腑100次,拿风池20次,拿肩井20次。

二诊：(2015年8月13日)经推拿治疗3次后,患儿热退,且胃纳好转,大便隔日行一次,质偏硬,夜寐尚可。追问其有便秘史,原方加清大肠300次,加摩腹3分钟,揉三阴交100次,去清天河水。

三诊：(2015年8月23日)经推拿治疗7次后,患儿体温在正常范围,大便日行一次,质可,胃纳可,脸色较前红润。患儿经3次巩固治疗后痊愈。

　　医嘱：嘱患儿家长予以少油少盐饮食，多饮水。并建议家长于饮食中添加蔬菜、水果等纤维含量较高的食物。

　　【按】 发热是指体温异常升高，为小儿常见的一种临床症状。体温的恒定受体温调节中枢的支配，通过自主神经及其在各组织器官温度感受器的冲动来调节产热和散热过程，保持两者的功能达到平衡。正常小儿每日体温可有波动，当超过基础体温1℃时，可认为发热（测体温应在活动后半小时、进食后1小时为准）。

　　发热是由多种疾病引起，但热度的异常升高与疾病的严重程度不一定成正比。若不明原因发热及反复发热，应做常规辅助检查，查明发热原因进行治疗。

　　中医认为引起发热的原因很多，《素问·阴阳应象大论篇》："胜则身热，腠理闭，喘粗为之俯仰，汗不出而热。"《素问·热论篇》："人之伤于寒也，则为病热，热虽甚不死。"《素问·至真要大论篇》："有温病者，汗出则复热，而脉躁疾不为汗衰，狂言不能食。"对外感发热的病因病机和治疗法则，都做了扼要的论述，为热病的理论奠定了基础。

　　根据其感邪之不同和体质的因素，发热可分为外感、内伤两个方面。外感发热常因六淫之邪及疫病之气所引起，发病较急，属实证为多；内伤发热多为乳食积滞、气血虚弱致脏腑功能失调而成，起病较缓，属虚证为多。

　　该患儿证属外感风热，小儿形气未充、腠理疏薄、表卫不固，加以冷热不能自调，易为外邪侵袭，肺合皮毛，主一身之表，开窍于鼻。风邪自口鼻、皮毛而入，客于肺卫，而见恶寒、发热、鼻塞等。外感发热中有感冒风寒、风热之别，但以外感风寒为多见。肺为娇脏，肺脏受邪，失于宣肃，气机不利，津液停积为痰阻气道；甚则扰乱神明，引动肝风，而见夹痰、夹滞、夹惊等兼证。偏于风热表现为高热，少汗，鼻塞，流浊涕，喷嚏，咽喉红肿疼痛；舌红苔薄黄，指纹浮紫，脉浮数。治疗以清热解毒、发散外邪为基本原则。推拿可采用开天门、推坎宫、揉太阳疏风解表，发散外邪。清肺经、清天河水可宣肺清热。肺与大肠相表里，用掐揉二扇门、拿风池、拿肩井发汗解毒,祛风散寒,以达到退热的目的。

该患儿长期便秘,导致其肺功能较弱,呈现阴虚火旺的症状。故而在治疗其外感发热取得疗效后加以揉三阴交、摩腹等滋阴润肺的手法治疗其便秘症状,不仅治疗外感更加强治疗内伤,从而增强患儿体质,达到内外兼治的目的。推拿以通为补,不仅通行气血,更是通行经络、五脏六腑。所谓不通则痛,疾病的产生往往由于经络气血的不通畅而产生,推拿直接作用于小儿身体各穴位,具有调理气机、畅达全身的作用。

此外,金师嘱咐家长加强对患儿的护理,慎衣食,适寒热,避风邪,防外感。患儿饮食需有节制,以免损伤脾胃。病后注意营养,以免气血津液亏损。发热高且不退,可一日推拿2~3次。

案二:李某,男,3岁。(初诊时间:2014年4月15日)

主诉:高热1日,伴咳嗽。

现病史:患儿昨日外出春游后出现体温升高,最高至39.5℃,家属诉患儿此次春游进食过量零食,回家即有腹痛情况,时有恶心欲吐,夜间出现发热,伴干咳,遂至金师处就诊。当下患儿体温38℃,腹部胀满,略有咳嗽,无流涕,拒绝进食,大便未行,口中气味较重,夜寐欠佳。查体,神清,腹部胀满,胃部略有压痛,两肺呼吸音粗,未闻及明显干湿啰音,舌红苔厚腻,指纹偏紫。

诊断:发热(伤食)。

治法:消食导滞。

处方:每日治疗1次,每3次治疗为1诊。开天门50次,推坎宫50次,揉太阳100次,清大肠100次,退六腑100次,摩腹5分钟,推下七节骨100次,揉足三里100次。

二诊:(2014年4月19日)经推拿治疗1次后,患儿开始排便,热退,腹胀缓解。推拿3次后,口中气味改善,但胃纳仍较差,咳嗽仍有,大便质偏硬,夜寐尚可。原方去退六腑,加揉足三里100次、捏脊5次,并嘱患儿家属给予清淡饮食。

三诊:(2014年4月23日)经推拿治疗6次后,患儿体温恢复正常，大便日行一次，质可，无腹胀腹痛，口中气味减淡，胃纳略有恢复。患儿经3次巩固治疗后痊愈。

【按】发热是疾病最常见的症状之一，即热发现于肌表，而发热的轻重则因邪势的盛衰及身体的强弱而不同。

汉代《伤寒论》为中国第一部研究外感热病的专著，系统地论述了外感热病的病因病机和证治规律，以阴阳为纲，创造性地提出了六经辨证理论，成为后世对外感热病辨证论治的纲领。金代刘完素对外感热病的病因病机主火热论，认为外感热病的病因主要是火热病邪，即使是其他外邪也是"六气皆从火化"，由于病理属性是火热，因此主张"热病只能作热治，不能从寒医"，治疗"宜凉不宜温"。

根据其感邪之不同和体质的因素，发热可分为外感、内伤两个方面。外感发热常因六淫之邪及疫病之气所引起，发病较急，属实证为多；内伤发热多为乳食积滞、气血虚弱致脏腑功能失调而成，起病较缓，属虚证为多。

该患儿证属内伤发热，饮食积滞。小儿"脾常不足"，哺乳喂养重在"乳贵有时，食贵有节"。若饮食不节或不洁，则损伤脾胃，造成乳食停蓄，蕴积生湿热。发热，腹胀，腹痛拒按，嗳腐吞酸，口渴引饮，纳呆，便秘。舌红苔黄腻，指纹沉紫。因此，金师认为该患儿的治疗当从消食导滞入手，"急则治其标"，先退其热。推拿以开天门、推坎宫、揉太阳疏风解表，发散外邪；配退六腑等消其食积，待其热退食消，进而加以按揉足三里、捏脊等补益手法，补益其脾胃，"缓则治其本"。又由于肺与大肠相表里，患儿肠中糟粕积滞，故而出现干咳等不适症状，以清肺经、清天河水可宣肺清热，但随着患儿脾胃功能的改善，以及糟粕的排出，咳嗽自然得到缓解。

此外，金师嘱咐该患儿家长予以患儿少油少盐饮食，多饮水。饮食需有节，切勿盲目进食，并且保持时间规律。建议家长给患儿进行适当的食疗，帮助消化功能的恢复。

（沈一菁）

(二) 肺炎喘嗽

案：王某，男，11个月。（初诊时间：2015年4月1日）

主诉：咳嗽，喉中痰响10余日。

现病史：患儿母乳喂养，喉中痰响10余日，不间断咳嗽，鼻塞，每日吐奶1次，偶尔呛奶，饮食减少，夜卧不安。到医院进行检查，临床初步诊断为支气管肺炎，建议急诊入院治疗1周。经治疗后，患儿咳嗽、喉中痰音偶有，饮食不佳、夜卧不安，大便干，指纹淡。

诊断：风热闭肺。

治法：宣通肺气，降逆清热。

处方：清肺经100次，清大肠100次，清天河水300次，退六腑300次，按天突10次，分推膻中50次，开璇玑50次，按弦走搓摩50次，推、揉肺俞300次，分推肩胛骨100次，拿风池5次，拿肩井5次。首诊连续5日，之后隔日治疗1次。

经推拿治疗，患儿咳嗽、喉中痰音较之前减少，饮食改善，夜卧稍改善，大便2日1次，前干后溏。舌红苔薄，予原方续治。

二诊：（2015年4月7日）患儿白昼已无咳嗽痰音，饮食正常，夜间咳嗽无痰，大便正常，舌淡苔薄，予原方清天河水、退六腑各300次，调整为清天河水、退六腑各100次。加补肾经300次，二人上马揉50次，掐5次，擦腰骶部，擦热为度，捏脊5次。

三诊：（2015年4月17日）患儿白昼咳嗽无，喉间痰音无，饮食正常，夜间咳嗽明显减少，大便正常，舌淡苔薄，延上方巩固治疗。患儿经15次推拿治疗痊愈。

【按】 肺炎喘嗽是6岁以下幼儿常见病多发病，四季均可发病，尤以冬春寒冷季节及气候骤变时多见。患病后，患儿免疫力比较差，容易再受感染。

历代中医古籍对肺炎的介绍源于对其症状的描述，如咳嗽、风寒袭肺、风热犯肺、痰浊阻肺等。例如《素问·大奇论篇》："肺之雍，虚满而喘咳。"《灵枢·经脉》："肺手太阴之脉……是动则病肺胀满膨隆而喘咳。"《素问·通评虚实论篇》:"乳子中风热,喘鸣肩息,脉何如? 岐伯曰,喘鸣肩息,脉实大也,缓则生,急则死。"《幼科全书·观形察色》:"胸高气粗肺家炎。"

金师治疗小儿肺炎喘嗽重辨证施治,认为小儿肺炎喘嗽多因肺气虚弱、外邪犯肺,正不胜邪,肺气上逆,闭阻气道,而发生咳嗽、发热等症。关于肺胀的病因,《诸病源候论·上气鸣息候》:"肺主于气,邪乘于肺则肺胀,胀则肺管不利,不利则气道涩,故气上喘逆,鸣息不通。"《病因脉治》中说:"肺胀之因,内有郁结,外复感邪,肺气不得发泄。"临床上的表现,《寿世保元·痰喘》中说得明白:"肺胀喘满,膈高气急,两胁煽动,陷下作坑,两鼻窍张,闷乱嗽渴,声嘎不鸣,痰涎雍盛。"

金师认为该患儿为正虚邪恋,肺气上逆,气道闭阻,以致咳嗽迁延不愈,进而引起夜卧不安、大便不畅等症。选取清肺经,清大肠,清天河水,退六腑,按天突,分推膻中,开璇玑,按弦走搓摩,推、揉肺俞,分推肩胛骨,以达宣肺通闭之功效,拿风池、肩井以发汗。

关于发汗的用法,《金匮要略·肺痿肺痈咳嗽上气病脉证并治》中指出:"上气喘而躁,属肺胀,欲作风水,发汗则愈。"

(蒋诗超)

(三) 感冒

案: 沈某,男,4 岁。(初诊时间:2012 年 3 月 5 日)

主诉: 发热 2 日。

现病史: 患儿昨日前因受风寒出现发热恶寒,伴咳嗽清涕,无汗,无痰,无咽喉红肿,面色欠华,胃纳不佳,二便尚调,夜寐欠安,舌淡苔薄,脉浮,指纹淡红。

诊断: 感冒(风寒袭肺)。

治法: 疏风散寒解表。

处方: 每日 1 次,连续 2 日。开天门 50 次,推坎宫 50 次,揉双侧太阳各 50 次,黄蜂入洞 30 次,清肺经 100 次,揉二扇门 50 次,推三关 300 次,按揉天突 100 次,按揉双侧肺俞各 50 次,拿风池

5～10次。

二诊：(2012年3月8日)经推拿治疗，患儿体温渐平，咳嗽仍作，显痰，色白质稍稠，涕已转黏，出汗畅，纳欠佳，二便调，夜寐渐安，舌尖稍红，苔略腻，脉细。证转为肺脾气虚，治以益肺健脾。予上方去开天门、推坎宫、揉太阳，加补脾经300次，揉板门100次，清天河水100次，摩腹3分钟，揉丰隆60次，揉脾俞、肾俞各60次，捏脊5遍，擦脊柱。隔日1次，共3次。

三诊：(2012年3月15日)患儿咳嗽基本平复，胃纳亦明显好转，无恶寒发热，延上方巩固治疗。患儿续经2次推拿巩固治疗后，诸症瘥。

【按】感冒即上呼吸道感染，全年皆可发生，冬春更是多见。肺为娇脏，易受外邪，而小儿脏腑娇嫩，形气未充，有"肺常不足"之生理特点，因此，感冒成为小儿最常见之疾。

感冒根据病情的轻重和感邪不同，又有伤风、冒风、重伤风、时行感冒等名称。"感冒"病名首见于北宋《仁斋直指方》，但早在《黄帝内经》就已经有关于外感风寒引起感冒的论述。《素问·骨空论篇》有云："风从外入，令人振寒，汗出头痛，身重恶寒。"至汉代，张仲景在《伤寒论》中以桂枝汤主"阳浮而阴弱"，麻黄汤主"脉浮紧""恶风无汗"，是将感冒分为表虚、表实论治，奠定了感冒辨证论治的基础。元代《丹溪心法》中提出"初有感冒等轻症，不可便认作伤寒妄治"，是感冒辨证的进一步发展，例如在其《丹溪心法·喘十五》中提出以三拗汤治"感冒风邪，鼻塞声重，语音不出，咳嗽喘急"等。至清代，《临证指南医案》中提道："故有但伤寒而不伤风之症，亦有因伤风而致兼伤寒之症，有但伤风而不伤寒之症，有因伤风而或兼风温风湿风燥风火等症，更有暑湿燥火四气各自致伤，而绝不兼风之症。"又有《类证治裁》中明确提出了"时行感冒"之名，对感冒的病因病机认识已较为完善。

明代《古今医统大全·幼幼汇集(上)》中记载了对小儿感冒的脉诊："初得之时，婴幼则以虎口三关脉纹红色验之。长而童稚，则以一指按其三部，据左手脉之紧盛而断之。"其将小儿感冒分为"恶寒恶风"之表证、"恶热内实"之里证、"头额冷汗,手足凉,口冷气"之阴证等。

小儿感冒的治疗,隋代《诸病源候论·小儿杂病诸候一》认为小儿"不能触冒寒气",观其脉,"其脉来洪者易治,细微者难治也",其中提出小儿感冒的伴随症状可有"挟实壮热""兼惊""大小便不通""腹满""咽喉痛""嗽""汗出""鼻衄"等。《丹溪心法》中指出"伤风属肺者多",治疗小儿感冒亦以肺为主。在《丹溪治法心要·小儿科》中提道:"小儿因伤风邪,喘嗽而发热,肺气不平,麻黄……数帖愈。"

金师治疗小儿感冒先以治标,后以固本。感冒初期,外邪袭表,发热无汗,咳嗽清涕等表证之象显著,影响患儿生活,因此以解表为要。开天门、推坎宫、揉太阳以疏风散表,醒目安神;清肺经、按揉肺俞配以揉天突,以宣肺止咳;揉二扇门、推三关以助发汗;黄蜂入洞以发汗,配以拿风池共达祛风散寒之效。

待风祛热退,方已补虚。患儿以脾胃症状及咳嗽咳痰较明显,金师素来注重脾胃调治。患儿胃纳不佳,是以脾胃气虚,运化无力,又因脾为生痰之源,补脾经、揉板门以补脾健胃,配以揉丰隆,达化痰之用;捏脊、擦脊柱以调和阴阳,扶正固本。

(陈志伟)

(四) 咳嗽

案:王某,女,5岁。(初诊时间:2016年10月8日)

主诉:反复咳嗽5日。

现病史:5日前患儿受寒后出现咳嗽,无明显发热,无咳痰,流清涕,恶寒无汗,入夜后加重,未经系统诊治。形体较瘦,脸色苍白,小便正常,大便两日1次,胃纳欠佳,夜寐欠安。查体,两肺呼吸音稍粗,无明显干湿啰音,心脏听诊未见明显异常,腹部软,无压痛及反跳痛。舌淡苔薄白,指纹浮红,脉浮紧。辅助检查,X线摄片正立位胸片示两肺未见明显异常。

诊断:咳嗽(风寒袭表)。

治法：宣通肺气，散寒止咳。

处方：每隔1日治疗1次，每5次治疗为1诊。抹印堂5遍，揉太阳、揉外劳宫、揉二扇门、推三关5遍，清肺经100次，拿合谷、拿颈项5遍，按天突300次，揉膻中30次，推膻中150次，推揉乳旁300次，推揉乳根300次，擦膻中、擦肺俞以透热为度。

二诊：(2016年10月29日)患儿咳嗽明显减轻，无流涕，无发热恶寒，二便正常，胃纳可，夜寐可。

医嘱：在原治疗方案的基础上增加捏脊3～4遍。

三诊：(2016年11月10日)患儿家属诉患儿无明显咳嗽，无流涕，精神可，二便调，胃纳可，面色较先前红润，夜寐安。继续巩固治疗。

医嘱：金师嘱咐患儿家长可以每日给患儿捏脊，增强患儿抵抗力，防止复发。

【按】咳嗽最早见于《素问·阴阳印象大论篇》："秋伤于湿，冬生咳嗽。"《素问病机气宜保命集》指出："咳谓无痰而有声，肺气伤而不清也。嗽是无声而有痰，脾湿动而为痰也。咳嗽谓有痰而有声，盖因伤于肺气、动于脾湿，咳而为嗽也。"咳嗽是儿科最为常见的肺系证候之一。任何年龄皆可发病，以婴幼儿为多见。小儿咳嗽外感者多见，而内伤者少，四季均可发病，尤以冬春季为多。一般预后良好，但肺为娇脏，加之小儿肤薄神怯，卫外不固，易为外邪所侵，若治而不当，或失治、误治，损伤肺气则病久难愈。西医学认为咳嗽是呼吸道防御反射性运动，多种疾病如上呼吸道感染、肺炎及百日咳、麻疹等传染性疾病均可引起咳嗽，以咳嗽为主症的急、慢性支气管炎而言，发病可急可缓，病原是各种病毒及细菌，或合并感染。营养不良、佝偻病、变态反应，以及慢性鼻炎、咽炎等皆可成为本病的诱因。

《素问·咳论篇》："五脏六腑皆令人咳，非独肺也。"《临证指南医案》："咳为气逆，嗽为有痰，内伤外感之因甚多，确不离乎肺脏为患也。"小儿咳嗽的病因有内外之别，内因多由于小儿脏器娇嫩，肺常不足；外因多由于感受外邪，肺失肃降。此病案中患儿受风寒后出现咳嗽症状,故为外因所致。

此案例中患儿属于外感咳嗽中风寒咳嗽,典型症状有:咳嗽频作,痰稀色白,鼻塞流清涕,或伴恶寒无汗,咽痒声重;发热头痛,全身酸痛,舌质淡,舌苔薄白,脉浮紧。

《小儿推拿方脉活婴秘旨全书》说:"咳嗽皆因风入肺,重则喘息热不退,肺伤于寒嗽多痰,伤于热者声壅滞,寒则发散热则清,实当泄胃虚补肺。"方中抹印堂,揉太阳可疏风解表;推揉膻中能宽胸理气、化痰止咳、配清肺经加强宣肺清热。治疗咳嗽应以宣肺止咳为主,故而揉肺俞、揉乳根、揉乳旁宣肺止咳化痰。

此病案中患儿咳嗽属于外感引起,故早期治疗时应注意在宣肺止咳的基础上祛外邪,至症状缓解后,逐步转为补肺、补脾,增强"正气"。所谓"正气存内,邪不可干"。患儿应慎衣着,适寒热,防外感。少食辛辣香燥炙及肥甘厚味的食物,防内伤乳食。外邪未解之前,忌食油腻荤腥;咳嗽未愈之前,忌食过咸过酸食物。

(储宇舟)

(五)哮喘

案:王某,男,6岁。(初诊时间:2016年12月18日)

主诉:反复咳嗽2月余,加重1周。

现病史:患儿2月前外感后,反复咳嗽2月余,喘息加重1周,痰黄稠,夜晚入睡困难,纳差,大便干,小便黄,肺部轻度哮鸣音,舌红苔黄,脉滑数。

诊断:哮喘(热喘)。

治法:宽胸理气,化痰平喘。

处方:每隔1日治疗1次,每5次治疗为1诊。补脾经300次,清肺经100次,清大肠300次,清天河水50次,按天突10次,搓胁50次,推、揉肺俞300次,分推肩胛骨50次,捏脊5遍。

二诊:(2016年12月30日)患儿家长诉患儿咳喘好转,少痰,大小便正常,纳差,舌红,脉细。患儿经治疗效果初显,在原法治疗的基础上再增加摩腹、揉板门、按揉脾胃俞。

医嘱：在以上治疗的同时，嘱患儿家长注意饮食，少食寒凉、油腻、甜食及零食，多饮水。

【按】哮喘病又被称为支气管哮喘，这是一种常见的呼吸道过敏性疾病。由于支气管反应性过度增高，支气管黏膜水肿，分泌物增多而黏稠，管壁平滑肌收缩使气道发生可逆性痉挛和狭窄，引起发作性带有喘鸣音的呼气性呼吸困难。喘是指呼吸时气息急促；哮是指声响、呼吸时喉中有哮鸣声。哮与喘虽是两个不同的证候，但密切关联，难以区分，故通称哮喘。本病多见于4～5岁以上小儿，婴幼儿时期也可开始发病。过敏因素或气候变化、情绪激动均可引起发作。多数患儿经治疗，生长发育成熟后，能逐渐康复。

《素问·咳论篇》："肺咳之状，咳而喘息有声。"《金匮要略·肺痿肺痈咳嗽上气病脉证并治》："咳而上气，喉中水鸡声，射干麻黄汤主之。"

哮喘发作主要原因在于小儿素有痰饮内伏，复为外邪六淫所侵，或食冷酸咸肥甘所伤，或情志抑郁，或环境骤变，吸入粉尘、煤烟等诱因，触动伏痰，痰随气动，气因痰阻，相互搏击，阻塞气道，而致肺管狭窄，气机升降不利，气痰相引，搏击喉间，发为呼吸困难，气息喘促，喉间哮鸣。《景岳全书》指出："喘有夙根，遇寒即发，或遇劳即发者，亦名哮喘。"《证治补汇》中云："因内有壅塞之气，外有非时之感，膈有交阻之痰，两者相合，必聚气道，发为哮病。"

对哮喘的治疗，《丹溪心法·喘论》指出："未发以扶正气为主，既发以攻邪气为急。"

处方中选用按天突、搓胁、分推肩胛骨、推揉肺俞、清肺经来止咳化痰，肺与大肠互为表里，选用清大肠来清肺止咳，补脾经来健脾助运而化痰，清天河水来清热，捏脊调整脏腑。在治疗的同时，也要注意根据气温变化调整衣物，防止接触容易引起过敏的食物、花粉、粉尘等，并且饮食上要注意营养合理、清淡，不宜过食肥甘厚腻，以防复发。

（孔令军）

二、消化科疾病

(一) 便秘

案： 庄某，女，4 岁半。（初诊时间：2012 年 4 月 21 日）

主诉： 排便困难 2 年余。

现病史： 患儿 2 年前出现排便困难，轻则 2～3 日一行，重则 4～5 日一行，大便干结，呈羊屎蛋样，且腹部胀满，大便秽臭，患儿形体偏胖，多食易饥，面红，舌质红，苔黄糙，脉细数。近月余加重，自身没有便意，需用开塞露以助其通便。

诊断： 便秘（肠胃积热，津少血燥）。

治法： 通腑泻热，滋阴养血润燥。

处方： 隔日治疗 1 次，5 次为 1 诊。补脾经 300 次，清胃经 100 次，清大肠 100 次，运水入土 30 次，按揉膊阳池 60 次，退六腑 300 次，按弦走搓摩 30 次，揉天枢 100 次，摩腹 5 分钟，揉龟尾 60 次，推下七节骨 50 次。

二诊：（2012 年 5 月 5 日）经推拿治疗，患儿已有便意，2～3 日大便 1 次，需用开塞露帮助，大便成条状，质硬偏干，舌红苔黄，脉细数，予原方续治。

三诊：（2012 年 5 月 17 日）患儿隔日排便 1 次，不需用开塞露，大便成形，质偏硬，腹胀已除，纳可寐安，舌质偏红，苔薄黄，脉细。予原方去退六腑、清胃经，加补肾经 300 次，揉二马 50 次。

四诊：（2012 年 5 月 28 日）大便日行 1 次，成形，先干后软，纳可寐安，舌淡苔薄，脉细，延上方巩固治疗。患儿经 20 次推拿治疗痊愈。

【按】 小儿便秘是儿科常见病、多发病，看似小疾，但也常久治难愈，便秘会给小儿身心带来痛苦，还会影响胃肠功能，甚至会影响小儿的智力发育。

历代中医古籍对便秘的介绍都来源于对其症状的描述，《黄帝内经》中最早使用"结""难""闭""不利""不通"等词,并提出便秘的病理因素多是由于热邪、寒邪、湿邪所侵,与脾、胃、肝、肾、大小肠等脏腑关系密切,例如《素问·举痛论篇》载"痛而闭不通",是因"热气留于小肠",致"肠中痛,瘅热焦渴",而"坚干不得出";再如《素问·厥论篇》:"太阴之厥,则腹满胀,后不利,不欲食,食则呕,不得卧。"《伤寒论》中有"阳结""阴结"和"脾约",《景岳全书·杂证谟·秘结》中载有火是阳结,无火是阴结,进而阐释了便秘的病机。

但用便秘一词作为病名并沿用至今,始见于明代万密斋《广嗣纪要》。其后医家提出"虚秘""风秘""气秘""热秘""寒秘""湿秘"及"热燥""风燥"等名称,对便秘进行了分型论治。

隋代记载并论述了小儿便秘及其病因,如《诸病源候论·小儿杂病诸候·大便不通候》中有:"小儿大便不通者,脏腑有热,乘于大筋故也。脾胃为水谷之海,水谷之精华化为血气,其糟相行于大肠。若三焦五脏不调和,热气归于大肠,热实,故大便燥涩不通也。"《诸病源候论·小儿杂病诸候·大小便不利候》:"小儿大小便不利者,脏腑冷热不调,大小肠有游气,气秘在大小肠,不得宣散,故大小便涩,不流利也。"唐代《外台秘要》另提出"小儿无异疾,惟饮食过度,不知自止,哺乳失节"。

金师治疗小儿便秘注重辨证施治,认为小儿便秘多属阴亏燥结,兼以气虚气滞,论治抓本质,从脾肺论治,并独重脾胃以健运脾胃,行气通滞,润燥通便。

金师认为该患儿为肠胃积热,灼伤津液,以致津少血燥所致便秘,选取清大肠、按揉膊阳池、退六腑、揉脐揉天枢、揉龟尾、推下七节骨以达涤肠泻热通便之功效。

金师还认为,小儿便秘病位在大肠,但与肺、脾、胃等脏腑相关,《诸病源候论·小儿杂病诸候论》曰:"小儿大便不通者,脏腑有热,乘于大肠故也。"《幼科铁镜·大便不通》曰:"肺与大肠有热,热则津液少而便闭……血虚燥滞不通者……"

脾升胃降,肺的宣发肃降,都与大肠的传导功能密切相关,因此选用补脾经、清胃经、按弦走搓摩、摩腹等以奏调理脾胃、开通肺气之功。由于该患儿病程较长,肠内津液耗伤严重,选用运水入土及后续增加的补肾经、揉二马以达润燥通便之效。

(陈志伟)

(二) 呃逆

案: 李某,女,4 岁。(初诊时间:2016 年 5 月 9 日)

主诉: 持续性打嗝 1 日。

现病史: 昨日患儿饭后出现持续性打嗝,呃逆连连,腹部稍鼓胀,睡觉后稍缓解,间歇性发作,无腹痛呕吐,无发热恶寒。不思饮食,大便两日未解,小便正常,夜寐欠安。查体,心肺查体未见明显异常,腹部软,未及明显包块,无压痛及反跳痛。舌淡苔白厚,指纹沉滞,脉滑。

诊断: 呃逆(乳食停滞)。

治法: 和胃降逆止呃。

处方: 每隔 1 日治疗 1 次,每 5 次治疗为 1 诊。补脾经 300 次,清胃经 300 次,横纹推向板门 100 次,揉膻中 50 次,推中脘 50 次,揉中脘 3 分钟,推揉膈俞 100 次,推揉胃俞 100 次。

二诊: (2016 年 5 月 25 日)患儿无明显呃逆,大便偏干,小便正常,胃纳一般,夜寐可。在原治疗方案的基础上增加顺时针摩腹约 100 次,推下七节骨约 100 次,揉龟尾约 100 次。

三诊: (2016 年 6 月 2 日)患儿家属诉患儿无呃逆,大便每日 1 次,正常成形。小便调,胃纳尚可,夜寐安。金师嘱咐患儿家长喂食不要急、快、冰、烫。小儿在啼哭气郁之时,不宜进食。

【按】 呃逆是指气逆上冲,喉间呃呃作声为特征的一种病症,俗称"打嗝",古称"哕"。《病因脉治》曰:"呃逆者,胃气不和,上冲做声,听声命名,故曰呃也。"其证有虚实之分,多因寒邪、胃火、食滞、气郁,或中焦虚寒,或下元亏损,或病后虚羸,使胃气上逆,失于和降所致。

西医学认为打嗝是由于各种原因引起膈肌痉挛而造成喉间发出呃呃的响声,一般不作为一种疾病,可自行缓解;若出现持续性的呃逆不止,或是间歇性发作,会引起小儿烦躁不安、哭闹,甚至影响食欲。

呃逆常因饮食不当,进食过快、过饱、过食生冷,或因病服用寒凉药物过多,寒伤中阳,阴寒凝滞;或过食辛热炙煿之物,燥热内盛,阳明腑实,气不顺行,均使气逆动膈而致呃逆。此外乳食停滞也会引起呃逆,小儿胃肠狭小,脾常不足。胃主受纳,脾主运化,若乳食不节,停积不化,则气滞不行,升降失常,胃气上逆动膈而发。若小儿脾肾虚寒,先天禀赋不足,或后天失调,或久病之后,而致脾肾阳气虚损,胃气衰败,清气不升,浊气不降,虚寒之气上逆动膈而呃。小儿胃阴不足亦可引起呃逆,因久病伤津,或汗、吐、泻太快,耗损胃液,胃阴不足,虚热上逆动膈而发生呃逆。该患儿饭后出现打嗝症状,且结合病史体征,考虑多为乳食停滞引起。

治疗该患儿时,选取补脾经的手法健脾助运,清胃经、揉胃俞、推板门、推中脘以消食导滞,健胃助消化,揉膈俞、膻中理气止呃。患儿经过 5 次治疗后呃逆症状消失,但出现了便秘的情况,这也是因为患儿乳食停滞,导致腑气不通,大肠传导失职。故二诊加入摩腹、推下七节骨、揉龟尾等消食导滞。此亦可理解为中医的同证不同病,辨病先辨证,对证治疗。

(储宇舟)

(三) 腹痛

案:杨某,女,5 岁。(初诊时间:2015 年 6 月 10 日)

主诉:反复腹痛 2 年余。

现病史:患儿进入幼儿园后时而出现腹痛,由于患儿不能明确指出腹痛位置,未引起家长重视。近 2 年患儿体重未明显增长,患儿家长较为紧张,外院诊为"肠系膜淋巴结肿大",并未采用药物或其他治疗。患儿腹痛仍有,伴有大便稀薄,含不消化物,胃纳欠佳,四肢发冷,极易疲劳,夜间睡眠不安,伴有遗尿。查体,体型瘦小,面色晦暗,腹部软,无压痛及反跳痛,肝脾未及。舌淡苔薄白,指纹淡红,脉沉细。

诊断:腹痛(脾阳虚证)。

治法:温阳通络,行气止痛。

处方:隔日治疗1次,5次为1个疗程。揉外劳宫5次,揉一窝风50次,摩腹5分钟,揉脐3分钟,拿肚角5次,按揉足三里50次。并嘱家长避免感受风寒,注意腹部保暖。注意饮食卫生,乳贵有时,食贵有节,不要过食生冷瓜果之品。

二诊:(2015年6月23日)经推拿治疗,患儿腹痛情况略有改善,每日腹痛次数略有减少,但活动后仍会出现,食量略有改善,但仍有挑食现象,夜间睡眠明显改善,遗尿次数减少。金师根据患儿具体情况进行调整,加补脾经300次,补胃经300次,揉板门100次,揉中脘5分钟。嘱家长均衡饮食,并在进食后休息半小时再允患儿运动。

三诊:(2015年7月5日)患儿经推拿治疗后腹痛明显改善,且程度较前减轻,可自行恢复,大便质量改善,仅含少量未消化物。夜间睡眠明显好转,患儿脸色明显较前红润,手足较温,继予上方治疗。患儿经10次推拿治疗痊愈。

【按】腹痛一名,始见于《素问·气交变大论篇》:"岁土太过,雨湿流行,肾水受邪,民病腹痛。"腹痛是临床上小儿常见的一个症状,可见于多种疾病中。腹痛情况十分复杂,这里主要指的是由于腹部中寒、乳食积滞所引起的腹部绞痛。小儿腹痛可分为器质性腹痛与功能性腹痛两种,器质性病变是指腹内器官有病理解剖上的变化,如阑尾炎、肠梗阻、腹膜炎、消化性溃疡等;功能性腹痛则多由单纯的胃肠痉挛引起。本篇所指的则是无外科急腹症指征的腹痛。

《素问·举痛论篇》:"经脉流行不止,环周不休,寒气入经而稽迟,注而不行,客于脉外则血少,客于脉中则气不通,故卒然而痛。"本病的主要病因是由于感受外邪,如护理不当,气候突然变化,小儿腹部为风寒冷气所侵。寒主收引,性凝不散,搏结肠间,以致气机阻滞,不通则痛;或乳食积滞,如饮食不节,暴饮暴食,恣食生冷食物，停滞中焦，气机受阻，而致腹痛；或虫积，如感染蛔虫，扰动肠中，窜行胆道，或虫多而扭结成团，阻滞气机而致气滞作痛；或脾胃虚寒，由于平素脾胃虚弱，或久病脾虚，致脾阳不振，运化失司，寒湿滞留，气血不足以温养而致腹痛。

腹痛是小儿常见的一种病证，是指胃脘以下，脐之四旁，以及耻骨以上部位发生疼痛的症状。《病因脉治·卷四》："痛在胃之下，脐之四旁，毛际之上，名曰腹痛。若痛在胁肋，曰胁痛。痛在脐上，曰胃痛，而非腹痛。"由于肝、胆、脾、胃、肠、肾、膀胱等脏腑均居于腹内，足三阴、足阳明、足少阳、冲、任、带等经脉都循行腹部，所以无论外感内伤都能影响上述脏腑经脉正常的功能，导致气机郁滞不通，气血运行受阻或气血不足温养，均可引起腹痛。该患儿体质虚弱，或久病脾虚，脾阳不振，运化无能，寒湿停滞，气血失养，而致腹痛。症见腹痛隐隐，喜温喜按，面色萎黄，形体消瘦，食欲不振，时有腹泻。证属脾胃虚寒，故金师采用温通经络、调和气血的手法，使之气机畅通，腹痛减轻，胃纳增加，助其脾胃运化，水谷得以吸收。

腹痛涉及的脏腑以六腑居多，而"六腑以通为用"，通则不痛，通法是基本治疗法则。故选取摩腹、揉脐、揉外劳宫、揉一窝风通腑通络。小儿腹痛，属虚当补，寓通法于补法之中，故选取按揉足三里、拿肚角健脾益胃。对"痛无补法"之说，当有所辨识。《医宗必读》指出："近世治痛，有以诸痛属实，痛无补法；有以通则不痛，痛则不通，有以诸痛属实，痛无补法；有以痛随利减。互相传收，以为不易之法。不止形实病实，便闭不通，乃为相宜；或形虚脉弱，食少便泄，岂容混治。"寒者当温经散寒，实者当通腑泻热，积滞者当以消食导滞，血瘀者当活血化瘀，气滞者当行气止痛，阳虚者温阳，气虚者益气。总之，腹痛的治疗当随机灵变。

（刘鲲鹏）

（四）腹泻

案： 王某，男，16个月。（初诊时间：2013年10月19日）

主诉： 大便不成形伴排便次数增多一周。

现病史：患儿一周前出现腹泻、发热，最高体温38.8℃，每日排便5～7次，水样便，偶有呕吐，曾于当地医院查大便，轮状病毒阳性，血常规基本正常。刻下，今晨腹泻2次，水样便，无呕吐，胃纳差，小便偏少，夜寐一般。查体，精神稍萎，心（一），肺（一），腹软无压痛。舌淡红，苔薄白腻，指纹淡红。

诊断：腹泻（脾胃虚弱）。

治法：健脾利湿止泻。

处方：每周3次，每3次治疗为1诊。补脾经300次，补大肠100次，清小肠100次，摩腹5分钟，揉脐5分钟，揉龟尾100次，推上七节骨100次。

二诊：（2013年10月23日）患儿腹泻次数明显较前减少，胃纳仍不佳，加揉板门100次、捏脊5遍、揉足三里50次。

三诊：（2013年10月26日）患儿大便较前质干，排便每日1～2次，胃纳较前有所改善，继续当前治疗方案。

【按】 轮状病毒肠炎主要发生在6～12个月的婴幼儿。起病急，常伴有发热（可持续2～3日）和上呼吸道感染症状，病初1～2日常有呕吐，随后出现腹泻，大便次数多、量多、水分多、黄色水样便或蛋花样便带少量黏液。病情轻重不等，轻者可呈无症状感染，严重者可出现重度脱水。本病为自限性疾病，自然病程3～7日，少数较长。

《幼科发挥·泄泻》："泄，谓水谷之物泄出也；泻，谓胃肠之气下陷也。"关于泄泻，《黄帝内经》中多有记载，如《素问·生气通天论篇》："春伤于风，邪气留连，乃为洞泄。"《素问·阴阳印象大论篇》载"清气在下，则生飧泄""湿盛则濡泻""春伤于风，夏生飧泄"。秋季腹泻是婴幼儿季节性肠道疾病，属中医外感泄泻范畴。《医学精要》指出："泄泻本由脾湿，惟儿半是因风……"阐明该病与感受外邪、湿滞脾胃、脾失健运有密切关系。其病变重点在脾胃、大小肠，《幼幼集成·泄泻论治》："泄泻之本，舞步由于脾胃。"临床表现为起病急，首先有上呼吸道症状，发热轻咳，继而出现呕吐、腹胀、大便次数增多。轻者每日数次，重者可达10余次，其性状为水样蛋花状或稀糊状,伴有少量黏液。根据体液丢失情况可出现不同程度的脱水症状,严重者可见酸中毒及电解质紊乱现象。由于小儿肺脏娇嫩,卫外功能差,易受外邪侵袭,脾常不足,运化力弱,则肠胃易成湿浊内蕴之变。加上秋冬时节冷热交替,感受外邪,与肠胃内蕴湿浊相合,导致升降失常,清浊不分,水反为湿,谷反为滞,合污下降,并走大肠而为泄泻。

中医学认为小儿腹泻的病因病机以感受外邪、伤于饮食、脾胃弱为多见。腹泻初起多为实证,久则由实转虚。胃主腐熟水谷,脾主运化精微,饮食入胃,水谷不化,精微不布,水反为湿,谷反为滞,清阳不升,乃至合污而下,致成脾虚泄泻。泄泻的原因虽多,但总的说来都与脾虚湿胜有关。因脾为土脏,司职运化,其性喜燥而恶湿,脾虚则水湿不化,易致泄泻,所谓"湿多成五泄"。小儿脾常不足,加之饮食不知自节,温不知自调,最易受饮食和外邪所伤,脾胃受伤,运化失职,水湿停滞下注大肠引起泄泻。

推拿手法治疗小儿慢性迁延性腹泻已有广泛运用,与穴位注射、针灸、口服中西药相比较,有其独特的优越性。该病例属脾胃虚弱证,补脾经能健脾和胃、补气血,补大肠能涩肠固脱、温中止泻,摩腹、揉脐能温阳散寒、健脾和胃,揉龟尾、推上七节骨则具有调中行气、涩肠止泻之功。而在治疗腹泻患儿时,金师多加清小肠,取"利小便实大便"之法,即通过疏利小便而使大便成形,又叫"开支河"或"分消走泄"。其理论来源于张仲景《伤寒论》第159条:"伤寒服汤药,下利不止······复不止者,当利其小便。"有较好效果。

(陆姬琼)

(五) 疳积

案一:王某,男,2岁4个月。(初诊时间:2017年3月15日)

主诉:平素纳食不佳,体弱易感。

现病史:患儿平素体弱易感,近日清涕,面色萎黄、夜卧不宁、纳食不香、身体消瘦、手足不温、山根青筋显现,大便不调。查体,腹部凹陷、软,无压痛及反跳痛,肝脾未及,四肢不温。舌淡苔薄,脉细弱。

诊断:外感、疳积(气血两亏,以积为主)。

治法:消食通导,健脾和胃。

处方:每3日治疗1次。补脾经1分钟,揉板门1分钟,清大肠100次,掐揉四横纹50次,揉中脘1分钟,按揉丹田1分钟,摩腹3分钟,推下七节骨50次,捏脊5遍,按揉足三里1分钟,按揉脾俞、胃俞1分钟。

二诊:(2017年3月18日)患儿家长诉患儿晨起偶咳,夜卧安,纳可,便干臭,手足不温,山根青筋,舌淡苔白,脉细弱。治疗效果初显,加按揉肺俞、推下七节骨、揉龟尾,增加摩腹时间。

医嘱:注意患儿饮食结构,增加蔬菜、水果等摄入,多饮水,控制饮食总量,不宜增加过多。

三诊:(2017年3月22日)患儿家长诉患儿纳可,夜卧安、手足温,大便略干,青筋色淡,舌红苔薄,脉细。续上方治疗。

医嘱:饮食同前,适量运动。

【按】疳积俗称奶痨,疳积是疳证与积滞的总称。积是指小儿因内伤乳食、停滞不化、气滞不行所形成的一种慢性胃肠疾患,以不思乳食、食而不化、腹部胀滞、大便不调为特征。积久不消,转而为疳,故有"无积不成疳""积为疳之母"之说。疳则指小儿饮食失调、喂养不当,使脾胃受损、气液耗伤,导致全身虚弱、赢瘦、面黄发枯为特征。故古人说疳为甘、为干,前者指病因,后者指病证。积与疳不仅有因果关系,而且在临床表现上虽有轻重之别,但关系密切难以截然分开,故称之为疳积。

疳积与西医学的小儿营养不良相类似。营养不良又称蛋白质-热能营养不良,即由蛋白质和能量的供给不足或疾病因素引起。由于营养素摄入不足,消化、吸收、利用障碍,迫使机体消耗自身组织,因此患儿消瘦、浮肿、生长发育迟缓、免疫力低下,甚至出现心理障碍。临床以能量供应不足为主的被称为消瘦型,以蛋白质供应不足为主的被称为浮肿型。

金师认为小儿脾常不足,因伤乳食、久病、断乳,致脾胃虚弱,无以生化气血精微,输布无能,而致疳积。此患儿属于饮食不当、乳食伤脾,方中选用补脾经,揉板门,按揉脾俞、胃俞、揉中脘来补脾健运、和胃助消化,按揉丹田、摩腹益气,揉四横纹、推下七节骨消食导滞,加用捏脊以增强调理脾胃之功。在治疗的同时,应适当调整进食习惯,减少夜间进食量。

案二:张某,男,3岁。(初诊时间:2015年5月10日)

主诉:形体消瘦2年,大便酸臭3日余。

现病史:患儿2年来形体消瘦,体检时体重不达标,素有过敏体质,食鸡蛋、牛奶皆过敏,胃纳欠佳,2岁前仅进食米粉及白粥,食肉类易出现口中酸臭嗳气。患儿3日前食用肉类过多,大便日行2~3次,呈糊状,含未消化物,味酸臭。解大便前有明显哭吵。面色无华,夜寐尚可,口气偏重。查体,神清,腹胀,无明显压痛及反跳痛,腹部触诊可及粪团,舌红苔白腻,地图舌,指纹偏紫。

诊断:疳积(脾失健运,阴虚火旺)。

治法:健胃消食,补脾益气。

处方:每隔1日治疗1次,每5次治疗为1诊。补脾经200次,清胃经200次,退六腑200次,揉二马半分钟,摩腹5分钟,揉足三里半分钟,揉三阴交50次,捏脊5遍。

二诊:(2015年5月14日)经推拿治疗,患儿大便性状改善,大便色黄质稍厚,少见未消化物,酸臭味减少,患儿胃纳略有改善,口气较轻,舌质红苔薄白,地图舌仍有,嘱咐家长粥中可略添加菜末、肉糜,予上方退六腑改为清天河水50次。

三诊:(2015年5月19日)患儿大便次数每日1~2次,色黄基本成型,无酸臭味,胃纳明显改善,有饥饿感,面色改善,情绪亦比先前好转。哭吵减少,舌质淡红,苔薄白,地图舌略有,脉细。予上方去揉三阴交,清胃经,加揉龟尾100次。

四诊:(2015年5月31日)患儿大便基本成型,胃纳香,可适当进食肉类,亦无未消化物,体重增长1千克。舌淡苔薄,脉细,上方去揉龟尾,加补肾经200次,巩固治疗。患儿经10次推拿治疗痊愈。

【按】疳积俗称奶痨,疳积是疳证与积滞的总称。积与疳不仅有因果关系,而且在临床表现上虽有轻重之别,但关系密切难以截然分开,故俗称之为疳积。

疳积与小儿营养不良相类似。营养不良又称蛋白质-热能营养不良,即蛋白质和能量的供给不足或疾病因素引起。由于营养素摄入不足,消化、吸收、利用障碍,迫使机体消耗自身组织,因此患儿消瘦、浮肿、生长发育迟缓、免疫力低下,甚至出现心理障碍。临床以能量供应不足为主的被称为消瘦型,以蛋白质供应不足为主的被称为浮肿型。

中医认为积是指小儿因内伤乳食、停滞不化、气滞不行所形成的一种慢性胃肠疾患,以不思乳食、食而不化、腹部胀滞、大便不调为特征。积久不消,转而为疳,故有"无积不成疳""积为疳之母"之说。疳则指小儿饮食失调、喂养不当,使脾胃受损、气液耗伤,导致全身虚弱、羸瘦、面黄发枯为特征。故古人说疳为甘、为干,前者指病因,后者指病证。

疳之病名,首见于《诸病源候论·虚劳骨蒸候》:"蒸盛过伤,内则变为疳,食人五脏。"指出疳为内伤慢性疾病,病可涉及五脏。嗣后,历代医家多有阐述。《颅囟经》列举了17种不同的疳病。《小儿药证直诀·脉证治法》:"疳皆脾胃病,亡津液之所作也。"明确指出疳证的病位、病机变化主要在脾胃。

该患儿属于脾胃虚弱。小儿脾常不足,因伤乳食、久病、断乳,致脾胃虚弱,无以生化气血精微,输布无能,而致疳积。面色萎黄或面色白,毛发稀疏、枯黄,骨瘦如柴,精神萎靡或烦躁,睡不宁,哭声低微,四肢不温,腹部凹陷,大便溏薄,舌淡,舌苔薄,指纹淡而不显,脉细弱。

金师认为脾胃乃治疗小儿疾病之根本,古语有云:肾乃先天之本,脾乃后天之本。脾强则身强体健,脾气运化失司,易引起各脏腑功能失调,产生疾病。该患儿先天素有体虚失养,夹杂阴虚火旺之证,治疗当以健脾益气、滋阴和胃为主,故方中采用揉三阴交、揉二马滋阴养胃，按揉足三里、补脾经、摩腹、捏脊补脾健运。同时，该小儿舌苔厚腻，伴有严重口气乃饮食过度、脾失健运所致，当以清胃经、退六腑治以清胃热。因六腑穴属性大寒，患儿热证一旦改善当去六腑穴，改天河水，取其辛凉轻剂之功效。

此外，金师嘱咐家长注意饮食调护，以清淡饮食为主，勿食寒凉厚味。小儿喂养须定质、定量、定时。防止小儿偏食、嗜零杂食的习惯。补充营养，增强体质。疳积之症宜早防早治，以免迁延日久累及其他脏腑而缠绵难愈。

案三：陆某，男，3岁半。（初诊时间：2014年7月10日）

主诉：形体消瘦1年余。

现病史：患儿一年前体检时医生诊为营养不良，多处求医未果，后至金师处。该患儿平素喜食甜食，饭量较大，家中见他喜欢，也不加阻止，每每造成饥饱无度。但人生性好动，身形瘦小，大便时干时稀，伴有恶臭，并含有不消化物，不喜好粗粮或蔬菜，夜间睡眠不安。头发枯黄，脸色晦暗。查体，神清，肋骨明显，腹软且凹陷，无明显压痛，舌淡苔厚腻，指纹色紫，脉弦滑。

诊断：疳积（乳食伤脾）。

治法：消食通导，健脾和胃。

处方：每隔1日治疗1次，每5次治疗为1诊。补脾经300次，揉板门300次，掐揉四横纹50次，摩腹5分钟，揉足三里半分钟，捏脊5遍。

二诊：（2014年7月23日）经推拿治疗，患儿大便改善，臭味较前减轻，家中对每顿饭量进行控制，夜间进食减量，并戒夜奶，夜间睡眠有明显好转。金师嘱家长将奶瓶戒断，并加清脾胃100次、清大肠100次、分推腹阴阳50次、揉中脘5分钟。

三诊：（2014年7月31日）患儿经推拿治疗后大便明显改善，每顿进食一小碗饭，蔬菜适量，并增加少量肉类，愿意咀嚼较硬的食物，夜间睡眠明显好转，患儿脸色明显较前红润，体重上升1千克，继予上方治疗。患儿经10次推拿治疗痊愈。

【按】小儿疳积与营养不良相类似。营养不良又称蛋白质-热能营养不良,即蛋白质和能量的供给不足或疾病因素引起。由于营养素摄入不足,消化、吸收、利用障碍,迫使机体消耗自身组织,因此患儿消瘦、浮肿、生长发育迟缓、免疫力低下,甚至出现心理障碍。临床以能量供应不足为主的被称为消瘦型,以蛋白质供应不足为主的被称为浮肿型。

中医称天花、麻疹、惊风、疳积为儿科四大证。新中国成立后天花已绝迹,麻疹也能控制,其他急性病均得到及时治疗,惊风亦随之少见,但疳积仍为多发病、常见病。中医疳积,多为西医学所谓的消化不良、营养不良,或伴有肠寄生虫等疾病。患疳积的小儿,面色不荣,毛发焦枯,眼睛发呆,多生眵泪,胸膈满闷,乳食懒进或善纳易饥,肌肉消瘦,头大颈细,困倦思睡,易发脾气,喜冷恶热。

积是指小儿因内伤乳食、停滞不化、气滞不行所形成的一种慢性胃肠疾患,以不思乳食、食而不化、腹部胀滞、大便不调为特征。积久不消,转而为疳,故有"无积不成疳""积为疳之母"之说。疳则指小儿饮食失调、喂养不当,使脾胃受损、气液耗伤,导致全身虚弱、羸瘦、面黄发枯为特征。故古人说疳为甘、为干,前者指病因,后者指病证。小儿脾常不足,因伤乳食、久病、断乳,致脾胃虚弱,无以生化气血精微,输布无能,而致疳积。

食积以不思乳食、腹胀嗳腐、大便酸臭或便秘为特征,虽可见形体消瘦,但没有疳证明显,一般病在脾胃,不影响他脏。两者有密切的联系,食积日久可致疳证,正如《证治准绳·幼科》所言:"积是疳之母,所以有积不治乃成疳候。"但疳证并非皆由食积转化而成。疳夹有积滞者,被称为疳积。

金师认为该患儿属于乳食伤脾,由于喂养不当,饮食过量或无定时,饥饱无度,或过食肥甘甜腻,损伤脾胃,脾胃运化受纳失常,积滞内停,水谷精微不能运化,积久不消,转而成疳。症见形体消瘦,体重不增,腹部胀满,纳食不香,精神不振,睡眠不佳,大便不调,常有恶臭,尿如米泔,苔厚腻,指纹色紫,脉弦滑。治疗时,采用揉板门、掐揉四横纹促进消化的手法，同时加以补脾经、按揉足三里、捏脊等顾护脾胃的方法，充分体现了金师以小儿脾胃为本的推拿治疗特点。后续治疗在患儿脾胃功能改善的基础上加以清肃肠胃，运用清脾胃、清大肠等手法将其胃肠积滞清理干净，并适当调整患儿的饮食习惯，为患儿消化功能的恢复起到了辅助作用。

此外，金师嘱咐家长适当调整进食习惯，减少夜间进食量。并嘱家长小儿喂养须定质、定量、定时。防止小儿偏食、嗜零杂食的习惯。疳积之症宜早防早治，以免迁延日久。

案四：刘某，女，4 岁。（初诊时间：2017 年 8 月 16 日）

主诉（家长代诉）：形体消瘦，便秘 3 年余。

现病史：患儿 6 个月时出现大便次数减少，大便干结，夹有不消化食物残渣，味酸臭且排便困难，7 个月时服用乳果糖口服溶液，效不显，改为低聚果糖每日 12 克，起初有效，服用 2 个月后疗效降低，加用开塞露通便，日常靠药物维持，未引起重视，胃纳欠佳，面色青黄，形体消瘦，有啃食指甲的习惯，夜间时有盗汗。近几日排便时小儿自觉有肛门疼痛感，遂来就诊。查体，面色青黄，鼻根处可见青筋，形体消瘦，腹软无压痛。舌红，苔白腻，有裂纹，脉滑。

诊断：疳积（脾胃阴虚，积滞伤脾）。

治法：消积导滞，调理脾胃。

处方：每隔 1 日治疗 1 次，每 5 次治疗为 1 诊。补脾经 300 次，清大肠 100 次，补肾经 100 次，揉二马 100 次，按揉膊阳池 50 次，退六腑 100 次，摩腹 5 分钟，按揉足三里 100 次，按揉三阴交 100 次，揉龟尾 100 次，推下七节骨 100 次，捏脊 5 遍，按揉脾俞 100 次，拿肩井 7 次。

一周治疗 2 次，10 次 1 个疗程。嘱多食多纤维蔬菜、多喝水，每日定时训练排便，培养按时排便习惯。

治疗 3 次后开塞露停用，继续治疗 4 次后低聚果糖每日减 1/4，再治疗 4 次后低聚果糖停用，纯以推拿手法治疗，共治疗 20 多次后排便正常。后续治疗手法中去除按揉膊阳池、推下七节骨和揉龟尾,将退六腑改成清天河水,增加揉板门,掐揉四横纹。之后小儿外出旅游,在停止推拿的情况下,亦能基本做到每日排便,有时为两日一行。目前体重增加,面色逐渐红润。

【按】小儿脾常不足,因伤乳食、久病、断乳,致脾胃虚弱,无以生化气血精微,输布无能,而致疳积。面色萎黄或面色白,毛发稀疏、枯黄,骨瘦如柴,精神萎靡或烦躁,睡不宁,哭声低微,四肢不温,腹部凹陷,大便不调。

古语有云:肾乃先天之本,脾乃后天之本。金师认为脾胃乃治疗小儿疾病之根本,脾强则身强体健,脾气运化失司,易引起各脏腑功能失调,产生疾病。该患儿素有脾胃阴虚,后天失养,属虚实夹杂之证,治疗当以消积导滞、滋阴和胃为主,故方中采用揉三阴交、揉二马滋阴养胃,按揉足三里、补脾经、补肾经、摩腹、按揉脾俞、捏脊以补脾健运。同时,该小儿舌苔白腻,乃饮食过度、脾失健运所致,当以退六腑治以清胃肠热,因六腑穴属性大寒,患儿热证一旦改善后去六腑穴,改清天河水,取其辛凉轻剂之功效。

《黄帝内经》云:“水谷者,并居于胃中,成糟粕而俱下于大肠。”“大肠者,传导之官,变化出焉。”粪便在肠内停留过久,水分被肠壁吸收,因此粪便变干,坚硬难排,故嘱多食多纤维的蔬菜,多喝水,增加肠道水液,从而“增液行舟”。患儿大便干结难下,方中运用清大肠、按揉膊阳池、揉龟尾、推下七节骨来通利大便,按揉二马及三阴交亦有滋阴润燥之意。此外,培养良好的定时排便习惯也是非常有必要的。再者,孩子的“心理”也需“照顾”。有些孩子因为几日才解大便一次,大便难免干结,排便困难,此时孩子用力排便很可能出现肛裂等疼痛不适感,心理上可能会出现因对排便时疼痛的恐惧而不愿去解大便,此时家长不应认为孩子不听话而打骂孩子,而应去查找与分析产生这一想法的原因,打骂反而容易加重孩子对排便的抵触感及心理负担。这些生活习惯和心理疏导方面的问题也是金师每次需要和家长沟通的地方,将推拿与日常的养护结合起来以达到更好的治疗效果。

(孔令军　沈一菁　陆姬琼)

（六）呕吐

案一：赵某，男，5月余。（初诊时间：2017年8月9日）

主诉：呕吐15日。

现病史：患儿15日前出现吐奶，时常反胃呕吐，大便呈糊状，内有未消化食物。患儿形体正常，乳食采用母乳与辅食结合。小便色黄，时有口气，夜寐尚可。查体，腹部软，触及有哭闹，大便稀，酸臭味。舌红苔黄腻，指纹紫滞。

诊断：呕吐（饮食失调）。

治法：和胃降逆止呕。

处方：每隔1日治疗1次，每5次治疗为1诊。清胃经100次，推板门100次，运推内八卦100次，推膻中3分钟，揉中脘3分钟，顺时针摩腹3分钟，按揉足三里50次，按揉胃俞100次。

二诊：（2017年8月12日）患儿家长诉患儿呕吐次数减少，精神较前好转。舌红苔黄腻，指纹紫滞。患儿经治疗效果初显，在原法治疗的基础上再增加摩腹的时间，并加捏脊3～5次。

三诊：（2017年8月23日）患儿家长诉患儿呕吐次数减少，无吐奶。舌红苔薄黄，指纹红。患儿经治疗后症情较前明显好转，继续巩固治疗。

医嘱：在以上治疗的同时，嘱患儿家长注意饮食结构的调整，少食多餐，呕吐后先予流食、半流食（米粥、米糊等），逐渐过渡至普通辅食。

【按】小儿呕吐是指乳食从口中吐出为主症的一种常见儿科病证，是小儿时期常见的临床症状。呕吐主要是由于食管、胃或肠道呈逆蠕动并伴有腹肌强力痉挛和收缩，迫使食管和胃内容物从口和鼻涌出。呕吐可以是独立的症状，如单纯呕吐是把食入的过多生冷食物及腐败有毒食品吐出来，也是机体的一种保护功能；也可以是原发病的伴随症状，如食管炎、急性胃炎、幽门痉挛、早期肠炎、肠梗阻等疾病。长期呕吐会影响营养吸收，导致营养不良或维生素缺乏。

消化道内食物向上逆行而自口腔吐出,为消化道运动障碍的表现。如小儿外感邪气、内伤乳食、受惊害怕,或由于其他脏腑疾病影响到脾胃运化受纳,致使胃失和降,胃气上逆,则会出现呕吐。

小儿生而未全、全而未壮,故其脏腑功能较弱,脾胃运化功能尚未健全。若饮食调摄不当、情志变化或风、寒、暑、湿之邪犯胃,则易造成胃失和降,气机上逆。历代中医古籍对呕吐的介绍都来源于对其症状的描述,《素问·至真要大论篇》:"诸逆上冲,皆属于火。""诸呕吐酸,暴迫下注,皆属于热。"《素问·举痛论篇》:"寒气客于肠胃,厥逆于上,故痛而吐。"《素问·六元正纪大论篇》:"火郁之发,民病呕吐。""少阴司天之政……其病热郁于上,咳逆呕吐。""厥阴司天,风摇所胜……食则呕。""燥阴所胜,民病喜呕,呕有吐。"《素问·脉解篇》:"所谓食则呕者,物盛满而上溢,故呕也。"《诸病源候论·脾胃诸病》中云:"呕吐者,皆脾胃虚弱,受于风寒所为也。"《医宗金鉴·卷五十·初生门上》中云:"儿吐不止何因生,秽恶停留胃内成,或缘禀赋胎寒热,或因生时感寒风。"其后医家论述了小儿呕吐及其病因,提出呕吐主要由于脾胃虚弱、乳食积滞、风寒入侵所致。

因小儿乳食不知自节,喂养不当或无节制均可引起消化系统紊乱,导致饮食不节,损伤脾胃,运化失司,升降功能失调,胃气上逆而致呕吐。故采用小儿推拿手法清胃经、推板门、推运内八卦以清利胃肠,推膻中、揉中脘、顺时针摩腹以加强胃肠蠕动利于调畅胃气,并结合按揉足三里、胃俞等腧穴调节脾胃功能。以上诸法并用,共同起到了和胃降逆止呕之效。

案二:赵某,男,4月余。(初诊时间:2016年12月10日)

主诉:呕吐2日。

现病史:患儿2日前出现突然呕吐,频繁发作,呕吐食物,内有胆汁,味道酸臭,大便稀,1日5~7次,口渴,饮水多,烦躁不安。苔薄白,脉浮,指纹红。

诊断:呕吐(外邪犯胃)。

治法：和胃降逆止呕。

处方：每隔 1 日治疗 1 次，每 5 次治疗为 1 诊。开天门 30 次，推坎宫 30 次，揉太阳 30 次，推板门 100 次，退六腑 100 次，推膻中 100 次，揉中脘 3 分钟，摩腹 3 分钟，按揉足三里 50 次，按揉胃俞 50 次。

二诊：（2016 年 12 月 14 日）患儿家长诉患儿呕吐次数减少，精神较前好转。苔薄白，脉浮，指纹红。患儿经治疗效果初显，在原法治疗的基础上再增加摩腹的时间，并加捏脊 3～5 遍。

三诊：（2016 年 12 月 21 日）患儿家长诉患儿呕吐次数减少，大便次数减少。苔薄白，脉浮，指纹红。患儿经治疗后症情较前明显好转，继续巩固治疗。

医嘱：在以上治疗的同时，嘱患儿家长注意饮食结构的调整，少食多餐，呕吐后先予流食、半流食（米粥、米糊等），逐渐过渡至普通辅食。

【按】 由于小儿脏腑娇嫩，脾胃运化功能尚未健全，加之风、寒、暑、湿之邪犯胃，导致胃失和降、气机上逆。症见突然呕吐，来势较急，频繁发作，呕吐食物、黏液或胆汁，奶片不化，胃脘痛，腹泻。若为风寒之邪，多见恶寒发热、四肢欠温、大便溏薄等。如为暑湿秽浊之邪，则有胸闷不舒，心烦口渴，口腻，吐物酸臭，身热烦躁，便秘溲黄。

故该病例采用小儿推拿手法开天门、推坎宫、揉太阳三者合用以疏风清热、开窍醒脑、镇静安神，推板门清利胃肠，退六腑清解里热，推膻中可降逆止呕，《幼幼集成》曰："小儿呕吐，有寒有热，有伤食，然寒吐、热吐，未有不因于伤食者，其病总属于胃。"而脾胃相表里，选用揉中脘、摩腹健脾和胃止呕，并结合按揉足三里、胃俞调畅胃气。二诊增加摩腹时间并加用捏脊以增强调理脾胃之功。以上诸法并用，共同起到了和胃降逆止呕之效。

案三：冯某，女，2 岁余。（初诊时间：2016 年 12 月 8 日）
主诉：呕吐 2 日。

现病史：患儿 2 日前晚饭后出现呕吐，次数多而吐物少，时作时止，四肢不温，神疲乏力。舌质淡，脉虚细无力，指纹沉色淡。

诊断：呕吐（脾胃虚弱）。

治法：和胃降逆止呕。

处方：每隔 1 日治疗 1 次，每 5 次治疗为 1 诊。补脾经 300次，揉板门 100 次，推膻中 30 次，分推腹阴阳 30 次，揉中脘 3 分钟，摩腹 3 分钟，按揉足三里 50 次，按揉胃俞 50 次，捏脊 5 遍。

二诊：（2016 年 12 月 14 日）患儿家长诉患儿呕吐次数减少，精神较前好转。舌质淡，脉虚细无力，指纹沉色淡。患儿经治疗效果初显，在原法治疗的基础上再增加摩腹的时间。

三诊：（2016 年 12 月 21 日）患儿家长诉患儿呕吐次数减少，四肢温暖。舌质淡，脉虚细无力，指纹沉色淡。患儿经治疗后症情较前明显好转，继续巩固治疗。

医嘱：在以上治疗的同时，嘱患儿家长注意饮食结构的调整，少食多餐，呕吐后先予流食、半流食（米粥、米糊等），逐渐过渡至普通辅食。

【按】《素问·玉机真藏论篇》说："五脏者，皆禀气于胃；胃者，五脏之本也。"小儿脏腑娇嫩，形气未充，卫气不固。其脏腑功能较弱，脾胃常不坚。《黄帝内经》中云："脾虚则泻，胃虚则吐。"患儿脾胃素虚，中焦阳气不足；或因外感风寒，侵入胃肠；或过食瓜果生冷，凝滞胃脘。总之是胃气虚寒，水饮内停，气逆不降。金师认为脾胃乃后天之本，手法治疗以和胃降逆止呕。补脾经、揉板门、揉中脘、揉足三里、揉胃俞、分推腹阴阳、摩腹均有健脾和胃止呕之功，推膻中降逆止呕，捏脊理气和中、补益气血。以上诸法并用，共同起到了和胃降逆止呕之效。

（冯燕华）

（七）厌食

案：李某，女，4 岁。（初诊时间：2016 年 12 月 10 日）

主诉（家长代诉）：胃纳欠佳一年余。

现病史：一年多来患儿出现食欲减退，不思纳食，平素时常外感，易自汗，形体瘦弱，神疲乏力，饮食稍多或食用偏凉食物后易腹泻，大便不成形偏稀，夹有不消化食物残渣，每日 2～3 行。查体，腹部软，无压痛。舌质淡苔白，脉细弱。

诊断：厌食(脾胃气虚)。

治法：健脾益气开胃。

处方：每隔 1 日治疗 1 次，每 5 次治疗为 1 诊。补脾经 300 次，补肾经 300 次，揉板门 100 次，运内八卦 100 次，推三关 100 次，摩腹 3 分钟，按揉足三里 100 次，捏脊 5 遍，按揉脾俞、胃俞 200 次。

二诊：(2016 年 12 月 21 日)患儿家长诉患儿食欲较前有改善，大便质地成形，次数减少，每日 1～2 行，予原方续治。

三诊：(2016 年 12 月 29 日)患儿食欲较前明显改善，面色渐红润，出汗减少，体重较前有增加。

医嘱：金师嘱咐家长平时应控制小儿零食的摄入，注意腹部保暖，养成定时定量的饮食规律。

【按】厌食是小儿常见的病症，是指小儿较长时间的食欲不振，甚至拒食。本病多见于 1～6 岁的小儿。厌食一年四季均可能发生，但是夏季由于暑湿的影响，湿困脾胃，使得在夏季厌食的发病率尤为高。不良的饮食习惯通常是厌食产生的重要原因，高蛋白、高糖、高油脂的饮食本身会引起食欲的降低，另外吃饭时不集中精力，喜欢边吃边玩等不良习惯也会影响脾胃的消化吸收。厌食若长期不干预，会引发营养缺乏，日渐消瘦，免疫功能下降，不但影响小儿正常的生长发育，甚至会转化为更严重的"疳证"。

《诸病源候论·小儿杂病诸候三·哺露厚》："小儿哺乳不调，伤于脾胃，脾胃衰弱，不能饮食，血气减损，不荣肌肉而柴辟羸露。其脏腑之不宣，则吸吸苦乐，谓之哺露也。"小儿脏腑娇嫩，脾常不足，若先天不足或喂养不当、乳食不节或病久脾虚，均会导致脾胃受纳运化功能失常，产生厌食。临床上厌食主要分为脾失健运、胃阴不足和脾胃气虚。

该病例证属脾胃气虚,主要是由于小儿脾常不足,后天饮食不节,使得脾胃虚弱出现食欲不振等表现。金师认为脾胃乃后天之本,手法治疗以健脾益气开胃为基本原则。补脾经,揉板门,运内八卦,揉脾俞、胃俞、足三里等穴位有健脾开胃益气之功,补肾经温养下元,推三关温阳益气,摩腹调和肠胃,捏脊理气和中,补益气血。小儿经治疗后脾胃功能得到改善,食欲增加,大便成形,自汗得到改善,主要就得益于手法治疗调节了脾胃运化功能。

金师认为平时应该注意的几个方面:首先应注意饮食卫生,纠正吃饭时的不良习惯,防止挑食、偏食,饭前避免给孩子吃零食。当孩子不愿意吃某样食物时,父母可以有意识、有步骤地去引导孩子品尝一下食物,同时注意孩子的情绪变化,不要强行喂食。父母应当给孩子做出好的榜样,做到不偏食、不挑食。

(王文奕)

(八) 疰夏

案:郭某,女,5岁。(初诊时间:2014年6月4日)

主诉:全身疲乏、食欲差一周。

现病史:患儿近日天气转热,总觉全身疲乏,下午时有低热,食欲差,食量减少,大便时会粘在便桶上,小便色偏黄,夜寐一般。查体,神清气平,心(一),肺(一),腹软无压痛。舌淡红,苔白腻,脉濡数。

诊断:疰夏(湿困脾胃)。

治法:健脾益气化湿。

处方:一周治疗3次,10次1个疗程。补脾经300次,揉板门100次,揉二人上马100次,清小肠100次,清天河水300次,揉中脘100次,摩腹5分钟,按揉足三里100次,揉丰隆穴100次,揉龟尾100次,捏脊5遍。一周后,小儿进食明显较前增加,大便较前畅,无低热,但仍易有疲倦感,继续当前治疗方案,1个疗程后愈。

【按】疰夏又称注夏,是春夏之交所发生的一种季节病,多见于江南卑湿之地。本症的主要表现为全身倦怠、饮食不振、大便不调等。多在春末夏初发生,至秋凉后可逐渐好转。

中医认为疰夏的发生,除小儿体质娇嫩、脾胃虚弱、元气不足外,暑湿困脾也是一个重要原因,因此变化在脾胃两经。《张氏医通》:"疰夏病,属阴虚元气不足。"《沈氏尊生书》:"疰夏病脾胃薄弱病也,然虽由脾胃薄弱,亦必因胃有湿热及留饮所致。"小儿先天不足,入夏后不能耐受暑湿之气,从而出现以上症状。"疰夏"一证古即有之,历代医家多有论及。如《脾胃论》:"时当长夏,湿热大胜,蒸蒸而炽,人感之多四肢困倦,精神短少,懒于动作,胸满气促,肢节沉疼……或渴或不渴,不思饮食。"又《伤暑全书·暑症》:"盖此症乃夏属……元气不足,湿热蒸人……人初感之,即骨乏腿软,精神倦怠,昏睡懒言。"

对疰夏的治疗,一是祛湿,二是运脾、健脾、醒脾。祛湿当利小便,补脾重在运。此外,还应注意清暑益气。

手法操作中,补脾经、揉中脘、摩腹、按揉足三里可以健脾和胃助运化,揉板门能消食化滞,清小肠、揉丰隆穴有助于利湿,清天河水有助于清暑热,揉二人上马可以滋阴,揉龟尾能调理大肠,捏脊具有调理气血、脏腑之功效。

(陆姬琼)

三、泌尿科疾病

(一) 癃闭

案:孙某,男,7岁。(初诊时间:2014年6月10日)

主诉:小便短少1年余。

现病史:患儿及家属诉大概进入小学半年后出现小便次数减少,日一行甚或不行,由于患儿无明显不适,未引起家长重视,近半年患儿诉腹胀,口苦,叫渴而饮水少,大便两日一行或更长时间一行,进而食欲不佳,体重增长缓慢,患儿家长特来门诊就诊。刻下,小便不利,便时有烧灼感,点滴量少,茎中不适,口苦口黏,大便不畅。查体,体型适中,面色潮红,小腹胀满,无压痛及反跳痛,肝脾未及。舌红苔黄腻,指纹红,脉细数。

诊断:癃闭(湿热蕴积)。

治法:清利湿热,开通闭塞。

处方:隔日治疗1次,5次为1个疗程。清肾经100次,清小肠100次,按中极50次,推箕门3分钟,按揉三阴交50次,按揉八髎3分钟。并嘱家长避免长时间给患儿着汗浸衣服,注意腹部保暖。注意饮食卫生,忌食辛辣及过食生冷瓜果之品。

二诊:(2014年6月22日)经推拿治疗,患儿腹胀情况略有改善,每日小便次数1~2次,但功课紧张后仍有小便次数减少,食量略有改善,无下体不适感。金师根据患儿具体情况未进行手法方案调整,原法续治,嘱家长培养患儿饮水及如厕习惯。

三诊:(2014年7月5日)患儿经推拿治疗后,腹胀情况略消失,每日小便次数2~3次,无排便不适感,大便日一行,胃口恢复,患儿经15次推拿治疗痊愈。

【按】《素问·宣明五气论篇》:"膀胱不利为癃,不溺为闭。"癃闭是指小便量少,点滴而出,甚则小便闭塞不通为主症的一种疾患。《素问·标本病传论篇》:"膀胱病,小便闭。"其中以小便不利、点滴而短少,病势较缓者为"癃";以小便闭塞、点滴不通,病势较急者为"闭"。癃和闭虽然有区别,但都是指排尿困难,只有程度上的不同,因此多合称为癃闭。癃闭的临床表现主要是小便点滴而下,或点滴全无。起病可突然发作,或逐渐形成,少腹或胀或不胀,但尿道无疼痛感觉。病情严重时,还可见到头晕、头痛、恶心、呕吐、胸闷、喘促、水肿甚至神昏等症。

癃闭的治疗应根据"腑以通为用"的原则,着重于通,但通之治法,又有虚实的不同。推拿治疗是通过疏利气机、通利小便而使癃闭得以疏通,但还需结合病因随症加减。湿热壅结者清利湿热;肺热者清肺热,利水道;肝气郁滞者疏肝理气;肾气不充者温肾益气;尿通阻塞者行瘀散结。故本医案中,选取清小肠、清肾经清利湿热,按推箕门、三阴交疏利气机,按揉八髎补肾益气。

金师认为多种疾病均会引发癃闭,并有急性、慢性之分,除了上述 5 个分型外,结合西医学应重视某些中枢神经疾病或神经损伤亦可引发癃闭,同时一些尿道、肛门周围疼痛亦可引发癃闭,应积极审因论治,如推拿不能奏效时应积极探寻病因,对症处理,急性尿潴留者建议留置导尿管导尿,以排除膀胱破裂危险。

(刘鲲鹏)

(二) 尿频

案:胡某,男,6 岁。(初诊时间:2016 年 12 月 4 日)

主诉:小便次数增加 1 月余。

现病史:1 月前无明显诱因下出现小便次数增多,尿意频频,无尿痛尿血,饮食后加重,面色不华,少气懒言,纳呆。大便两日 1 次,夜寐欠安。查体,腹部软,未及明显包块,无压痛及反跳痛。生殖器检查未见明显异常。舌质淡,苔薄白,指纹淡红,脉细弱。辅助检查,尿常规未见明显异常。

诊断:尿频(气虚)。

治法:补肾益气固摄。

处方:每隔 1 日治疗 1 次,每 5 次治疗为 1 诊。补脾经 300 次,补肺经 300 次,补肾经 300 次,清小肠 100 次,揉丹田 3 分钟,揉三阴交 60 次,捏脊 5 遍,揉肾俞 100 次。

二诊:(2016 年 12 月 12 日)患儿小便频次减少,面色较前红润,大便每日 1 次,胃纳一般,夜寐可。

医嘱:原治疗方案续治。

三诊:(2016 年 12 月 23 日)患儿家属诉患儿尿频症状明显改善,二便调,胃纳可,夜寐安。

医嘱:金师嘱咐患儿连续查尿,以排除器质性疾病。内裤宜宽松透气柔软,勤换内衣内裤。保持生殖器清洁卫生。

【按】尿频又称小便数。凡小儿因肾气虚,或形体发育不良,或病后行气不足,引起小便次数多而无疼痛者,为尿频。

西医学认为小儿出生后头几日内,因液体摄入量少,每日排尿仅 4～5 次，一周后因小儿新陈代谢旺盛，进水量较多而膀胱容量小，故排尿可增加至 20～25 次，以后间隔逐渐延长，1 岁时每日排尿 15～16 次，到学龄期间每日 6～7 次。若小儿每日排尿次数超过正常范围，以及尿势急迫的，则为尿频尿急。尿频可以见于泌尿系统的器质性病变，也可见于中枢神经功能紊乱引起的尿频尿急。

《素问·宣明五气篇》："膀胱不利为癃，不约为遗溺。"本病因先天禀赋不足或久病失养，小儿体质羸弱，肾气不足，不能固摄；或者身体虚弱，或过于疲劳，肺脾两脏俱虚，上虚不能制下，下虚不能制水，而致膀胱气化不利，出现尿频尿数。以上多为气虚。由于患儿久病伤阴，阴虚则生内热，膀胱虚火妄动，水不得宁，故尿不能禁而频数。则多为阴虚。结合病史，该医案患儿属于气虚证。

一般气虚证引起的尿频表现为：小便频数，或滴沥不尽，面色㿠白，少气懒言，纳呆。舌质淡，苔薄白，指纹淡红，脉细弱。而阴虚证所致的尿频多表现为：小便频数，或频频不能自禁，午后潮热，口干唇燥，腰膝疲软。舌质红，苔薄黄，指纹淡紫，脉细数。

故而处方中治疗该患儿时，选取补脾经、捏脊的手法健脾助运，补肺经、揉丹田以补肺益气，调畅全身气机，补肾经、揉肾俞、三阴交，清小肠补肾固涩，调畅水道。

对于尿频尿急且尿多不尽的患儿，应与糖尿病、尿崩症等疾病相鉴别，以防延误治疗。

（储宇舟）

（三）鞘膜积液

案：朱某，男，20 个月。（初诊时间：2017 年 8 月 10 日）

主诉（家长代诉）：发现左侧阴囊肿大近 2 周。

现病史：近 2 周来家长在给小儿洗澡时发现左侧阴囊较右侧肿大，肿大处皮肤浅薄，触之有液体波动感，每日晨起后感肿大处有所减小，平素活动后肿物又徐徐出现，后于外院行 B 超检查，可见左侧阴囊有一大小为 35 mm×20 mm 的无回声区，提示为鞘膜积液。小儿平素体虚易感,形体瘦小,大便干结,2～3日一行。查体,腹部软,患侧阴囊局部无压痛,皮肤张力高,透亮,触之有波动感。透光试验阳性。舌质淡苔白,脉细弱。

诊断:水疝(肾气亏虚)。

治法:补肾益气升提。

处方:每隔1日治疗1次,每5次治疗为1诊。补脾经300次,补肾经300次,清大肠100次,摩腹3分钟,揉关元、气海200次,顶揉肾囊,按揉足三里100次,推下七节骨100次,揉龟尾100次,捏脊5遍,按揉脾俞、肾俞200次。

二诊:(2017年8月19日)患儿家长诉患儿大便有改善,每1～2日一行,质地软,鞘膜积液处阴囊肿大减小,予原方续治。

三诊:(2017年8月30日)患儿鞘膜积液消失,左侧阴囊大小恢复正常。后续患儿巩固治疗了1个月,未复发。

医嘱:金师嘱咐家长在治疗期间尽量不要让患儿哭喊吵闹,保持大便通畅。

【按】鞘膜积液是指鞘膜腔内积聚的液体超过正常量而形成的囊肿。鞘膜本是腹膜的一部分,胎儿时随睾丸下降成为腹膜鞘突,正常鞘突随时间的推移逐渐闭合,仅睾丸部鞘突保留为一鞘膜囊,若鞘突闭合异常或睾丸、附睾等发生病变时,液体的分泌与吸收失去平衡,形成鞘膜积液。本病可发生于任何年龄。根据鞘状突闭合的位置不同,可分为睾丸鞘膜积液、精索鞘膜积液、混合型鞘膜积液、睾丸精索鞘膜积液(婴儿型)、交通性鞘膜积液五种类型。

中医学认为鞘膜积液属"水疝"范畴,临床上主要分为肾气亏虚和肝经湿热。患儿若先天不足,前阴属肾,肾主水,肾的气化不利,使得水液下注积聚所致。若因睾丸外伤、局部感染,使得血瘀阻络,肝经湿热,留聚阴囊而成。水疝最早见于张子和的《儒门事亲》:"水疝,其状肾囊肿痛,阴汗时出或囊肿而撞入水晶,或痒而燥出黄水或少腹中按之作水声。得于饮水醉酒,体内过劳,汗出而遇风寒湿之气,聚于囊中,故水多,令人卒疝。宜以逐水之剂下之。"

《外科正宗》指出:"又有一种水疝,皮色光亮,无红无热,肿痛有时,内有聚水,宜用针从便处引去水气则安。"

该病例证属肾气亏虚,患儿表现为平素体虚易感,形体瘦小,肾气化不利,水液下注积聚为积液。金师认为肾乃先天之本,补肾固本为重,因此手法治疗应以补肾益气升提为主要原则。补脾经、补肾经、揉脾俞、肾俞、足三里有益气之功,揉关元、气海温养元气,摩腹调和肠胃,清大肠、推下七节骨、揉龟尾涤肠泻热通便,捏脊理气和中,补益气血。掌托腹股沟及推揉局部促进局部水液吸收。小儿经治疗后鞘膜积液逐渐变小至消失。

金师认为平时应该注意的几个方面:不要大声哭喊打闹,保持正常的饮食结构,多食蔬菜,保持大便通畅。若积液量大,并有逐渐增大的趋势,经保守治疗效果不显时需行手术治疗。

(王文奕)

(四) 脱肛

案:王某,男,2岁。(初诊时间:2016年12月5日)

主诉(家长代诉):大便后肛门脱出反复2月余。

现病史:患儿2月前曾有反复腹泻近1月,治愈后即出现大便时肛门脱出,便后有时能自行回纳,有时需由家长帮助用手托回。形体偏瘦,面色萎黄,胃纳尚可,大便畅,每日1行。查体,神清,心肺无异常,腹软,无压痛,舌质淡,苔白,脉细弱,指纹色淡红。

诊断:脱肛(气虚下陷)。

治法:补中益气,升提固脱。

处方:每日治疗1次,每3次治疗为1诊。补脾经300次,补大肠150次,推三关300次,揉外劳宫100次,揉丹田100次,揉龟尾100次,推上七节骨100次,捏脊5遍,揉百会100次。

二诊:(2016年12月8日)患儿家长诉治疗几日后小儿大便时肛门未脱出,按原方继续治疗。后续调整为隔日治疗,小儿之后接受了6次治疗,目前临床痊愈。

医嘱：金师嘱家长应注意日常护理清洁，防止因擦伤而引起的感染。

【按】脱肛是指肛管、直肠向外脱出于肛门外，又被称为直肠脱垂。多见于3岁以下的小儿。脱肛轻者仅有部分脱出，可自行回纳，为直肠黏膜脱出；重者可完全脱出，需有人帮忙将脱出物托回。脱出物包括直肠各层。

临床上主要分为两型，气虚脱肛和实热脱肛。小儿先天不足，病后体弱或因泻痢日久，耗伤正气，气虚下陷，升摄无权，导致本病的发生。另一种为感受湿热之邪，湿热下注肠中或便秘积热大肠，大便秘结，迫肛脱出。

西医认为小儿直肠肌肉尚未发育完全，固定力较差易造成直肠脱垂。此外，小儿先天性发育不全，骶骨前弯曲度小，可形成盆腔底部肛提肌和直肠周围的支持组织较弱，失去支持直肠的作用，不能保持直肠于正常位置而形成脱肛。

《巢氏病源》小儿脱肛候："脱肛者，肛门脱出也。肛门大肠之候，小儿患肛门脱出，多因利久肠虚冷，兼因气，故肛门脱出，谓之脱肛也。"《太平圣惠方》："夫小儿痢脱肛者，皆因久痢，大肠虚冷所谓也。肛门为大肠之候，大肠伤于寒，痢而用力，其气下冲，则肛门脱，因谓之脱肛也。"

本病例属气虚下陷型脱肛。补脾经、推三关、揉丹田、捏脊能健脾补中益气；补大肠、推上七节骨涩肠固脱；揉龟尾理肠提肛；揉百会有升阳提气之功用。

本病随着年龄增长有自愈性，一般发生本病时首选保守治疗，推拿对于小儿脱肛有较好的疗效，可作为临床首选的治疗方法。

（王文奕）

（五）遗尿

案：吴某，女，6岁。（初诊时间：2015年7月5日）

主诉：夜间尿出，至今不能自控。

现病史：患儿夜间小便不能自控，每夜均尿湿 2 次，午睡时亦有发生尿湿症状，夜寐深，不易叫醒，形体较瘦，脸色苍白，小便清长，有家族遗传史。胃纳欠佳，大便尚可。查体，腹部软，无压痛及反跳痛。舌淡苔薄白，指纹偏红。辅助检查，X 线摄片腰骶椎正侧位片示未见明显异常，排除隐性脊柱裂。

诊断：遗尿（下元虚寒、肾气不足）。

治法：培本固原，补益肾气。

处方：每隔 1 日治疗 1 次，每 5 次治疗为 1 诊。补脾经 300 次，补肾经 300 次，揉丹田 3 分钟，揉三阴交 30 次，揉足三里 200 次，揉脾俞、肾俞 200 次，捏脊 5 遍，擦八髎以透热为度。

二诊：（2015 年 7 月 19 日）患儿胃纳好转，能主动叫饿，夜间小便次数减少，午睡时基本不会尿湿，且量有所减少，予原方续治。

三诊：（2015 年 8 月 9 日）患儿家属诉患儿夜间偶尔尿湿 1 次，午睡时无此症状，胃纳可，面色较先前红润，体重有所增加。患儿经 15 次治疗后痊愈。

【按】遗尿，俗称尿床，是指 3 周岁以上的小儿在睡眠中不随意地将小便尿在床上，醒后方觉，且反复发作的病证。3 周岁以下的婴幼儿，由于脑髓未充、智力未健，或正常的排尿习惯尚未养成，而不自主地排尿；以及年长儿因贪玩过于疲劳，睡前多饮等，偶尔产生尿床者，都不属病理现象。

小儿遗尿绝大部分是功能性的，是由于大脑皮质及皮质下中枢的功能失调而致。常常由于小儿突然受惊，过度疲劳，骤然变换新的环境，以及未养成良好习惯等精神因素造成本病，也有患儿有家庭性倾向。少数患儿是器质性病变引起的，如蛲虫病、脊柱裂、癫痫等。遗尿症必须及早治疗，如果病程拖延日久，将会妨碍儿童的身心健康，影响发育。

古代文献对于遗尿早有论述，如《素问·宣明五气篇》曰："膀胱不利为癃，不约为遗溺。"《素问·灵兰秘典论》曰："膀胱者，州都之官，津液藏焉，气化乃能出矣。"又《脉要精微论》曰："水泉不止者，是膀胱不藏也。今膀胱之气不足而不能藏，故为遗溺如此也。"

中医认为遗尿与肺、脾、肾三脏气化功能失常有关，其中肾与遗尿关系更为密切。常因肾与膀胱虚冷，而致下焦虚寒，不能约束小便；或上焦肺虚，中焦脾弱而成肺脾两虚，气虚不固，小便自遗。有时也可夹热。

肾主水，与膀胱互为表里，膀胱的气化有赖于肾气充足温煦。由此可见，尿液的生成与排泄，与肺、脾、肾、三焦、膀胱有着密切关系。遗尿的发病机制虽主要在膀胱失于约束，然与肺、脾、肾功能失调，以及三焦气化失司都有关系。其主要病因为肾气不固、脾肺气虚、肝经湿热。

《黄帝内经太素·本输》中提纲挈领地指出："盛则癃闭，虚则遗溺，遗溺则补，癃闭则泻。"遗尿是虚证，治疗以补为主。《幼科折衷·遗溺尿床》秉承了前代医家对遗尿的寒热之辨，分证论治："肾主水，膀胱为津液之腑，肾与膀胱俱虚而冷气乘之，故不能拘制其水，出而不禁，此谓遗尿；睡里自出者，谓之尿床，此皆肾与膀胱虚而挟冷所致也。"

该患儿表现证属下元虚寒、肾气不足。肾主闭藏，开窍于二阴，职司二便，与膀胱相表里，如肾与膀胱之气俱虚，不能制约水道，因而发生遗尿。症见面色白，智力迟钝，神疲乏力，肢冷形寒，腰腿酸软，小便清长，头晕。舌质淡，脉沉细无力。因此，手法推治中采用揉丹田、捏脊、擦八髎等以补益肾经为主，达到培本固元的目的，另外，该类患儿往往先天较弱影响其后天发育，金师认为脾胃乃后天之本当以补益脾胃为辅，扶助正气。故而采用补脾经、揉足三里等推拿手法治疗后，患儿胃纳明显改善，水液代谢充分，糟粕排出也相应减少。

此外，金师嘱咐患儿家长临睡前饮水或晚餐喝汤尽量减少，勿使小儿过于兴奋，影响夜间睡眠，每晚小儿入睡后当观察小儿易尿出的时间点，提早半小时将其叫至完全清醒并自行小便以培养小儿的排尿习惯。

（沈一菁）

四、皮肤科疾病

(一) 湿疹

案：刘某,女,15 个月。(初诊时间：2016 年 12 月 18 日)

主诉：身体红色小丘疹 3 月余。

现病史：患儿反复颈部、腘窝、肘窝红色小丘疹 3 月余,瘙痒,夜啼,纳差,时常腹泻,舌苔厚腻。

诊断：湿疹(湿热)。

治法：健脾利湿。

处方：每隔 1 日治疗 1 次,每 5 次治疗为 1 诊。补脾经 100 次,推板门 100 次,清肺经 300 次,清天河水 50 次,揉中脘 100 次,摩腹 5 分钟,按揉足三里 50 次,捏脊 5 遍,按揉脾俞、胃俞 1 分钟。

二诊：(2016 年 12 月 25 日)患儿家长诉患儿湿疹减少,大便成型,夜啼略好转。续前手法治疗。

医嘱：在以上治疗的同时,嘱患儿家长注意饮食结构的调整,注意小儿饮食卫生,不食不洁食物;乳食节制,不要时饥时饱,过凉过热。食易消化清淡食物,不食油腻食物。

【按】 小儿湿疹,又被称为遗传过敏性皮炎、异位性皮炎,是一种慢性、复发性、炎症性皮肤病。多于婴幼儿时期发病,并迁延至儿童和成人期。以皮疹伴剧烈瘙痒、反复发作为临床特点,病患本人或家族中常有明显的"特应性",严重影响生活质量。主要是对食入物、吸入物或接触物不耐受或过敏所致。患有湿疹的孩子起初皮肤发红、出现皮疹,继之皮肤发糙、脱屑,抚摸孩子的皮肤如同触摸在砂纸上一样。遇热、遇湿都可使湿疹表现显著。

湿疹,又称"奶癣""浸淫疮""胎敛疮""黄肥疮",《金匮要略·疮痈肠痈浸淫病脉并治》："浸淫疮,从口流向四肢者可治;从四肢流来入口者不可治……金银花,黄流粉主之。"《素问·玉机真脏论篇》："夏脉太过与不及,其病皆如何? 岐伯曰：太过令人身热而肤痛，为浸淫。"根据临床特征及发病部位不同而名称各异。

《外科正宗》："奶癣，儿在胎中，母食五辛，父餐炙煿。遗热与儿，生后头面遍身发为奶癣。"奶癣，多以风、湿、热三邪为主，《素问·至真要大论篇》："诸痛痒疮，皆属于心。"《诸病源候论》："诸久疮者……为风湿所乘，湿热相搏，故头面身体皆生疮。"

病程常经过婴儿期、儿童期和青少年成人期的逐渐演变，少数表现为在特定的年龄段发病，婴儿期（1个月至2岁）以头皮黄色脱屑为先兆，脸部和四肢的伸侧可出现急性红斑、广泛渗液和结痂。儿童期（2～12岁）常见颈部、手部、肘窝、腘窝、小腿伸侧等部位的慢性复发性皮炎，伴皮肤干燥。

特应性皮炎的病因和发病机制尚不明确，目前认为与遗传、环境、免疫、生物因素有关，发病主要是遗传因素和环境因素的共同作用。其中遗传因素发挥着重要作用，有过敏体质家族史的小儿更容易发生湿疹。主要原因为对食入物、吸入物或接触物不耐受或过敏所致。环境因素特别是生活方式的改变（如过度洗涤、饮食、感染、环境改变等）是本病发病重要的危险因素。中医认为小儿湿疹与后天之本脾胃功能相关，脾胃虚弱，运化水湿的能力下降，易导致湿疹。

症状多以慢性反复性瘙痒为主，影响睡眠。常以肘窝、腘窝等屈侧部位的慢性复发性皮炎为特征，初发损害为红斑基础上出现密集粟粒大小丘疹，丘疱疹或水疱，水疱破后形成糜烂面，有浆液性渗出，结痂。急性湿疹处理不当，可转为亚急性或慢性湿疹，如及时适当治疗可逐渐好转，但易复发。重者可发生大片红斑，其上为成群丘疹、丘疱疹、水疱、糜烂渗液，表面有厚痂，也可延及整个头面部或头颈部。病灶周围出现红斑丘疹、丘疱疹、水疱、自觉瘙痒。擦破可发生糜烂、结痂，痂下有脓液渗出，边缘有小脓疱，局部淋巴结肿大、压痛。附近或远隔部位也可有搔抓所致的平行线状红斑、丘疹和水疱。

金师认为脾为后天之本，而小儿脏腑娇嫩，形气未充，"脾常不足"。因此，极其重视小儿脾胃之调理，故选取补脾经、揉中脘、足三里、推板门、摩腹、按揉脾胃俞、捏脊来健脾益气。肺主皮毛,故选取清肺经、清天河水泻热宣肺。

(孔令军)

(二)荨麻疹

案:胡某,男,6岁。(初诊时间:2016年12月2日)

主诉:发现周身疹块2日。

现病史:2日前无明显诱因下发现周身发出疹块,以颈部及背部为主,疹块圆形,边界清楚,形态不一,瘙痒剧烈。于皮肤科医院就诊后,诊断为"荨麻疹",予以西替利嗪、炉甘石洗剂等对症处理。患儿用药后症状稍缓解,但仍有新发疹块。患儿面色少华,二便正常,胃纳欠佳,夜寐可。查体,疹块色稍红,皮温正常,无皮损,边界清晰,大小不等,心肺查体未见明显异常,腹部软,未触及明显包块,无压痛及反跳痛。舌淡苔白,指纹淡,脉细弱。辅助检查,外院血常规提示嗜酸性粒细胞升高,余未见明显异常。

诊断:瘾疹(肺脾气虚)。

治法:疏风清热,滋阴托疹。

处方:每隔1日治疗1次,每5次治疗为1诊。补脾经300次,补肺经300次,推三关100次,揉血海、足三里50次,揉膻中50次,摩腹3分钟,拿揉风池50次,捏脊5遍。

二诊:(2016年12月26日)患儿背部疹块消退明显,偶尔颈部有几个疹块,胃口较前明显改善,二便调。

医嘱:予以原治疗方案续治。

三诊:(2017年1月10日)患儿家属诉患儿疹块全部消退,面色较前红润,胃纳佳,二便调。

医嘱:金师嘱咐患儿多参加体育锻炼,增强体质,季节变化时注意保暖,必要时做相关过敏原检查。

【按】荨麻疹俗称风疹块,是由于皮肤、黏膜小血管扩张及渗透性增加而出现的一种局限性水肿反应。临床表现为大小不等的风疹块损害,骤然发生,迅速消退,瘙痒剧烈,愈后不留任何痕迹。

荨麻疹属于中医学"瘾疹""风丹""风疹块"等范畴。《素问·四时刺逆从论篇》就有"瘾疹"病名，《金匮要略》谓："风气相搏，风强则为瘾疹。"隋代《诸病源候论·风候》分瘾疹为赤、白两种，并指出："夫人阳气外虚则多汗、汗出当风，风气搏于肌肉与热气并则生。状如麻豆，甚则渐大，搔之成疮。"清代《疡医大全·斑疹门》提出了"疏风、清热、托疹"之治疗大法。

本病外因为自然界及体内客观存在着许多容易致敏的物质，如皮毛、花粉、芒果、鱼虾、蚕蛹、动物奶类、昆虫叮咬、西药、中药、自身代谢产物和寄生虫或微生物及其分解产物等。这些物质属中医"发物""风邪"或"湿毒"。它们侵袭人体，有可能导致肺卫失宣、皮腠闭郁、气滞血瘀、湿热熏蒸等病理过程；如热毒深入血分，躁动营血，发于体表则为红色或白色丘疹，丘疹透发之后，营血暂安，故来去迅速。但热不除，毒内蕴，每逢诱因而反复发作。致病因子随时存在，而是否发病却主要取决于患儿体质。如体质不偏，耐受力强，适应性强，则尽管接触异物，感受风邪和湿热，小儿却不病；但若小儿禀赋不耐，特别是过敏体质患儿，则容易受其影响而致病。

金师治疗在清热祛风之时，还注重"固本"，脾为后天之本，气血生化之源，故脾胃功能的强弱，决定了气血的强弱。《丹溪心法·斑疹》："瘾疹多属脾，有邪气客于肌肤，故言瘾疹也。"故而方中选用补脾经、揉足三里、捏脊、摩腹健脾助运，补肺经补肺固表，拿揉风池、揉膻中疏风解表，揉血海清热凉血。结合小儿本身的生理特点，医生要有整体的概念，人体是一个整体，固本可以调整脏腑，平衡阴阳，有助于康复。

（储宇舟）

（三）幼儿急疹

案：潘某，男，10个月。（初诊时间：2017年4月8日）

主诉：周身红色皮疹1日。

现病史：患儿4日前出现发热，最高达40.3℃，无明显咳嗽，偶有呕吐，胃纳差，曾于外院查血常规示未见明显异常。曾经对乙酰氨基酚(泰诺林)、生石膏、布洛芬栓等治疗,体温用药后可降低,之后又升高,高热,1日前热度最高到39.8℃,周身出现红色皮疹,之后皮疹增多,体温渐平,遂来就诊。刻下,周身红色皮疹,胃纳不佳,大便2~3日一行,夜寐一般,小便尚调。查体,面部、躯干部及四肢散在多发红色丘疹,头面部及颈胸部甚,肺(一),腹软无压痛。舌红苔薄黄,指纹紫滞。

诊断:幼儿急疹(热透肌肤)。

治法:清热透疹。

处方:一周治疗3次,3次为1诊。补脾经100次,清胃经100次,清肺经100次,清大肠100次,退六腑100次,按揉肺俞50次,推天柱骨100次。

二诊:(2017年4月15日)小儿皮疹大部分消退,胃纳仍不佳,加摩腹5分钟,揉中脘3分钟,揉足三里60次,捏脊5遍。

【按】幼儿急疹又称婴儿玫瑰疹,是人疱疹病毒(HHV)-6、7型导致的婴幼儿期常见的一种发疹性疾病,以持续高热3~5日,热退疹出为临床特点。本病多发生于春秋季,多见于6~18个月小儿,3岁以后少见。无症状的成人患者是本病的主要传染源,经呼吸道飞沫传播。本病很少有并发症,少数出现惊厥,其预后良好,病后可以获得持久免疫力。因发病年龄小,症状以持续高热为主,家长往往过于紧张,造成临床上过度医疗和抗生素滥用,有研究指出住院治疗和使用抗生素对本病病程无改变,反而增加医疗负担,而一味使用抗生素,反而使内郁之火内伏,郁遏而不得泄,阳热怫郁,久而不解,且有化燥伤津之弊,使患儿遭受不必要的痛苦。利巴韦林虽是一种抗呼吸道合胞病毒药物,但因其有导致白细胞下降、贫血和厌食等不良反应,且不良反应大于抗病毒作用,故已少用。因此寻求一种绿色、有效、无副作用的治疗方法显得尤为重要。推拿疗法作为防病治病的一门学科,在中医学中已经存在了数千年,它有促进气血循环、疏通经络、平衡阴阳、解肌退热的作用,通过临床辨证并施以正确的推拿手法,能达到治病祛邪的目的。

本病相当于中医的"奶麻",因多发生于2岁以下的哺乳婴儿而得名。中医学认为本病为外感风热时邪,蕴于肌腠,发于肌表所致。《麻痘定论·分别各麻各样调治论》中指出:"奶麻、瘾疹之类,皆风热客于脾肺二经所致。"初期见有肺卫表证,但为时短暂,继而邪易化热,邪热蕴郁肺胃,肺胃气分热盛,故见高热、烦渴,或伴呕吐、泄泻、纳减等症。此期以疏风清热、宣透邪毒为主,治以平肝清肺、清胃、退六腑。患儿素有"肝常有余"的病理特点,感受风热外邪后,极易肝郁化火,热极生风,故当以平肝为先,又清代叶天士《临证指南备要·肝风》中有"肝为风木之脏……肺金清肃下降之令以平之",肺主卫表,平肝清肺共用可疏风清热,平肝息风,助解毒透疹。小儿为纯阳之体,所患热病最多,热郁肺胃,脾胃相表里,热易郁于脏腑,故以清胃解肌表之热。小儿阴常不足,阳常有余,故以清阳腑代清阴脏,又清代骆如龙《幼科推拿秘书》中有"六腑穴,在膀之下,上对三关。退者,从肘处向外推至大横纹头,属凉,专治脏腑热",故予退六腑清脏腑热。通过平肝清肺、清胃、退六腑推拿手法,可使时邪从卫分而解,热毒泄于肌肤。本病来势虽盛,但若邪热能解,则一般可顺利出疹,不致深入营血或重伤气阴。

幼儿急疹发热期可见突发高热,患儿常常以高热就诊,且常伴有干咳目赤、纳呆呕吐,严重者有烦躁惊惕、咽部微有红肿、小便黄、舌红、苔黄等风热证候。以疏风清热为主,治以平肝清肺、清胃、退六腑。发热期属于风热外袭,热入营血。肺主卫表,肝主营血。平肝清肺可以清热凉血,发表解毒透疹;幼儿发热容易入里侵入脏腑,且幼儿阴常不足,阳常有余,故清阳腑代清阴脏,脾主肌肉,脾胃相表里,退六腑可以退脏腑之热,清胃退皮肤之热;高热不退可见烦躁惊惕,加捣小天心以安神镇静驱邪散郁。出疹期热退,皮肤可见玫瑰色小丘疹,无痒感,口干、舌偏红、苔黄等热盛伤阴证候。以养阴清热为主,可选用清天河水、揉二马。出疹期风热蕴阻血分,外溢皮肤,长时间发热必然灼伤津液。清天河水可以治诸热惊风、心经热盛、渴咽干等一切热症;揉二马大补元气、滋阴补肾,一则因为发热伤津耗气,再则幼儿肾阴不足,这也是照顾幼儿自身特点辨证的治疗特色。

因此,本病来势虽盛,但邪热能解,预后良好。治疗上强调"以透为顺",出疹前期以解肌透表为主,如开天门、推坎宫、揉太阳等。而此患儿处于出疹期,则以清热解毒、透疹达邪为要。肺主卫表,脾主肌肉,脾胃相表里,选择补脾经、清胃经、清肺经可清热凉血、发表解毒透疹,清大肠、退六腑、推天柱骨能清解里热,按揉肺俞既可分发肺脏之热,又可补肺气。当患儿症情好转,处于恢复期时则需要注意扶正健脾。

(陆姬琼)

五、骨伤科疾病

(一) 分娩性臂丛神经损伤

案:张某,男,5个多月。(初诊时间:2013 年 6 月 10 日)

主诉:右上肢下垂、肩部不能外展 3 月余。

现病史:患者出生时母亲难产,有产钳助产史,但由于当时情况紧急,未予患儿足够重视。家长于 2 个多月时发现患儿右上肢活动很少,特用玩具引逗,患儿仍动左手,遂至生产医院就诊,诊断为臂丛神经损伤可能,建议推拿、康复、针灸等治疗,遂来金师门诊求治。刻下,神清,精神可,反应正常,无明显烦躁哭闹。查体,体型偏瘦,面色欠润,胸廓脊柱无明显畸形,腹软,无压痛及反跳痛,肝脾未及。右上肢下垂位,不能自主抬高手臂,被动抬高可,痛不明显,肘关节微屈并外旋位,无明显肌萎,舌淡红,苔薄白,脉略缓。

诊断:分娩性臂丛神经损伤(上臂型)。

治法:通经活络,行气活血。

处方:隔日治疗 1 次,5 次为 1 个疗程。自大椎循肩井、天宗、肩贞、肩髃等部位往返一指禅推 5 分钟,一指禅推肩髃、臂臑、曲池、手三里、外关、合谷等上下往返 5 分钟,用食(示)、中、无名(环)指摩中府、云门,并转向极泉处,往返 1～2 分钟。医者左手拇、食(示)指固定患儿肩、肘、腕关节处,做适当的屈、伸、摇被动运动各 5～10 次。

二诊:(2013 年 6 月 24 日)经两周推拿治疗,患儿上肢下垂、不能抬起及肘关节外旋的症状无明显改善,仅外展角度增大 5°,肘关节屈曲改善,金师根据患儿具体情况进行调整,重点按揉肩髃、臂臑、手三里、极泉各 5 分钟,同时按揉时配合肩关节外展及内旋。嘱家长在家配合肩关节被动运动。继续推拿两疗程。

三诊:(2013 年 7 月 20 日)患儿经 4 个疗程推拿治疗后上臂外旋消失,可自主外展 40°,患肢有了一些动作,继续推拿手法治疗,同时嘱家长配合用玩具吸引,积极训练主动运动。患儿经半年推拿治疗,患肢运动功能基本恢复。

【按】婴儿出生时因其臂丛神经干或根受损而引起上肢麻痹,亦称为产伤麻痹或产瘫,常见的有臂丛麻痹、面神经麻痹,偶见坐骨神经损伤。在产妇生产时,助产人员过急过猛牵拉婴儿头部,使一侧颈部和肩部过度分离,即造成臂丛的牵引和撕裂损伤;或因胎位不正,发生难产或滞产时受产钳挤压或外力牵拉,损伤神经而引起麻痹。最常见的是上臂麻痹,其次为前臂麻痹,亦有损伤严重的全臂麻痹。一般因第 5、6 颈神经损伤而致上臂麻痹,因第 8 颈神经与第 1 胸神经损伤可引起前臂麻痹;臂丛神经束损伤则产生全臂麻痹。按揉上肢部穴位能通经活络;摇动及屈伸各关节能行气活血,促使臂部肌肉、神经的康复,从而改善肢体麻痹。选取肩井、天宗、肩贞、肩髃穴活血通络,臂臑、曲池、手三里、外关、合谷疏风解痉,中府、云门、极泉疏利关节,并嘱家长避风寒,注意保暖。建议腋下垫毛巾或海绵等,防止肩关节粘连,功能丧失。

金师强调,推拿手法治疗小儿臂丛神经损伤疗效确切,可根据病情需要,1 日可推拿 2 次,但切记手法宜轻柔,忌粗暴过重手法。做被动运动动作要缓和,切忌硬扳强拉。而就其疗效来讲,病程越短,疗效越佳。

(刘鲲鹏)

(二) 寰枢关节半脱位

案：章某,男,5岁。(初诊时间：2015年4月15日)

主诉：颈部活动受限1日。

病史：患儿今日晨起时,感觉颈部疼痛,颈部活动明显受限,患儿一周前有感冒咳嗽病史,后经药物治疗好转。现至金师处,望给予治疗。患儿现颈部疼痛强硬,用双手扶住头部,不使其晃动,头部向左侧倾斜,颈部活动受限。查体,患儿呈强迫体位,压痛在第1、第2颈椎处,颈部活动受限。辅助检查,X线摄片检查张口位片示左侧关节突与齿状突的距离大于右侧。侧位片示寰椎前弓后缘与齿状突前缘之间的距离增大。

诊断：寰枢关节半脱位(血瘀错筋)。

治法：滑利关节,整复错缝。

处方：每日治疗1次,每3次治疗为1诊。坐位复位法,患儿取低坐位,一助手站在患儿左侧,左手掌心托住患儿下颌部,另一手掌心推扶后枕部,使患儿头颈部维持略向前倾位,金师站在患儿身后,左手拇指尖顶住右侧的颈棘突,右手掌心握拿助手左手,用力沿头颈矢状轴向右上旋转。左手拇指向左外侧顶推颈棘突,可以听到复位声。

二诊：(2015年4月17日)经2次推拿治疗后,患儿颈部疼痛明显好转,但左侧斜方肌仍较紧张,颈部活动度明显好转,金师嘱家中给患儿颈部热敷,并避免长时间看电视、做作业,给予颈椎充分休息,并行颈椎牵引。牵引后,用指揉颈夹脊3～5分钟,再行整复。

三诊：(2015年4月19日)患儿经推拿治疗后颈部疼痛基本消失,颈部活动无明显受限,颈部肌肉基本放松,无明显紧张状态,患儿经6次推拿治疗痊愈。

【按】 寰枢关节半脱位往往受到某些炎症的影响和颈椎上部感染,如扁桃体炎、咽喉炎、中耳炎等刺激邻近的颈椎,使所附着的横韧带逐渐松弛,而引起寰枢关节半脱位。而多数患儿会在炎症感染后，由于动作不当，引起该病。

因损伤位置较高，一旦发生，就有一定危险。本病除可因先天性关节结构异常引起之外，头颈部外伤以及颈部感染均可导致，切莫把寰枢关节半脱位的患儿当作落枕患儿一样，用颈椎摇转法治疗，而发生严重后果。当头颈部突然过度的旋转引起一侧横韧带的损伤，两侧横韧带张力失调，使得第2颈椎齿状突受一侧横韧带牵拉损伤而产生半脱位。第2颈椎因先天发育不全或小儿齿状突发育不完善，而导致第1与第2颈椎连接不稳定，如稍微用力旋转头部，即可发生半脱位。

中医认为是颈椎骨关节错缝，缝即隙，说明关节间隙有所移动。《黄帝内经》说："诸筋者，皆属于节。"中医中筋的含义较广，包括骨关节周围的皮下组织、肌肉、肌腱、筋膜、关节囊、滑液囊、韧带、腱鞘、血管、周围神经、椎间盘纤维环、关节软骨等。隋代《诸病源候论》指出外伤可以伤筋，最严重的是筋绝，即筋断，导致"不得屈伸"的后果。

临床表现为颈部疼痛强硬，往往用双手扶住头部，不使其晃动，头部向一侧倾斜，多呈强迫体位。压痛在第1、第2颈椎处，颈部活动受限。X线摄片检查张口位片示两侧关节突与齿状突的距离不等，侧位片示寰椎前弓后缘与齿状突前缘之间的距离增大（一般儿童为4.5毫米）。

治疗方法往往采用手法复位来滑利关节，整复错缝。使用复位手法时，动作要轻柔，切忌用暴力。

该患儿有上呼吸道感染病史，因此，金师首先考虑寰枢关节半脱位，并嘱其立即摄张口位平片确诊，该病的诊断尤为关键。应当及早治疗，否则易变为慢性疾病。如果合并脊髓损伤，有三种情况发生：① 呼吸中枢受到波及时，可致命。② 损伤后有一过性神经表现，短暂肢体瘫痪或肢体无力，但能迅速好转乃至恢复。③ 四肢瘫痪、大小便失禁及呼吸功能障碍，此为最严重者。因此发生该病时当及早治疗。

此外，金师叮嘱家长手法整复后，可以在颈项部扎以丝巾或用颈托固定。并且患儿需注意休息,避免参加剧烈运动,门诊随访。

(沈一菁)

(三)脊柱侧弯

案:汤某,女,6岁。(初诊时间:2012年3月29日)

主诉:发现脊柱弯曲4日。

现病史:患儿母亲4日前洗澡时发现其脊柱弯曲,有轻微的右肩高,左肩低。自诉无明显自觉不适。遂至新华医院予X线检查提示脊柱呈"S"形侧弯;测得cobb角35°,未发现明显占位性改变。为求保守治疗,来金师门诊就诊。刻下查体,脊柱侧弯,呈"S"形,背部的一侧局限性隆起,隆起部位有轻压痛感;颈胸段向右侧弯,胸腰段向左侧弯。两侧肩胛骨下角和两侧髂骨翼在同一平面。

诊断:脊柱侧弯。

治法:舒筋通络,矫正畸形。

处方:隔日1次,每周3次。掌揉双侧膀胱经5遍,滚双侧膀胱经3分钟,揉夹脊穴2分钟,正脊。

二诊:(2012年10月8日)经半年左右的治疗后,患儿查体脊柱侧弯度较前明显改善,复查X片示脊柱轻度"S"形侧弯;cobb角小于20°。建议继续巩固治疗一段时间。

【按】脊柱侧弯之于中医,可以隶属"龟背"范畴。世有"龟背在百日内不治"之说,可谓难治之症。宋代《太平圣惠方》提出,小儿龟背"由坐而稍早。为客风吹着脊骨。风气达于髓。使背高如龟之状也",以麻黄丸治之。宋代医家钱乙则"治之以龟尿点节骨";张焕以松药丹治龟背。明代《古今医统大全·卷之九十·幼幼汇集(下)·小儿灸法(第三十九)》亦认为龟背病因为"初生时被客风吹着脊骨所致",治以灸法"肺俞、心俞、膈俞各三壮",在其《卷之九十·幼幼汇集(下)·龟胸龟背证(第二十八)》中提出也可"小儿中指中节灸,艾如小麦灶三壮,治龟背"。至此在治疗手法上有所进展。至清代,《奇症汇》纵观古方,大多认为龟背病因为"受邪喘久所致"或"儿坐又早",治法"惟有百合丹、枳壳防风丸,乃灸肺、膈二穴而已",因此提出:"紫苏解一切鱼毒,而更能疏通肺气,龟尿软骨,然亦宜速治,久则骨节坚硬,则不可复矣。"

然而,《幼幼集成》对于小儿龟背的病因提出了不同的看法,认为"此证盖由禀父母精髓不足,元阳亏损者多有之",即龟背的病因并不在于外感,也不在于儿坐过早,而在于先天禀赋不足。因此其认为应当"以六味地黄丸加上桂、鹿茸,救其先天,复以四君、六君之类,扶其胃气"。

金师认为治疗小儿脊柱侧弯的最佳时机是在骨骼成熟前,越早治疗效果越好。而推拿治疗小儿脊柱侧弯能有效地减轻脊柱侧弯的程度,延缓病情加重的速度。在治则上以舒经活络、矫正畸形的局部治疗为主,其中最关键的手法为"正脊",其能最直接地对侧弯的脊柱起到矫正效果,然其对医师的要求也相对较高,包括准确的定位、适当的发力,以及手法执行时给患儿的心理信任感等,均需要医师从临床实践中渐渐体会与掌握。而脊柱侧弯的发生也多与儿童姿势不良、偏静恶动等习惯有关,因而需嘱咐家长纠正孩子的不良姿势与习惯。

(陈志伟)

(四) 臀肌痉挛

案:林某,男,5岁。(初诊时间:2016年12月12日)

主诉:走路步态不稳3月余。

现病史:患儿臀部肌内注射后3个月,走路步态不稳,摇摆,外八字,坐下时双腿不能完全并拢,臀横纹不等高,左臀肌略萎缩,有结块,纳差,大便干,舌红苔厚,脉滑。

诊断:臀肌痉挛。

治法:舒筋解挛,活血通络。

处方:每隔1日治疗1次,每5次治疗为1诊。揉下肢3分钟,按天应5次,按揉下肢2分钟,屈髋5次,捏脊5遍,擦督脉透热为度。

二诊:(2016年12月19日)患儿臀肌结块变软,走路步态改善,便调,纳不佳。续前手法治疗。

医嘱:在以上治疗的同时,嘱患儿家长注意患侧臀部保暖,避免急慢性损伤;患侧臀部可配合湿热敷;调整饮食结构,多增加绿色蔬菜及水果的摄入。

【按】臀肌挛缩是指臀肌部分纤维化,造成髋关节屈曲障碍。由于臀大肌、臀中肌和阔筋膜张肌的筋膜向下延伸与髂胫束近端相连接,臀肌挛缩时髂胫束张力也增高,故本病又被称为"髂胫束挛缩"。临床上除多见于幼儿外,还可见于青壮年。绝大多数患儿有臀部反复注射抗生素或其他药物的病史。

药物刺激以及注射部位的轻度感染或出血可能是小儿臀肌发生挛缩的原因。多数学者认同该病与反复多次的臀部注射有关,肌内注射后局部形成硬块即为肌纤维炎表现。肌内注射的患儿病理组织检查中发现注射部位有水肿和出血,这些地方可能发生纤维化,以后瘢痕收缩导致挛缩。

金师认为脾胃乃治疗小儿疾病之根本,古语有云:肾乃先天之本,脾乃后天之本。脾强则身强体健,脾气运化失司,易引起各脏腑功能失调,产生疾病。中医认为"脾主肌肉",同时,该患儿伴有脾胃失养,胃纳较差。因此,金师治疗该病需舒筋解挛、活血通络,故选取捺下肢、按揉下肢、屈髋、按天应。在此基础之上亦需结合补益脾胃的手法。脾为后天之本,主肌肉,可生化气血,充盈肌肉。依照此法,对应取穴,并以捏脊、擦督脉调阴阳,振阳气,行气血,和五脏,以促进发育,以助其功能恢复。

(孔令军)

(五) 斜颈

案:周某,女,1月零3天。(初诊时间:2012年2月14日)

主诉:发现右颈部包块20日。

现病史:患儿家长由医院将患儿领回家后偶然摸到其右颈部有一包块,遂至新华医院就诊,予体检及B超检查后,确诊为"小儿肌性斜颈",为求保守治疗,来院门诊就诊。患儿足月,顺产,头胎。

母亲于孕期喜静恶动，睡觉素朝同侧。查体：头部向右侧偏斜，头部右转活动受限，右颈部一肿块，大小约 12 mm×15 mm，表面光整，边缘清晰，质地较硬，双侧颜面不对称，双眼大小不一致，髋关节无异常。颈部 B 超提示右侧胸锁乳突肌肿块。

诊断：小儿斜颈（筋结）。

治法：活血通络，舒筋散结。

处方：每日 1 次，一周 5 次。按揉桥弓 5 分钟，拿捏桥弓及弹拨双法交替作用 1 分钟，头部被动牵伸 5 次，按揉患侧颈项肌与斜方肌 2 分钟，拿肩井 20 次。

二诊：（2012 年 4 月 19 日）患儿经治疗后，头仍习惯性朝右偏斜，右转活动度较前改善，右颈部肿块较前缩小，大小约 9 mm×12 mm，质地变软，颜面细看仍有不对称，双眼有大小。复查颈部 B 超示右侧胸锁乳突肌肿块（较前好转）。续予原方治疗。

三诊：（2012 年 6 月 12 日）患儿头朝右偏斜程度较前减轻，右转活动度较前明显改善，右颈部肿块不明显，颜面不对称不明显，双眼大小尚存在，然较前有改善。复查颈部 B 超示右侧胸锁乳突肌增厚。续予上方巩固治疗。

四诊：（2012 年 8 月 11 日）经治后患儿头朝右偏斜症状已不明显，右转活动度可，右颈部肿块已消散，颜面及双眼大小情况均不显。复查颈部 B 超示双侧胸锁乳突肌未见明显异常。

【按】对于小儿肌性斜颈，古代中医儿科没有专科专病记载，但仍可从一些论著里窥得一二。根据小儿肌性斜颈的临床表现，可以认为其属于"筋结""筋挛"等证。《素问·卷第二·阴阳应象大论篇》指出"肝生筋"，小儿斜颈或与肝肾不足等先天不足之病因有关。《证治准绳·幼科·集之八·脾脏部（下）》提及一病例，该小儿"耳前后颈间至缺盆，以手推寻，其筋结小核如贯珠，隐于肌肉之间"，认为其"禀母之肝火为患"，亦为斜颈先天病因之考。

《灵枢·经筋篇》有云："项筋急，肩不举。"筋结于胸锁乳突肌，因此斜颈小儿常有肩膀高低、面部大小不对称等临床表现。《幼科发挥·卷之二》指出："筋缩而短。短则拘挛。"拘挛则不可伸，因而斜颈小儿有头颈向一侧偏斜的表现。《历代本草药性汇解》提及"血少而不能养筋，故筋结而为挛"，认为"筋纵而为缓；筋结而为急"，《幼科发挥·卷之二》有"伸而不能屈者。筋弛长也。屈而不能伸者。筋短缩也。皆血虚不能养筋之证也"，均可见在治疗方法上应理筋散结，调平气血。《伤科汇纂·上歌诀》有一歌诀云："筋翻筋结要厘清。筋须揉拨又须拽，筋若调匀骨亦平。"可见手法治疗有理筋顺散结之效，今人以小儿推拿手法治疗小儿肌性斜颈亦有据可循。

对于小儿肌性斜颈的治疗，历来为儿科推拿的优势项目，因其安全、有效。

金师认为此类斜颈患儿的治疗年龄越小，效果越佳，当以足月内开始治疗效果显著，治愈率高。因此，应早发现早治疗。

在治疗方面，金师大体仍运用推拿的传统手法，简单不花哨，却效果明显。本案例为肿块型的肌性斜颈患儿，因此金师着重于肿块消肿散结的治疗，重点明确，部位集中，力道柔和深透，用时非长，遵循患儿不耐之天性，又可达治病之目的，另在治疗末时，不忘对相关肌群的整体放松，从而很好避免了胸锁乳突肌周围肌肉组织僵化的可能，治疗可谓周到全面，方得佳效。

（陈志伟）

六、神经内科疾病

（一）不寐

案：应某，男，9岁。（初诊时间：2016年12月2日）

主诉：入睡困难1月余。

现病史：1月前无明显诱因下出现入睡困难，神疲乏力，不思饮食，面色少华，未经系统诊治。大便不成形，小便正常，胃纳欠佳。查体，心肺查体未见明显异常，腹部软，未触及明显包块，无压痛及反跳痛。舌淡苔白，指纹淡，脉细弱。

诊断：不寐（心脾两亏）。

治法：宁心安神，调和阴阳。

处方：每隔 1 日治疗 1 次，每 5 次治疗为 1 诊。补脾经 300 次，补肾经 300 次，揉小天心 50 次，清心经 100 次，分阴阳 300 次，揉二人上马 50 次，清天河水 300 次，推运内八卦 50 次，按揉心俞、脾俞、膈俞 100 次。

二诊：（2016 年 12 月 26 日）患儿入睡较前安稳，胃口较前改善，二便调。

医嘱：予以原治疗方案续治。

三诊：（2017 年 1 月 10 日）患儿家属诉患儿睡眠质量提高，入睡轻松，面色较前红润，胃纳佳，二便调。

医嘱：金师嘱咐合理安排小儿的睡眠与活动，避免过度兴奋。临睡前不要进食。

【按】不寐，亦称"少寐""不眠""不得眠""目不瞑"等，《灵枢·大惑论》："卫气不得入于阴，常留于阳，留于阳则阳气满，阳气满则阴跷盛，不得入于阴则阴气虚，故目不瞑。"指小儿经常性不能获得正常睡眠，或睡眠不佳，时寐时醒为主症的病证。小儿较成人少见，常因客忤惊啼，禀赋不足，阴虚心烦；或喂养不当，脾寒宿食，以及学龄儿童学习紧张，思虑太过等所致。

西医学认为睡眠是一个生理过程，依赖于大脑皮质和皮质下神经活动的调节，如果受到外界的刺激或身体本身的不适影响，都可使大脑有一定强度的兴奋灶，而导致不寐，又称失眠。

本病常因：心肾不交（小儿先天禀赋不足，或久病伤阴，肾阴亏损，肾水不能上承于心，水不济火，则心阳独亢，心肾不交，而见夜不能寐，烦躁不安）、心神不宁（小儿脏腑娇嫩，心气怯弱，脑髓未充，若暴受惊骇，目触异物，耳闻异声，则耳目受惊，心气被扰，元神不藏，而致不寐）、心脾两亏（学习紧张，思虑太过，伤及心脾，心伤则阴血暗耗，脾伤则无以化生精微，血虚不能养心，而致心神不宁，难以入睡）、乳食积滞（喂养不当，乳食积滞胃肠，胃不和则卧不安而失眠）。《景岳全书·不寐》则将不寐病机概括为有邪和无邪两种。

故结合本病案患儿的临床症状体征,该患儿属于心脾两亏。处方中选用补脾经补脾健运,清心经来清心泻火,补肾经、清天河水来补肾滋阴降火,按揉小天心、二人上马、运内八卦、分阴阳安神止惊。在治疗的同时,应辅以心理宽慰,若为学龄期儿童,学习紧张,而有心理负担,进行适当的开导,有助于疗效的巩固。

(储宇舟)

(二) 抽动秽语综合征

案:李某,男,6岁。(初诊时间:2015年8月10日)

主诉:眨眼不能自制半年余。

现病史:患儿近半年来出现眨眼的情况,且自身不能控制,近1个月来学习压力较大,症状加重,且伴随腹痛,以及腹部肌肉不自主抽动,缺锌,胃纳欠佳,食而无味,体型偏瘦,面色无华,夜寐尚可,脾气较差。查体,神清,腹软,无明显压痛,时而可感受腹部抽动,舌红苔薄白,脉细弦。

诊断:抽动秽语综合征(心肝火旺,阴虚动风)。

治法:清心疏肝,滋阴润燥。

处方:每隔1日治疗1次,每5次治疗为1诊。按揉合谷200次,按揉太冲200次,按揉威灵、精宁100次,推脊50次,揉足三里50次,揉三阴交50次,按揉百会50次,按揉风池5次。

二诊:(2015年8月19日)经推拿治疗,患儿眨眼频率降低,且不会经常喊腹痛,但腹壁抽动症状仍有,胃纳略有改善,予原方加揉三阴交50次,予以滋阴潜阳之功效,并加补脾经以健脾益气开胃。

三诊:(2015年8月28日)患儿经推拿治疗,胃纳有较明显改善,脸色较前红润,体重较前有所增长,且腹壁抽动症状改善,眼部抽动症状略有,继予上方治疗。患儿经10次推拿治疗痊愈。

【按】小儿抽动秽语综合征是一种发生在儿童时期,以慢性、波动性、多发性肌肉抽搐,或伴有不自主喉部异常发声与秽语为临床特征的常见心理、行为,以及神经精神障碍性综合征。男孩多见,男女比例约为3:1,好发于2～12岁。少数至青春期自行缓解,部分逐渐加重延至成人。

其发病原因和机制尚不十分清楚,认为其与遗传、中枢神经系统结构、功能异常和疾病(如癫痫),以及精神、代谢紊乱等有关。主要表现为多种抽动动作和一种或多种不自主发声,两者出现于病程某些时候,但不一定同时存在。抽动症状一日反复出现多次,几乎天天如此,但在数周或数月内症状的强度有变化,并能受意志克制数分钟至数小时,病程至少持续1年,且在同一年之间症状缓解不超过2个月以上。

中医认为本病为本虚标实之证。标实为阳亢、风动、痰浊,以频发抽搐与秽语为特征。本虚为肝肾阴虚、气血不足、心胆虚怯等所致。明代王肯堂《证治准绳·幼科·慢惊》:"水生肝木,木为风化,木克脾土,胃为脾之腑,故胃中有风,瘈疭渐生,其瘈疭症状,两肩微耸,两手下垂,时腹动摇不已……"当代医家多将本病归于"瘈疭""慢惊风""抽搐""筋惕肉瞤""肝风证"等范畴。《婴童类萃》:"小儿急慢惊风症候,素问所谓阴阳痫者是也。急者,属阳,阳盛而阴亏;慢者,属阴,阴盛而阳亏。阳动而燥疾;阴静而迟缓。其始也,皆由脏腑内虚,失于调理而得之。虚则生热,热则生风。是以风生于肝,痰生于脾,惊出于心,热乘于肺,惊风痰热四证已具,八候生焉。"

中医认为抽动秽语综合征病因有先后天之分。先天因素是先天禀赋不足而致阴阳失调,如遗传因素而致基因缺陷,产伤而致头颅损伤、难产、剖腹产、出生时窒息等均为患儿禀赋异常。后天因素包括病毒感染、头部外伤、肝气郁结、情志不遂、痰火内盛、环境改变、心神不宁、活动量增加、心情过于激动等。先后天因素共同作用,致使阴阳失调,阴不制阳,阳躁而动。阴虚而致阳亢是本病主要的发病机制,肝风痰火是本病主要致病因素。

金师认为,风善行而数变,风性主动,风燥伤阴,阴液不足,阴阳失衡,筋脉失养,则躁动肌抽、肝风内扰。该患儿先天素有体虚失养,夹杂阴虚火旺动风之证,治疗当以清心疏肝、滋阴息风为主,又三阴交穴为足三阴经交会穴,故方中采用三阴交、风池、太冲、合谷养阴疏肝息风,患儿眨眼不能自制,且伴有腹部抽动,故以威灵、精宁、百会除惊止颤、开窍醒神,患儿体虚失养,以推脊调补,同时,金师认为脾胃乃治疗小儿疾病之根本,古语有云:肾乃先天之本,脾乃后天之本。脾强则身强体健,脾气运化失司,易引起各脏腑功能失调,产生疾病。该患儿虚火日久,脾胃失养,胃纳较差,金师采用最基本的补脾经、按揉足三里起到平补后天之本的功效。

此外,金师嘱咐家长注意避免患儿紧张,包括学习及运动过度,减少患儿的压力,勿食热性食物。

(沈一菁)

(三) 癫痫

案:伍某,男,7月余。(初诊时间:2012年2月11日)

主诉:反复四肢抽搐4月余。

现病史:患儿出生后3个月无明显诱因下出现双眼凝视,随后四肢抽搐,伴有四肢强直,经新华医院检查,诊断为"癫痫",予以抗癫痫药治疗,但仍平均每周发作2次。患儿纳差,大便闭结不通,3~4日解1次,有时需用开塞露;夜寐欠安,常常惊哭。查体见小儿形体偏瘦,面色欠华,精神不振,舌淡红苔薄腻,指纹淡紫。

诊断:癫痫(脾肾不足,肝风内动)。

治法:补脾益肾,平肝息风,镇惊安神。

处方:每周治疗3次,10次为1个疗程。补脾经300次,清肝经300次,清心经300次,清肺经300次,揉精宁、威灵各50次,清大肠100次,摩腹5分钟,揉脾俞、肾俞各60次,揉丰隆50次。

二诊:(2012年2月18日)经3次治疗,患儿胃口较前好转,大便已能自行解出,但便质偏干。

三诊:(2012年3月3日)经10次治疗后,患儿胃纳明显好转,大便日行1次,质软色黄,睡眠也较前安定。2周来,患儿仅发作1次,且发作症状也有缓解。

【按】癫痫，中医称之为"痫证"。《黄帝内经》称癫痫为"癫疾"，至《备急千金要方》中，有"癫痫"之名。《灵枢·癫狂》曰："癫疾始作，先反僵，因而脊痛。"指出了癫痫发作之初时先有肌肉僵直，后常有脊背痛的临床表现。《别录》所载五痫，"马痫""牛痫""猪痫""羊痫""鸡痫"，因其临床表现分型。至明代，张仲景在《景岳全书》中提到大多统称为"羊痫""猪痫"。《外台秘要》根据病位分为"肝痫""脾痫""肾痫""肺痫""膈痫""肠痫""心痫"。《备急千金要方》有"风痫""惊痫""食痫"，以及"阴痫""阳痫"之说，则是根据病因辨证分型。

癫痫的病因，《素问·奇病论篇》中指出"得之在母腹中"，即其发病有先天因素。除此之外，许多古籍中也指出了癫痫的外感因素，如《外台秘要》中认为风痫源于"血气虚，风邪入于阴经"；《医宗金鉴·幼科心法要诀》认为痰痫源于"平素自多痰"等。

至于小儿癫痫，《备急千金要方·卷五·上少小婴孺方上·惊痫第三》认为病因为"脏气不平"，是"五脏不收敛，血气不聚，五脉不流，骨怯不成"。"先屈指如数，乃发作者"为风痫，"先寒后热发者"为食痫，"大啼乃发作者"为惊痫。《证治准绳·幼科·集之二·肝脏部·痫》将前人对小儿癫痫的分型方法进行了总结，有"阴阳痫""风惊食三痫"以及"五脏痫"，治疗方法大致遵循《仁斋直指方论》中提出的"通行心经，调平血脉，顺气豁痰"。《幼幼新书·卷第十一·痫论第一》对癫痫的严重程度提出了标准，曰："诸反张，大人脊下容侧手、小儿容三指者，不可复治也。"《小儿推拿广意·卷中·痫证门》提供了"推三关，六腑，肺经，补脾土，天门，入虎口，揉肘，掐门精宁，窝风，运天心，掐五指节，分阴阳，运八卦，赤凤摇头，按弦搓摩，威灵穴，揉中指，掐总筋，灸昆仑"的治疗方法。

金师认为小儿癫痫又称"痫症"，是由于小儿先天不足，后天又失于调理所致肝气不和，阳升风动，痰火上扰，重闭清窍，发为癫痫。《素问·至真要大论篇》曰："诸风掉眩，皆属于肝。"因此，小儿癫痫与肝脏关系密切同时，"怪病责之于痰"。"癫痫，小儿惊风搐搦，悉属痰疾"说明癫痫又与痰有关。治肝需要平肝，平肝即要健脾(扶土抑木);治痰也是要治脾。脾为"后天之本""生化之源",而对处于生长发育阶段,生机蓬勃旺盛的小儿来说,"后天之本"显得尤为重要。

金师在治疗小儿癫痫时除了治肝、治痰以外,还非常注重对小儿脾胃的调理,选用补脾经、摩腹、揉脾俞以健脾;加清肝经、清心经、揉精宁和威灵以平肝息风;加清肺经、揉丰隆以调肺涤痰;清大肠涤肠泄热通便;另外肾为先天之本,加揉肾俞以固本培元。

(陈志伟)

(四) 儿童多动症(注意缺陷障碍)

案: 齐某,男,7 岁。(初诊时间:2017 年 3 月 1 日)

主诉: 上课做小动作伴注意力不集中近半年。

现病史: 患儿平素格外活泼,上课总是做小动作,喜欢和周围的人说话,影响课堂纪律,老师布置的作业也记不住,做作业总是难以完成,一有不高兴的事易大吵大闹,睡眠不宁。查体,神清气平,心(一),肺(一),动作不协调,指鼻试验(十)。舌红,苔少,脉细。

诊断: 注意缺陷障碍(肝肾阴虚)。

治法: 滋阴潜阳,宁心安神。

处方: 每周 2 次,10 次 1 个疗程。按揉百会 100 次,揉内关 100 次,揉神门 100 次,摩腹 5 分钟,按揉足三里 100 次,捏脊 5 遍,揉心俞 100 次,揉肾俞 100 次,揉命门 100 次。1 个疗程后,小儿多动现象较前有所改善,注意力集中时间较前有所增加,予原方续治。

【按】 儿童多动症为儿童时期慢性行为改变与学习困难的常见原因之一,以行为(如动作过多)、性格的改变及注意力不集中、情绪波动为突出症状。这种小儿智能正常或接近正常。学习上的困难常由于动作过多及注意力不集中而引起。以男孩为多见。发病原因尚不明。可能与遗传、脑内单胺类代谢障碍、脑部器质性病变、环境、教育、心理等因素有关。临床可见动作过多,如上课时手脚不停地做小动作,严重者上课时在教室内乱跑乱窜、高声尖叫、根本不考虑课堂秩序。课后于户外可有危险行为。青春期后动作过多逐渐消失。个别孩子可有动作笨拙。上课时注意力不集中可与动作过多同时存在,或外表安静实则胡思乱想,听而不闻。做事虎头蛇尾,对有兴趣之事注意力可集中一小段时间。学习上困难,考试成绩常上下波动较大。情绪呈冲动性不能自我控制,易于激动、不安、好惹人,以"皮大王"著称。个别小儿可出现听、视觉障碍,且不能分辨相似的声音。神经系统检查:常无明显异常发现,少数病例有动作笨拙或不协调(儿童校对试验及翻手试验阳性),偶有锥体束征。脑电图检查:可有轻度到中度异常,但无特征性。

本病中医尚无相应病名,但从辨证施治的观点来看,可归属中医学"脏躁""躁动"等范畴,其病因多由先天禀赋不足,后天护养不当、情志失调等。正如《素问·生气通天论篇》曰:"阴平阳秘,精神乃治。"人的精神情志活动正常,有赖于人体阴阳平衡,而人的行为变化,又常呈阴静阳躁,动静平衡必须阴平阳秘才能维持。因此,阴阳平衡失调为本病的主要发病机制。心主血藏神,心气不足,心失所养则致心神失守而情绪多变,注意力不集中;肾精不足,髓海不充则脑失精明而不聪;肾阴不足,水不涵木,肝阳上亢,可有多动、易激动;脾虚失养则静谧不足,兴趣多变,言语冒失,健忘。

中医学认为"阳常有余,阴常不足"是儿童的生理特征,人体阴阳平衡,才能动静协调。对多动症的治疗,中医强调调整阴阳平衡,根据《素问·三部九候论篇》"实则泻之,虚则补之"的原则,金师认为应以调和阴阳为治疗原则,从治肾为本,兼以平肝、清心、健脾、安神益智、祛痰化瘀、标本同治,调整内脏功能,平衡阴阳,消除症状。心肾不足,治以补益心肾;肾虚肝亢者,治以滋肾平肝;心脾气虚者,治以补益心脾。阴主柔静,阳主刚躁,两者充盛和谐,相辅相调,则机体功能协调而无病。手法取穴上,摩腹、按揉足三里能健脾和胃;揉内关、神门、百会、心俞能宁心安神;揉肾俞、命门能补益肾元;捏脊能调理气血阴阳,培补元气。

(陆姬琼)

(五) 面瘫

案:周某,女,3岁。(初诊时间:2015年2月6日)

主诉:右侧面部麻木、闭眼困难及流涎一周余。

现病史:患儿一周前感冒后出现右侧眼睑不能闭合,嘴角流涎,且右侧面部感觉麻木,鼻唇沟变淡,外院诊为"面神经瘫痪",而后,经针灸治疗疗效不明显,患儿抗拒明显,故寻求推拿治疗,该患儿夜寐尚可。大便偏干,胃纳较差。查体,右侧眼睑不能闭合,嘴角流涎,鼻唇沟变淡,舌尖有歪斜,苔薄黄,舌质偏紫,指纹紫滞。

诊断:面瘫(气血亏虚)。

治法:活血祛风通络。

处方:隔日治疗1次,5次为1个疗程。一指禅推或按揉阳白穴100次,一指禅推或按揉迎香穴100次,一指禅推或按揉地仓穴100次,擦面部至透热为度,揉翳风100次,拿风池5次,拿虎口5次。

并嘱家长给予清淡饮食,并每日予以热敷10分钟。

二诊:(2015年6月23日)经推拿治疗,患儿右侧眼睑不能闭合、嘴角流涎情况略有改善,右侧面部感觉麻木有所缓解,鼻唇沟稍深,患儿舌尖仍有歪斜。续予上方治疗,嘱家长继续每日为患儿热敷,并予以清淡饮食,多饮水。

三诊:(2015年7月5日)患儿经推拿治疗后右侧眼睑不能闭合、嘴角流涎明显改善,右侧面部感觉恢复明显,鼻唇沟明显加深,患儿舌尖基本正位,继予上方治疗。患儿经10次推拿治疗痊愈。

【按】 面瘫亦称口眼歪斜、面神经麻痹,俗称"歪嘴巴"。一般是指因茎乳突孔内面神经急性非化脓性炎症而使面神经周围性瘫痪,多为一侧性。本病可发生于任何年龄,男性多于女性,通常为单侧发病,双侧同时发病的极为少见,本病病因未明,一般认为是面神经本身或外周病变所致。可因带状疱疹病毒感染、鼻咽部炎症、风湿性面神经炎或茎乳突孔内骨膜炎,使面神经受压而致麻痹。病理变化的早期主要为面神经水肿、髓核和轴突有不同程度的变性,也可以有萎缩。

中医认为"风为百病之长,善行而数变,易袭阳位",且"头为诸阳之会"。而面部为太阳、少阳、阳明经所聚之处。易受外来风寒邪气侵袭,致使经络阻滞,气血运行不畅,经脉失养,肌肉纵缓不收而致面瘫。小儿与成人不同,身体器官尚未完全发育,为稚阴稚阳之体,精气未充,更易外感风寒而致本病。本病会迅速病变,同时因宿疾较少,病情相对单一,对治疗比较敏感,随拨随应,患病后易趋康复。但因其形气未充,不耐克伐,若失治、误治、治疗过度或护理不当,会导致矫枉过正,损伤脏腑经络,易造成面肌痉挛、遗留后遗症,甚至形成"倒错症"。中医学及西医学都认为针刺可以增强肌肉收缩,恢复神经传导,改善局部血液循环,疏通经脉,是医疗界公认治疗面瘫的优选治疗手段。但小儿为"纯阳之体""脏气清灵,随拨随应",所以治疗上应与成人不同,取穴宜少而精、手法宜轻,中病即止,不可伤其形气。同时小儿依从性差,对针刺恐惧,不能配合施术,皮肤娇嫩,针刺治疗作用过快过强,刺激量不易控制,极易产生过度治疗或伤及患儿正气,往往起不到治疗效果或致治疗作用大打折扣。而小儿推拿手法适于小儿生理病理特点,治疗具有活血祛风、舒筋通络、调和气血的作用,能够提高神经的兴奋性,加速局部血液循环,增加弛缓面部肌肉力量,加快面神经的恢复,同时消除了针刺痛、艾灸易烫伤、药物治疗多不配合且有不良作用等弊端,也极大地避免了因治疗而给小儿带来的恐惧和痛苦心理。

本病常因正气不足,脉络空虚,卫外不固,风邪乘虚而入中经络,致气血闭阻,经脉失于濡养,或闭阻不通,肌肉纵缓不收;或风寒导致经脉气血闭阻不通,引起血管及神经缺乏营养或炎症而发病。故本案中选取阳白、迎香、地仓、擦面部通络解痉,拿风池、揉翳风、拿虎口疏风通络。

金师认为本病属"面瘫"或"口眼歪斜"范畴。多由于气血虚弱或外感风寒之邪,使经脉气血凝滞,不能濡养筋脉而发病。临床表现为急性起病,常于清晨洗漱时发现口角歪斜,病初可有下颌角或耳后疼痛,面部表情肌瘫痪,食物易残留于患侧齿颊间,可伴有味觉减退、唾液分泌障碍、听觉过敏、泪腺分泌功能障碍等。口角歪向健侧,露齿或哭笑时更明显,鼻唇沟变浅,嘱患儿闭目时,可从睑裂窥见眼球向上、外方转动(贝尔征),患侧不能做皱额、蹙眉、闭目、鼓腮及吹口哨等动作。

(刘鲲鹏)

(六) 脑性瘫痪

案:金某,女,7个月。(初诊时间:2012年1月8日)

主诉:颈软伴四肢瘫软无力3月余。

现病史:3个月前家长发现患儿颈软不能抬,时虽心存担疑,然未就医求诊。1个月后,察觉患儿仍不能抬头,且四肢瘫软无力,不能撑地,遂赶往儿童医院就诊,经评估后,诊断为"脑性瘫痪",予相关康复治疗,患儿家长求效心切,为求全面治疗,来门诊求治。刻下,患儿颈软伴四肢消瘦,瘫软无力,面色无华,神色淡漠,反应迟钝,纳呆,大便偏稀,夜寐尚安,唇舌淡,苔少,脉细。

诊断:脑性瘫痪(肝肾亏虚)。

治法:补肾填髓,养肝强筋。

处方:隔日1次。补脾经、肾经各300次,揉中脘3分钟,揉气海及关元3分钟,摩腹3分钟,按揉足三里100次,拨阳陵泉100次,按揉涌泉100次,推膀胱经3遍,捏脊、擦督脉5遍,按揉百会60次,按揉肩髃、肩髎、曲池、臂臑共1分钟,拿双上肢5次,摇双上肢之肩、肘、腕关节各5次,按揉环跳、居髎、髀关、承扶、委中、承山共1分钟,拿双下肢5次,摇髋、膝、踝关节各5次。

二诊:(2012年11月12日)经近10个月的推拿治疗并结合康复治疗后,患儿头部已能缓慢抬起,四肢肌肉较前略丰韵,肌力有所改善,借旁人辅助能缓慢起身,并独自站立,对外界声色有反应,进食较既往有所增加,大便偏稀,夜寐安。建议患儿家长每日拍打小儿脊背和四肢,轻摇其四肢关节,配合语言康复。坚持治疗,予原方,贯穿成长。

【按】本病患儿为"五迟"小儿,盖因肾精有亏,气血虚衰,筋骨无养,脑髓不充,而为此病。由于病因复杂,症状多杂,病程长久,恢复甚慢,故而西医学多以综合手段治疗。除康复、针刺治疗外,中医推拿亦为其治疗之法中重要的一部分。

中医认为小儿脑性瘫痪属于"五迟""五软"范畴。对于"五迟""五软"的论述,古代文献中以清代论著为主。《医宗金鉴·杂证门·五迟》有云:"小儿五迟之证,多因父母气血虚弱,先天有亏,致儿生下筋骨软弱,行步艰难,齿不速长,坐不能稳,要皆肾气不足之故。"《冯氏锦囊秘录》亦云:"小儿禀受肾气不足,而有五迟五软。"可见其病因为小儿先天不足。《证治准绳·幼科·卷之九·肺脏部·肾脏部·五软》提出了对其病程的研究:"项脉软而难收,治虽暂瘥,他年必再发。""手软则手垂……乃慢脾风候也,尚堪医治。""肌肉软则肉少……却难治疗。""脚软者,五岁儿不能行……长大自然肌肉充满。""口软则虚舌退场门,阳盛更须堤防,必须治膈,却无妨,唇青气喘,则难调治也。"

对于小儿脑性瘫痪的治疗,《医宗金鉴》以加味地黄丸主治,再以补中益气相继。《张氏医通》亦以地黄丸、补中益气为主。然《幼幼集成·卷二·胎病论》总结了钱仲阳、薛立斋皆以张仲景的六味地黄丸针对"肝肾不足之证"治疗小儿五迟五软,但至其清朝年间,小儿"体质元气更不及前",书中指出"此药用于阴虚枯燥者,诚为得宜。倘儿肌肥面白,脾弱多痰者,服此必致腻膈,变生他证,其害不小。非方之不良,由今禀受愈薄也"。故改其炮制方法,使地黄寒凉之性稍和。

金师治疗此病,着重立足于益肾补肝健脾。盖肾为先天之本,可直接滋其脑髓;肝主筋,与肾同源,补肝以强筋;脾胃后天之本,主肌肉,可生化气血,充盈肌肉。依照此法,对应取穴,并以捏脊、擦督脉调阴阳,振阳气,行气血,和五脏,以促进发育;揉百会以刺激脑部发育;添以四肢被动锻炼以助其功能恢复。

推拿的辅助性治疗,对脑性瘫痪患儿的肢体及智力发育具有正向作用,然脑性瘫痪终究是一种恢复甚缓、见效甚微的疾病,因此对于患儿的家长和家庭来说也必须承受极大的痛苦与压力,因而需要医师对患儿及其家庭付以怜心、耐心与仁心。

(陈志伟)

(七) 情感交叉症

案:李某,女,4 岁。(初诊时间:2016 年 12 月 20 日)

主诉:睡觉异常半月。

现病史:患儿睡中双腿紧夹,时而进行摩擦,抱起或轻拍后停止,两颊泛红,易出汗。

诊断:情感交叉症。

治法:清心平肝,补益脾肾,通调脏腑。

处方:每隔 1 日治疗 1 次,每 5 次治疗为 1 诊。清心经 300 次,清肝经 300 次,补脾经 300 次,补肾经 300 次,揉气海 3 分钟,揉丹田 3 分钟,按揉百会 100 次,捏脊 5 遍,推、揉脾俞 300 次,推、揉肾俞 300 次。

二诊:患儿家长诉患儿睡中异常动作减少,出汗减少。续前手法治疗。

医嘱:在以上治疗的同时,嘱患儿家长注意盖被不能太厚,裤子不能太紧、太小;晚上待孩子疲倦后再允许其上床入睡,晨醒后即令起床,以消除重复习惯性动作的机会。

【按】情感交叉症是指患儿有时出现摩擦会阴部(外生殖区)的习惯性动作,多发生于 6 个月以上的婴幼儿。中医学认为本病属"相火证"范畴,是由于肾虚不固、心不摄肾、心肾不交所致。

有人认为这种动作是小儿自我安慰的一种表示,发病原因可能是先有局部刺激,如女孩先有外阴部湿疹或炎症、感染;男孩可因包茎引起包皮发炎、发痒而摩擦,亦可因裤子太紧,于此基础上发展成为习惯性动作。

有研究认为发作时儿童有性激素水平紊乱。另外还可因为寂寞而玩弄生殖器,不良环境、情绪紧张、焦虑等则常常可加剧这种行为,儿童将此作为缓解情绪焦虑和自慰的一种手段。

患儿两腿骑跨于椅背、椅座边缘,或其他物体上进行反复摩擦动作;或两腿内收交叉进行摩擦,此时小儿与周围事物脱离精神接触,两颊泛红,两眼凝视,有时额部或全身微汗。常于同一条件下发生,如睡前或醒后,当大人将患儿抱起改变体位时,动作即可停止。

情感交叉症又称"习惯性阴部摩擦症"。中医称之为"相火证",认为其病因与先天不足、情志失调、饮食失节等有关。病机为相火妄动、心肾不交、肝经湿热、热扰下焦、心肝肾失调、阴阳不和。金师认为此病与患儿肝、脾、肾三脏功能失常有关。小儿肝常有余,其发病容易扰动相火,加之小儿禀赋薄弱,天癸未成,肾水不足,水不涵木,肝木失养,肝之相火更容易妄动。情感问题与肝脏最为密切,因此,常采用清肝经、清心经、按揉百会。同时,小儿治肝需要平肝,平肝即要健脾(扶土抑木)。脾为"后天之本""生化之源",因此常结合脾经、脾俞、捏脊的操作。最后,小儿处于生长发育阶段,对于生机蓬勃旺盛的小儿来说,"先天之肾"也尤为重要,治疗小儿时切不可忘记"先天之肾",故而加用补肾经、按揉丹田。

(孔令军)

(八) 夜啼

案一:孙某,女,8月余。(初诊时间:2017年8月9日)

主诉:夜啼2日。

现病史:患儿2日前无明显诱因下出现夜间失眠,稍有响声即醒,啼哭不止,睡时亦辗转难眠。患儿形体正常,面红,较为烦躁不安。胃纳可,小便色黄,大便2~3日一行。查体,腹部软,触及无抵触,大便较硬。舌红苔薄黄,指纹青紫。

诊断:夜啼(心经积热)。

治法:安神宁心。

处方:每隔1日治疗1次,每5次治疗为1诊。清心经100次,清肝经100次,清小肠100次,揉小天心100次,清天河水100

次,按揉百会 100 次。

二诊:(2017 年 8 月 16 日)患儿家长诉患儿夜啼次数减少,夜醒间隔时间延长,精神较前好转。舌红苔薄黄,指纹青紫。患儿经治疗效果初显,在原法治疗的基础上再增加清心经的时间,并加捏脊 3~5 遍。

三诊:(2017 年 8 月 23 日)患儿家长诉患儿夜啼次数减少,每晚 1~2 次。舌红苔薄黄,指纹青。患儿经治疗后症情较前明显好转,继续巩固治疗。

医嘱:在以上治疗的同时,嘱患儿家长注意避免受寒受惊,饮食注意节制。

【按】小儿夜啼指小儿白天安静,入夜则间歇啼哭或持续不已,或每夜定时啼哭甚至通宵达旦的病症。

西医学多认为夜啼分为生理性和病理性啼哭两种。如因饥饿、受惊等护理不当,或因疾病引起身体不适、疼痛,均可造成小儿夜啼。其中蛲虫感染、佝偻病、手足搐搦症及疼痛为小儿夜啼常见病因。

历代中医古籍对夜啼的介绍都来源于对其症状的描述,最早见于《诸病源候论·小儿杂病诸候·夜啼候》中,其云:"小儿夜啼者,藏冷故也。夜阴气盛,与冷相搏则冷动,冷动与脏气相并,或烦或痛,故令小儿夜啼也。"《圣济总录·小儿门·小儿夜啼》:"经谓合夜至鸡鸣,天之阴,阴中之阴也。夜为阴盛之时,凡病在阴者,至夜则邪气亦盛,婴儿气弱,脏腑有寒,每至昏夜,阴寒与正气相击,则神情不得安静,腹中切痛,故令啼呼于夜,名曰夜啼。"《万氏家藏育婴秘诀·啼哭》:"小儿啼哭,非饥则渴,非痒则痛,为父母者,心诚求之,渴则饮之。饥则哺之,痛则摩之,痒则抓之,其哭止者,中其心也。如哭不止,当以意度。"

对于其病因病机,历代医家多从"脏寒、心热、神不安、拗哭"进行阐述。《幼幼集成·夜啼证治》:"小儿夜啼有数证,有脏寒,有心热,有神不安,有拗哭,此中寒热不同,切宜详辨。脏气寒者,阴盛于夜,至夜则阴极发躁,寒甚腹痛,以手按其腹,则啼止,起手又啼,外证面赤手冷,口不吮乳,夜啼不歇,加减当归散。心热烦啼者,面红舌赤,或舌苔白涩,无灯则啼稍息,见灯则啼愈甚,宜导赤散加麦冬、灯芯,甚则加川连、龙胆草.神不安而啼者,睡中惊悸,抱母大哭,面色紫黑,盖神虚惊悸,宜安神丸定其心志。有吐泻后及大病后夜啼,亦由心血不足,治同上。凡夜啼见灯即止者,此为点灯习惯,乃为拗哭,实非病也。夜间切勿燃灯,任彼啼哭二三夜自定。"《医学入门·胎惊夜啼》:"上夜惊啼多痰热,仰身有汗赤面颊;下夜曲腰必虚寒,甚则内钓手足掣;客忤中恶哭黄昏,乳饮方哭烂口舌。"由于中焦脾寒,寒性收引,气血凝滞不通;或胎热结于心脾,邪热上乘于心而扰乱心神;偶见异物,暴受惊恐,以致心志不宁,神不守舍;或食积胃脘,胃不和则卧不安等致使患儿阴阳失调,不寐而啼。

因胎热结于心脾,邪热上乘于心而扰乱心神,心神不宁,而致夜啼。故采用小儿推拿手法清心经、清肝经、清小肠、清天河水以清泻心肝之火,揉小天心、按揉百会以镇惊安神。后续加捏脊以培补元气、调和阴阳。以上诸法并用,共同起到了安神宁心之效,使症情得到缓解。

案二:李某,男,4月余。(初诊时间:2017年7月8日)

主诉:夜啼3日。

现病史:患儿3日前无明显诱因下出现夜间惊啼,呈蜷伏状,下半夜惊啼较多,声音低微,胃纳差,大便溏薄,每日1次。舌淡苔薄白,指纹淡红。

诊断:夜啼(脾寒)。

治法:安神宁心。

处方:每隔1日治疗1次,每5次治疗为1诊。清心经100次,清肝经100次,补脾经100次,揉小天心100次,揉外劳宫100次,推三关300次,摩腹3分钟,按揉足三里50次,一指禅推揉脾俞100次,按揉百会100次。

二诊:(2017年7月12日)患儿家长诉患儿夜啼次数减少,夜醒间隔时间延长,精神较前好转。舌淡苔薄白,指纹淡红。患儿经治疗效果初显,在原法治疗的基础上再增加清心经的时间,并加捏脊3～5遍。

三诊:(2017年7月19日)患儿家长诉患儿夜啼次数减少,每晚1～2次。舌淡苔薄白,指纹淡红。患儿经治疗后症情较前明显好转,继续巩固治疗。

医嘱:在以上治疗的同时,嘱患儿家长注意避免受寒受惊,饮食注意节制。

【按】《保婴撮要·夜啼》云:"夜属阴,阴胜则脾脏之寒愈盛,脾为至阴,喜温而恶寒,寒则腹中作痛故曲腰而啼。"小儿脾常不足,脾喜温而恶寒。若先天不足,后天又失调养,脏腑受寒,寒邪潜伏于脾,至夜阴盛阳衰,脾脏在五脏中又属阴中之阴,因此夜晚脾寒越盛,气血凝滞,腹痛而啼。症见面色白或青,神怯困倦,四肢欠温,睡喜伏卧,啼而曲腰,下半夜更甚,啼声低微,腹部得温或抚摩则缓之,食少便溏。该患儿属脾寒之夜啼,选用补脾经、揉外劳宫、摩腹、按揉足三里、一指禅推揉脾俞以温中健脾,清心经、清肝经、揉小天心镇静安神、宁心除烦,推三关温阳益气,按揉百会以调整心神,捏脊调节脏腑功能。以上诸法并用,共奏安神宁心之功。

案三:盛某,女,7月余。(初诊时间:2016年12月9日)

主诉:夜啼10日。

现病史:患儿10日前因受惊后出现夜间惊惕不安,梦中啼哭,叫声凄惨,面容恐惧,需父母抚抱才能安眠。舌淡苔薄白,指纹沉滞。

诊断:夜啼(惊吓)。

治法:安神宁心。

处方:每隔1日治疗1次,每5次治疗为1诊。掐揉心经5次,掐揉肝经5次,掐揉小天心5次,掐揉精宁5次,掐揉威灵5次,按揉百会100次。

二诊:(2016年12月16日)患儿家长诉患儿夜啼次数减少,

夜醒间隔时间延长,精神较前好转。舌淡苔薄白,指纹沉滞。患儿经治疗效果初显,在原法治疗的基础上加捏脊3~5遍。

三诊:(2016年12月23日)患儿家长诉患儿夜啼次数减少,每晚1~2次。舌淡苔薄白,指纹沉滞。患儿经治疗后症情较前明显好转,继续巩固治疗。

医嘱:在以上治疗的同时,嘱患儿家长注意避免受寒受惊,饮食注意节制。

【按】《素问·举痛论篇》云:"惊则气乱……惊则心无所倚,神无所归,虑无所定,故气乱矣。"《育婴家秘·夜啼》云:"惊啼者,常在梦中哭而作惊。"小儿神气不足,心气怯弱,易受外界的干扰。中医学认为心主惊,肝主风,心藏神,肝藏魂。小儿心气怯弱,智慧未充,突然惊恐,惊则伤神,恐则伤志,易致神志不宁、惊惕不安。常见面色乍青乍白,惊惕不安,梦中啼哭,声惨而紧,呈恐惧状,喜抚抱而卧。推拿治疗中掐揉心经、肝经、精宁、威灵能开窍定惊,宁心安神;小天心主治惊风抽搐,掐揉小天心可镇惊宁神;按揉百会以调整心神。由于小儿脏气清灵,随拨随应,采用推拿方法治疗惊吓夜啼疗效明显,且患儿无痛苦,为治疗该类小儿疾病相对较好的方法。

案四:孟某,男,6月余。(初诊时间:2016年12月19日)

主诉:夜啼2日。

现病史:患儿2日前无明显诱因下出现夜间惊啼,睡卧不安,胃纳差,时有吐乳,常嗳气,腹部胀满,二便可。舌红苔厚腻,指纹色紫。

诊断:夜啼(食积)。

治法:消积导滞,安神宁心。

处方:每隔1日治疗1次,每5次治疗为1诊。清心经100次,清肝经100次,补脾经100次,清大肠100次,揉板门100次,推运内八卦100次,揉小天心100次,按揉百会100次,推中脘3分钟,推下七节骨30次。

二诊:(2016年12月23日)患儿家长诉患儿夜啼次数减少,夜醒间隔时间延长,精神较前好转。舌红苔厚腻,指纹色紫。患儿经治疗效果初显,在原法治疗的基础上加捏脊3~5遍。

三诊:(2016年12月30日)患儿家长诉患儿夜啼次数减少,每晚1~2次。舌红苔腻,指纹淡红。患儿经治疗后症情较前明显好转,继续巩固治疗。

医嘱:在以上治疗的同时,嘱患儿家长注意避免受寒受惊,饮食注意节制。

【按】"胃不和则卧不安。"婴儿脾常不足,运化能力差。饮食不知自节,若调护失宜,哺乳不当,乳食难以消化;脾胃运化失司,升降失调,宿食停聚则成积滞。患儿胃脘胀痛,夜卧不安则啼。症见厌食吐乳,嗳气泛酸,脘腹胀满,睡卧不安。

患者乳食积滞而致夜啼,方中清心经、清肝经、揉小天心可开窍定惊,宁心安神;补脾经、揉板门、推运内八卦、推中脘治以健脾和胃,消食导滞;清大肠、推下七节骨以清利胃肠积滞;按揉百会佐以安神。以上诸法并用,共同起到了消积导滞、安神宁心之功。

(冯燕华)

七、五官科疾病

(一) 鼻炎

案:陈某,男,4岁。(初诊时间:2015年1月10日)

主诉:反复鼻塞1年余。

现病史:患儿近1年来伤风鼻塞反复发作,自行购买滴鼻液使用后,仍不见好转,反而症状加重,表现以鼻塞为主,呈间歇性或两鼻孔交替性。且近期发现患儿嗅觉减退。患儿急性发作时,鼻塞加重、流涕增加、喷嚏连连,鼻内黏膜红赤而肿胀,类似"重感冒"。夜间打鼾,时而呼吸困难,不能平卧,夜寐差。胃纳欠佳,大便偏干。查体,鼻腔黏膜充血,尤以下鼻甲肿胀明显,色红或黯红,表面光滑,触之柔软,有弹性,对血管收缩剂敏感,舌红苔黄腻,脉细。

诊断:鼻渊(肺失清肃,鼻窍壅塞)。

治法:宣肺通窍。

处方:每隔1日治疗1次,每5次治疗为1诊。黄蜂入洞30次,洗井灶30次,拿风池5遍,清肺经100次,揉曲池100次,拿合谷5遍。

二诊:(2015年1月19日)经推拿治疗,患儿呼吸情况改善,夜间打鼾频率降低,但大便仍然干燥,并时而伴有口臭,予原方加清天河水300次,推天柱骨10次,予以清热润肺之功效。

三诊:(2015年1月28日)患儿经推拿治疗呼吸情况得到明显改善,夜间可平躺,打鼾情况得以消失,睡眠质量得以改善,脸色较前红润,大便次数由原先2～3日1次改为每日1次,胃纳也较前增加,继予上方治疗。患儿经15次推拿治疗痊愈。

【按】鼻炎发病率很高,如过敏性鼻炎的发病率可高达12%,且呈上升趋势。本病为小儿常见病和多发病,常可诱发鼻窦炎、咽炎、扁桃体炎、中耳炎、哮喘和支气管炎等。

该类患儿表现为:伤风鼻塞反复发作史;以鼻塞为主要症状。鼻塞呈间歇性或两鼻孔交替性。久病可有嗅觉减退。如急性发作则鼻塞加重、流涕增加、喷嚏连连,鼻内黏膜红赤而肿胀,类似"重感冒"。慢性鼻炎则长期鼻塞,两鼻孔交替不通,不闻香臭;亦可表现为鼻痒、鼻干燥不适、鼻黏膜萎缩等;临床检查早期鼻腔黏膜充血,尤以下鼻甲肿胀明显,色红或黯红,表面光滑,触之柔软,有弹性,对血管收缩剂敏感。久病下鼻甲黏膜肥厚,表面呈桑葚状或结节状,触之硬实,弹性差,对血管收缩剂不敏感。部分患儿鼻中隔偏曲。

中医认为肺开窍于鼻。明代张三锡《医学准绳六要》谓:"浊涕如渊,《内经》谓胆移热于脑,则辛颏鼻渊,要皆阳明伏火所致。"明代张介宾《景岳全书》说,鼻之"经络所致,专属阳明"。诸经之热犯及鼻窦,必循阳明经脉上达。其治当以清泄阳明、解毒排脓、畅窦通窍为旨。鼻为肺之外窍,热邪蕴积于肺,常上灼鼻窍而为涕为渊。《素问·至真要大论篇》说:"少阴之复,懊热内作……甚则入肺,咳而鼻渊。"鼻渊之急者多缘于火热,有肺、胆、胃热之分。

肺气宣畅,则呼吸平和,鼻窍通利,感知香臭,防御外邪。鼻为呼吸之门户,最先感知外界气候变化。外界之风邪(风寒或风热),或污染、粉尘、花粉、皮毛等异物最易影响鼻窍和肺。肺失清肃,鼻窍壅塞;肺气失宣,水津不布,聚而为痰;或风邪入里化热,炼液成痰;痰气交阻、痰热互结致鼻窍闭塞而不通,均导致本病发生。或小儿先天禀赋不足,肺气虚弱,或因感冒不愈,或久患咳喘,或其他疾病耗伤肺气。肺气虚,不能充实温养鼻窍;津液亏不能上承濡润鼻窍,亦使鼻窍不通,嗅觉丧失发为本病。

该患儿属于急性鼻炎反复发作或治疗不彻底,鼻黏膜未恢复正常,从而演变成慢性鼻炎。患儿由于鼻塞,常常伴有间断嗅觉减退、头痛不适及说话时鼻音等,甚至睡眠不足,影响其正常生活及学习。此类患儿往往有过敏史。金师在推拿治疗鼻炎的同时,找出全身、局部和环境等方面的致病原因,故而以黄蜂入洞、洗井灶的手法疏风通窍,拿风池、清肺经来解表散邪,并告诉患儿可应用淡盐水或海水冲洗鼻腔。该患儿除呼吸道症状外伴有大便干燥,并时而伴有口臭,予上方加揉曲池、拿合谷等手法,予以清热润肺之法。

此外,金师叮嘱家长需注意患儿夜间呼吸情况,若有呼吸困难可将患儿半卧位,或垫高枕头,睡前擦热两掌,反复摩擦鼻翼两旁,并积极参加游泳等增强肺活量的运动。注意气候变化,及时增减衣服。应尽量避免出入人群密集的场所,并注意戴口罩。

(沈一菁)

(二)扁桃体炎

案:金某,男,3岁。(初诊时间:2016年12月17日)

主诉(家长代诉):咽喉部疼痛3日。

现病史：3日前患儿出现咽喉部疼痛,吞咽口水时感觉咽喉疼痛,灼热感,流涕,测体温38.5℃。平素易外感,喜食甜点、蛋糕及油炸类食物,形体偏胖。查体,咽喉部充血,双侧扁桃体Ⅱ度肿大,表面有少许黄白色脓点。舌质红苔黄,纹紫。

诊断：乳蛾(肺胃热盛)。

治法：清热解毒,利咽消肿。

处方：每日治疗1次,每3次治疗为1诊。开天门50次,推坎宫50次,推太阳50次,揉迎香100次,清肺经300次,清胃经300次,清大肠100次,清天河水500次,揉喉旁100次,揉大椎100次,推天柱骨100次。

二诊：(2016年12月20日)患儿家长诉体温已正常,咽喉部疼痛有好转,时有咳嗽,少痰,故在原方基础上加按揉膻中及肺俞各100次。

三诊：(2016年12月23日)患儿家长诉咽痛已不明显,偶有干咳,在二诊基础上减去清天河水,增加补脾经300次继续治疗。后续治疗3次后临床痊愈。

【按】扁桃体炎一般分为急性扁桃体炎和慢性扁桃体炎。病原体以链球菌及葡萄球菌等最常见。急性扁桃体炎全身症状起病急,畏寒,高热,尤其是幼儿可因高热而抽搐、呕吐或昏睡、食欲不振、便秘以及全身酸痛等。局部症状咽痛明显,吞咽时尤甚,剧烈疼痛者可放射至耳部,幼儿常因不能吞咽而哭闹不安。患急性传染病(如猩红热、麻疹、流行性感冒、白喉等)后,可引起慢性扁桃体炎,鼻腔有鼻窦感染也可伴发本病。临床表现为经常咽部不适,异物感,发干、痒,刺激性咳嗽,口臭等症状。

《小儿卫生总微论方·咽喉总论》："小儿咽喉生病者,由风毒湿热搏于气血,随其经络虚处所著,则生其病,若发于咽喉者,或为喉痹,或为缠喉风,或为乳蛾。"《重楼玉钥·双鹅风》："喉中诸证,惟以单双蛾者最多,症虽轻而易治,却难速于平消。"乳蛾是指因外邪侵袭,邪毒积聚喉核,或脏腑亏损,咽喉失养,虚火上炎所致的咽部疼痛、咽干不适、异物感,喉核红赤肿起,表面有黄白脓点为主要临床表现的咽部疾病。西医学的扁桃体炎可参考本病进行辨证施治。

起病急骤者,多为外邪侵袭,火热邪毒搏结喉核而致。若病久体弱,脏腑虚损,咽喉失养,无力托毒,邪毒久滞喉核而发。

《疡科心得集·辨喉科喉痛论》:"咽喉为一身之总要,百节关头,呼吸出入之门户……夹风温客热首先犯肺,化火循经上逆入络,结聚咽喉,肿如蚕蛾,是为乳蛾。"《疡科经验全书·卷一》:"乳蛾由肺经积热,受风凝结而成,生咽喉旁,其色微黄,其形若蚕蛾之状。"《重订囊秘喉书·乳蛾》:"有单有双,有连珠……初起,一日疼,二日红肿,三日有形,如有细白星者,若发寒热,即飞蛾之凶症也。四日凶势定。治之,四五日可愈。其症生于喉旁。"本病例属肺胃热盛之乳蛾,主要由于患儿素体蕴热,外邪未解传入于里,蕴积肺胃,加之过食厚味,致肺胃热毒炽盛,上攻喉核发为本病。治疗以清热解毒、利咽消肿为基本原则。开天门、推坎宫、推太阳疏风清热,揉迎香通利鼻窍,清肺经、胃经以清热毒,清大肠以通腑利于清热,清天河水、揉大椎、推天柱骨有清解里热、清心除烦之作用,揉喉旁有利咽止咳化痰之功。后续治疗中加用按揉膻中、肺俞以加强止咳化痰之效,加补脾经主要取培土生金之意。

金师指出日常的饮食习惯调养非常重要,尤其是内热体质的小儿平时应尽量避免吃煎炸、烧烤类及奶油类的食物,多食用一些清心润肺之品,如百合、生梨、银耳、白萝卜等食物。对于经常扁桃体发炎的患儿尤其应当注意每次吃完食物后都应漱口和喝水,以免食物残渣残留在咽喉部引发炎症。

(王文奕)

(三) 近视

案:赵某,女,7 岁。(初诊时间:2016 年 12 月 12 日)

主诉:视物模糊 1 月余。

现病史:患儿远视易模糊,怕光,偶发眼胀,眼痛伴头痛,视力尚可。

诊断:假性近视。

治法：舒经通络，解痉明目。

处方：每隔1日治疗1次，每5次治疗为1诊。揉睛明100次，揉攒竹100次，揉天应100次，揉太阳100次，按揉肝俞1分钟，捏脊5遍。

二诊：(2016年12月19日)患儿家长诉患儿畏光好转，眼痛伴头痛较前明显缓解。舌红苔黄，脉滑数。患儿经治疗效果初显，在原法治疗的基础上再增加摩腹的时间，并加按揉双侧三阴交各50次。

三诊：(2016年12月26日)患儿家长诉患儿远视模糊较前好转，无明显眼痛眼胀，偶有畏光。舌红苔薄黄，脉滑。患儿经治疗后症情较前明显好转，继续巩固治疗。

医嘱：在以上治疗的同时，嘱家长注意患儿的用眼习惯。

【按】"近视"一词最早见于清代《目经大成》一书，近视又称为"能近怯远"。近视是以眼睛外观无明显改变，看近的东西清晰，看远的东西模糊的一种现象，是人类普遍存在的一类视觉病症。该病多发于青少年时期，主要是由于学龄儿童在阅读、书写时离阅读、书写的目标太近，抑或是姿势不正确，或是光线过强、过弱，又或是过度使用眼睛导致疲劳等诱发。

历代中医古籍对"近视"都有一定的描述，最早在《素问病机气宜保命集·眼目论》就有记载："目能近视不能远视。"《诸病源候论》："目不能远视者，由目为肝之外候，脏腑之精华。"《证治准绳·七窍门》："能近怯远征。"

近视的发生主要与心、肾、肝、脾、先天禀赋及阴阳相关。《灵枢·邪气脏腑病形》："十二经脉，三百六十五络，其血气皆上于面而走空窍，其精阳气上走于目而为之睛。"《素问·上古天真论篇》："肾者主水，受五脏六腑之精而藏之。"《诸病源候论》："夫不能远视者，由目为肝之精华，若劳伤脏腑，肝气不足，兼受风邪，使精华之气衰弱，故不能远视。"《审视瑶函》："禀受生成近觑。"《目经大成》："脾肾虚损，泄不已，因而近视。"《诊法通论》："不能远视，责其无火，法当补心。"故而近视的病因病机主要是心火不足、肾精不足、肝血虚衰、经气不足、脾气不冲等。

　　青少年儿童生长发育迅速，处于旺盛的生长发育期，容易出现先天肾精不足的现象。另外，小儿脾常不足，生而未全、全而未壮，故其脏腑功能较弱，对水谷精气的需求比成人相对高，存在着运化功能不健的现象。肝藏血，能筋、爪甲及目精，小儿的生理特点虽然为肝常有余，生机勃发，但现代儿童青少年由于长期伏案学习看书，容易引起肝血不足的现象。而小儿一旦脾气不足，不能补充后天之精气，先天肾精不足，肝血耗伤太过，则容易引起目睛失于濡养，最后出现不能远视的症状。

　　患儿平素脾气不足，水谷精微摄取较少，运化不足，肾精亏虚，长期看书耗伤心血，故采用小儿推拿手法揉睛明、攒竹、天应、太阳等以舒经通络，解痉明目，按揉肝俞以补充肝血，滋养目睛，用捏脊以通调脏腑，调畅脾气，使脾气运化，共同起到了解痉明目之效，使症情缓解。

（孔令军）

（四）麦粒肿（睑腺炎）

　　案：黄某，女，4 岁 9 个月。（初诊时间：2014 年 5 月 13 日）

　　主诉（母亲代诉）：患儿近日右上眼睑尾部微红肿，作痛，饮食正常，夜卧不安，口渴、便秘，小便黄，舌红苔薄黄。

　　诊断：麦粒肿（风热外袭）。

　　治法：清热疏风，调和营卫。

　　处方：清胃经 100 次，清肝经 100 次，清大肠 100 次，补肾水 200 次，揉小天心 50 次，揉二人上马 100 次，按揉少泽 100 次，按揉合谷 50 次，清天河水 100 次，退六腑 100 次，揉天井 50 次，拿风池 50 次。

　　首诊连续 5 日，之后每周治疗 2 次，5 次为 1 个疗程。

　　二诊：（2014 年 5 月 20 日）患儿连续推拿 5 次，结合麦粒肿局部外治法，痊愈。眼睑不红不肿，饮食正常，二便正常，夜卧安，舌淡苔薄白，脉平。予原方巩固推拿 1 个疗程。

【按】麦粒肿是指小儿上下眼睑突然生小疖肿,形似麦粒,易于溃脓的眼病,又称"针眼""眼丹"等。

历代中医古籍均有对麦粒肿的介绍,即"偷针眼""偷针颗""眼丹"。"眼丹"一词,首见于明代《疮疡经验》,称之为"上下眼丹"。《外科正宗》称为"眼丹"。眼丹多因过食辛辣厚味或炙煿之品,致使脾胃蕴热,复受外邪,风热相搏,营卫失和,热毒结于胞睑所致;也可因心火偏旺,火毒上冲于目,壅滞胞睑所致。

历代中医古籍中眼丹内治法为服用清热解毒、通便、平肝之剂,如《外科正宗》:"眼丹,脾经有风,胃经多热,共结为肿,风多者则浮肿易消,热甚者则坚肿难散。"此病初起常伴有表证,因而要用荆防败毒散;继之可伴有里证,可用清胃散加大黄等治疗。《外科症治方药》:"眼丹,眼旁生泡,溃而流水也。属风热。加味逍遥散主之。又眼珠忽然肿胀突出,属祟症,平祟散主之。"

外治法有艾灸、涂药膏、外科手术治疗等。如《集验方》:"治小儿眼卒然赤肿、生翳,至有十数翳者,名眼丹方。迟救之,必能损目。上令患人仰卧,以红线缠并剪刀刃,却安在患人眼上,以三姓老妇人各拈艾炷一枚,在剪刀上灸之。仍人祝云:不灸病患,只灸眼丹。如此三遍,候烟断,将此剪刀弃之宅后,或无人行处路上,隔宿收之,神效。"

《幼幼新书》:"眼丹眼胞上下生,红热肿痛软偏风,热紫硬偏于热,荆防败毒服有功。此证由脾胃湿热,受风而成,红肿疼痛。若肿软下垂,不能视物者,偏于风盛也,浮肿易消;若红色,紫坚硬者,偏于热盛也,肿硬难消。初起俱宜荆防败毒散散其风。口渴便燥者,宜内疏黄连汤泻其热;有日久消之不应者,宜服透脓散,脓熟针之。肿用如意金黄散洗之,溃用琥珀膏或白膏药贴之。此证宜速溃,迟则溃深穿透眼胞,成漏难敛。"

金师治疗小儿麦粒肿既重辨证施治,亦结合外治法共奏奇效。金师认为本病每因脾胃蕴热,或心火上炎,又复外感风热,积热与外风相搏,气血瘀阻,火热结聚,以致眼睑红肿,腐熟化为脓液。

金师认为该患儿证属风热外袭,治当清热疏风、调和营卫。方选合谷疏风清热,调和营卫。天井通利三焦,解表清热。风池疏风解表。少泽清热解毒。清胃经、清肝经、退六腑清热凉血消肿。小天心、补肾、二马、天河水、清大肠共奏安神、滋阴、清热、通便之功。

金师又认为,中医古籍中便有大量内外结合治疗麦粒肿的记载,如《外科启玄》曰:"凡大人小儿眼角上有小疮疖。肿起作痛。亦是心胆小肠之火盛也。凡有此疮,胸背上必有小疮窠累。宜用针刺出其血。眼角疮则自愈矣。"又曰:"凡眼胞属脾胃,谓之内输。如赤肿甚不作脓为之眼丹。内宜泻胃火三黄汤丸,外宜水澄膏涂之即愈。"医者必要时宜采用中西医结合治疗。未成脓时,儿科推拿结合外用药物,内外兼治;已成脓者,务必切开排脓治之。

(蒋诗超)

(五)腮腺炎

案:徐某,女,6岁。(初诊时间:2015年3月6日)

主诉:低热,耳下及下颌处微肿隐痛2日。

现病史:患者1日前感冒后出现轻度发热,下颌腮腺处略肿胀,轻微疼痛,咀嚼受限及轻微头痛。家长认为是普通感冒发热,来门诊推拿治疗,经门诊诊察,确诊为痄腮、急性腮腺炎。该患儿夜寐尚可,大便偏干,胃纳略差,精神尚可,神志清醒,对答切题。查体,额部微热,下颌腮腺处略肿胀,触之隐痛,舌淡红,苔薄白,指纹淡紫,脉浮数。

诊断:痄腮(温毒在表)。

治法:疏风清热,消肿散结。

处方:每日治疗1次,5次为1个疗程。清肺经300次,按揉合谷穴100次,清天河水300次,按揉翳风100次,按揉风池50次。嘱家长给予清淡饮食,并注意口腔卫生,多用温开水漱口,请假隔离,密切观察病情,病情加重及时加用西药综合治疗。

二诊:(2015年3月7日)手法续治,继观。

三诊:(2015年3月8日)手法续治,继观。

四诊:(2015年3月9日)经三次推拿治疗,患儿症情明显改善,无发热,下颌漫肿,触之无痛感,诉胃口略差。金师根据患儿具体情况进行调整,加补脾经300次,补胃经300次,揉板门100次,揉中脘5分钟。嘱家长衡饮食,注意开窗通风。

五诊:(2015年3月10日)经推拿治疗后基本痊愈,患儿脸色明显较前红润,精神佳,继予上方巩固治疗。

【按】腮腺炎又称痄腮或发姬,民间俗称"大头瘟""大嘴巴"等,属于温毒一类热性病,是感染风温邪毒引发的急性传染病。《外科正宗》指出:"有冬温后,天时不正,感发传染者多二腮肿痛,亦发寒热。"西医学称之为"流行性腮腺炎",为病毒感染引发,临床以一侧或两侧腮腺部肿胀疼痛为特征,常伴发热和轻度全身不适。好发于春秋季节,多见于5~9岁儿童,青春发育期以后的患者易并发睾丸炎或卵巢炎,个别病例并发脑膜脑炎,预后一般良好,感染后可获得终身免疫。目前尚无特效药物。推拿治疗腮腺炎有良好的效果,推拿可使发热期缩短,腮腺肿痛症状消失加快,并发症减少。穴位中合谷穴为循经远部取穴,明代杨继洲在《针灸大成·四总穴歌》首次提出"面口合谷收"的治疗主张。《循经考穴》曰:"合谷主治凡一切头面诸症及中风不语、口眼歪斜。"依据"经脉所过,主治所及"的原理,循经远部取合谷穴,亦可起到疏散面部经络之风邪、通利官窍的作用,再加上清肺经可补益肺气、宣肺清热。清天河水可清热解毒。翳风穴为手少阳三焦经穴,手足少阳经之会,三焦经气在此化为天部的阳气,可益气补阳,但推拿时间要减少。

本病由风温邪毒口鼻而入,壅阻少阳经络,郁而不散,结于腮颊所致。其发病机制可归结为:风热上攻,阻遏少阳;胆热犯胃,气血亏滞和亏损,痰瘀阻留;邪退正虚,气阴亏耗等。因足少阳之脉起于内眦,上抵头角下耳后,绕耳而行,故见耳下腮部漫肿,坚硬作痛。

金师强调儿童被腮腺炎病毒感染后,经过2~3周的潜伏期才出现不适症状。大多数患儿以耳下肿大和疼痛为最早症状。少数患儿在腮腺肿大的1~2日前,出现发热、头痛、呕吐、食欲不佳等全身不适症状,继而出现一边或两边耳下的疼痛,腮腺肿。表面皮肤紧张、发亮、不红、发热、疼痛明显。张口或食酸味食物时加重。若仅有邪毒在表,而全身症状不明显的患者,单纯手法就能治愈。若并发脑炎或睾丸炎等伴随高热建议中医手法,中、西药协同治疗,一般1~2周能痊愈。同时中医外治法中一些外敷的膏药、散剂等亦可应用,如万应消核膏、紫金锭、金黄散等。

(刘鲲鹏)

(六)腺样体肥大

案:张某,女,6岁。(初诊时间:2015年6月17日)

主诉:夜间打呼伴张口呼吸3年余加重3日。

现病史:患儿3年前出现夜间睡眠时打呼伴张口呼吸,夜寐欠安,容易反复感冒、流涕,时有鼻塞。外院查鼻咽纤维镜诊断为腺样体肥大,堵塞后鼻孔2/3。3日前夜间鼾声较前加重,流涕。刻下,患儿夜间入睡时有鼾声,张口呼吸,流涕,夜寐欠安,胃纳一般,二便尚调。查体,神清气平,鼻腔见黄色分泌物,鼻通气不佳,肺(一)。舌淡红,苔薄黄,脉浮数。

诊断:腺样体肥大(风热夹痰)。

治法:疏风祛痰,宣通肺窍。

处方:每隔1日治疗1次,每5次治疗为1诊。开天门50次,推坎宫50次,揉太阳50次,揉耳后高骨50次,揉迎香100次,揉喉旁30次,揉曲池100次,揉大椎100次,按揉风池10次。

二诊:(2015年6月24日)患儿鼻塞、打鼾症状明显改善,流涕较前减少,予原方续治。

三诊:(2015年6月30日)小儿偶有流涕,夜间打鼾症状明显缓解,张口呼吸减少,夜寐安,继续手法治疗。

【按】西医学对本病的临床治疗多主张手术,但手术需全身麻醉,手术部位接近颅底,存在一定的风险,不少家长和患儿对手术有恐惧感,并且手术多采用刮除术和非摘除术,存在手术后腺样体还有可能继续肥大的隐患。腺样体对于小儿期免疫,尤其是局部免疫,起着比成人期更重要的防御作用。从免疫学角度上看,不应该在小儿免疫系统充分形成期将其切除,否则很可能损害鼻咽部局部免疫和抗呼吸道感染的全面免疫功能。中医药治疗具有以下优势:① 保留机体的免疫功能。近代免疫研究表明,腺样体是构成咽淋巴环的重要组成部分,是人体的免疫器官。因而不主张在小儿生长期内轻易摘除腺样体,这样会减弱鼻咽部的局部免疫反应。一旦遭遇病毒或者细菌,不但更容易引起上呼吸道感染,而且直接给孩子的肺部造成威胁。中医药治疗无须摘除腺样体,也不属创伤性手术,既保留了机体的免疫功能,又达到了治疗目的。② 保守治疗,无风险。目前西医治疗本病以手术疗法为主,但存在诸多缺陷,风险大,难以被患儿家长普遍接受。中医药治疗本病无须手术,口服用药安全,均未出现不良反应,且疗效显著,患儿及家长易于接受。③ 若复发,可重复治疗。在小儿时期,腺样体是由于反复的上呼吸道感染或其他原因使腺样体慢性发炎而增生肥大的,所以即使腺样体减积到正常范围,再次的呼吸道感染或其他原因都可诱使腺样体再次增生,出现相应症状,影响小儿的健康。复发后,可继续应用中药治疗,症状消失后即可停药。若第一次手术后腺样体肥大又复发,患儿及家长很难接受再次手术,而且即使再次手术,也有三次复发的可能。中药对术后复发治疗也有效,安全无痛苦,易于被患儿及家长接受。因儿童 10 岁后腺样体逐渐萎缩,所以 10 岁以后一般不会出现由于反复的上呼吸道感染或其他原因使腺样体慢性发炎而增生肥大。

中医无此病名,古代文献中未有相关记载。根据本病的临床表现及病理特征,似可将其归为"鼻窒"或"痰核"进行辨治。中医学认为鼻为气体出入之门户,司嗅觉、助发音、为肺系所属。《素问·阴阳应象大论篇》云:"肺主鼻,在窍为鼻。"肺与鼻关系最为密切。另外,因脏腑的经络所属、表里关系、功能配合等因素,还与脾胃、肾等关系密切。鼻咽同司呼吸,由肺维系,共御外邪。儿童为稚阳之体,脏气未充,易为外邪侵袭,若失治或治疗不当,邪留鼻咽交界之处,痰气结聚,腺样体增殖,咽喉不开,堵塞鼻窍而为病。

中医认为肺开窍于鼻。肺气宣畅，则呼吸平和，鼻窍通利，感知香臭，防御外邪。鼻为呼吸之门户，最先感知外界气候变化。外界之风邪(风寒或风热)，或污染、粉尘、花粉、皮毛等异物最易影响鼻窍和肺。肺失清肃，鼻窍壅塞；肺气失宣，水津不布，聚而为痰；或风邪入里化热，炼液成痰；痰气交阻、痰热互结致鼻窍闭塞而不通，均导致本病发生。或小儿先天禀赋不足，肺气虚弱，或因感冒不愈，或久患咳喘，或其他疾病耗伤肺气。肺气虚，不能充实温养鼻窍；津液亏不能上承濡润鼻窍，亦使鼻窍不通发为本病。本病例属风热夹痰证，开天门、推坎宫、揉太阳、揉耳后高骨、按揉风池能疏风解表，揉迎香可通利鼻窍，揉曲池、揉大椎以清解里热。

(陆姬琼)

(七) 斜视

案：季某，女，1岁余。(初诊时间：2016年12月17日)

主诉：发现斜视3月余。

现病史：家长诉3个月前发现患儿左眼向内斜视，两眼无法同时注视同一事物。于当地医院予药物治疗后无明显好转。患儿形体正常，面色红润。胃纳可，小便色黄，大便1日1行，夜寐可。查体，两眼平视前方时，左眼偏于眼裂内侧，左眼视力减退，眼球运动正常。舌淡红苔薄白，指纹淡红。

诊断：斜视。

治法：舒筋通络，祛风明目。

处方：每隔1日治疗1次，每5次治疗为1诊。按揉睛明50次，揉攒竹50次，揉太阳50次，揉瞳子髎50次，揉四白50次，抹眼眶50次，拿合谷5次，拿风池5次，一指禅推揉肝俞100次。

二诊：(2016年12月24日)患儿家长诉患儿斜视较前好转。舌淡红苔薄白，指纹淡红。患儿经治疗效果初显，在原法治疗的基础上再增加按揉睛明的时间。

三诊：(2016年12月31日)患儿家长诉患儿斜视较前明显好转。舌淡红苔薄白，指纹淡红。患儿经治疗后症情较前明显好转，继续巩固治疗。

医嘱：在以上治疗的同时，嘱患儿家长注意避免用眼过度，注意休息；加强锻炼，增强体质。

【**按**】斜视即眼位偏斜，指两眼的视线有偏斜，不能同时指向同一目标，致使外界的物象不能落在两眼视网膜对应点上。临床上以内斜视和外斜视为多见。

正常人在平视不同距离的物体时，其眼球的运动及其在眼裂中的位置，可由眼外肌调节，并受大脑皮质和皮质下中枢控制。

中医称内斜视为"通睛"，认为其由于先天禀赋不足导致肝肾亏损，精血无以升腾于目，目失濡养，神光不能发越为先天遗传所致。劳瞻竭视，致心阳衰微，阳不足则阴有余，阳为阴侵，耗伤肝血，因肝血亏虚，不能濡养于目，脉络瘀阻，以致气滞血瘀导致斜视。斜视的成因是目络受阻，精血不能上荣于目，气血两虚。

目络受阻，精血不能上荣于目，气血两虚，劳瞻竭视，精雕细刻，久视伤血，损伤肝血，目中经络干涩，而致斜视。故采用小儿推拿手法揉睛明、揉攒竹、揉太阳、揉瞳子髎、揉四白、抹眼眶，以舒筋通络，拿风池、拿合谷以祛风明目。一指禅推揉肝俞调整肝经气血。以上诸法并用，共同起到了舒筋通络、祛风明目之效，使症情缓解。

（冯燕华）

（八）咽炎

案：梁某，男，5 岁。（初诊时间：2016 年 12 月 2 日）

主诉：咽喉疼痛 1 周。

现病史：1 周前无明显诱因下出现咽喉疼痛，声音嘶哑，吞咽时症状加重，无发热，口渴不欲饮。患儿面色灰暗，大便干，小便正常，胃纳欠佳，夜寐一般。查体，咽喉部略红肿充血，未见扁桃体肿大；心肺查体未见明显异常；腹部软，未触及明显包块，无压痛及反跳痛；舌红苔少，指纹紫，脉细数。辅助检查，血常规及胸片未见明显异常。

诊断：喉痹（阴虚内热）。

治法：养阴清热利咽。

处方：每隔 1 日治疗 1 次，每 5 次治疗为 1 诊。清胃经 300 次，清肺经 100 次，揉喉旁 50 次，揉涌泉 30 次。

二诊：（2016 年 12 月 26 日）患儿声音恢复正常，咽部稍痒，胃口较前明显改善，二便调。予以原治疗方案续治。

三诊：（2017 年 1 月 10 日）患儿家属诉患儿咽部无明显不适症状，面色较前红润，胃纳佳，二便调。治愈。

医嘱：金师嘱咐患儿饮食应清淡，保持室内空气流通，环境清洁。

【按】咽炎临床表现为咽部疼痛或微痛，咽干、咽痒、灼热感、异物感。局部检查咽部黏膜微红或充血明显，微肿，悬雍垂色红、肿胀，或见咽黏膜肥厚增生，喉底红肿，咽后壁或有颗粒状隆起，或见脓点，或见咽黏膜干燥。喉核肿胀不明显为其特征。

喉痹一词最早见于帛书《五十二病方》，之后《黄帝内经》认为喉痹的病因病机为阴阳气血郁结，瘀滞痹阻。《素问·阴阳别论篇》曰："一阴一阳结，谓之喉痹。"痹者，闭塞不通之意。《杂病源流犀烛·卷二十四》："喉痹，痹者，闭也，必肿甚，咽喉闭塞。"历代文献根据喉痹发病的缓急、病因病机及咽部色泽形态之不同，记载有"风热喉痹""风寒喉痹""阴虚喉痹""阳虚喉痹""帘珠喉痹""紫色喉痹""淡红喉痹""白色喉痹"等不同的病名。

喉痹的发生，常因气候急剧变化，起居不慎，风邪侵袭，肺卫失固；或外邪不解，壅盛传里，肺胃郁热；或温热病后，或久病劳伤，脏腑虚损，咽喉失养，或虚火上烁咽部所致。方中选用揉喉旁对症治疗，清肺、胃二经以清肺胃之热，揉涌泉以养阴清热。治疗同时，注意饮食清淡，避风寒、调畅情志，有助于恢复。

（储宇舟）

（九）中耳炎

案：章某，男，3 岁。（初诊时间：2015 年 9 月 16 日）

主诉：左耳疼痛 3 日。

现病史：一周前患儿出现打喷嚏、流涕、咽痛，无发热，无恶心呕吐，无腹痛腹泻，当时未予重视，3 日前小儿诉左耳疼痛，于外院诊断为中耳炎。刻下，左耳疼痛，时有流涕，无明显咽痛，无咳嗽，胃纳一般，二便尚调，夜寐一般。查体，咽稍红，鼻腔内见少量淡黄色分泌物，听力粗测正常，心（一），肺（一）。舌稍红，苔薄黄，指纹紫滞。

诊断：中耳炎（邪毒内蕴）。

治法：疏风解表，解毒止痛。

处方：一周治疗 3 次，3 次为 1 诊。开天门 50 次，推坎宫 50次，推太阳 50 次，揉迎香 100 次，揉听宫 200 次，揉耳门 200 次，揉翳风 100 次，清天河水 300 次。

二诊：（2015 年 9 月 23 日）患儿左耳疼痛缓解。嘱其家长要注意小儿避风寒，预防小儿感冒，平时不用力擤鼻涕。

【按】小儿的咽鼓管位置水平，短而宽，小儿急性上呼吸道感染、增殖体炎及咽炎的发病率又较高，细菌容易经咽鼓管口进入中耳引起急性炎症；另外，婴儿若哺乳姿势不良或喂养不当，奶后呕吐，呕吐物进入咽鼓管易致继发性炎症；感染亦可由外耳经损伤的鼓膜进入中耳；小儿患败血症或脓毒血症时细菌可经血流致中耳炎。急性化脓性中耳炎如未及时治疗或治疗不彻底，急性炎症消失后，仍有继续流脓者，说明已转入慢性。当全身抵抗力低下时，更易变为慢性。

多数医家认为耳胀为病之初，多由于外邪侵袭、经气痞塞而致。正如《诸病源候论·卷二十九》："风入于耳之脉，使经气痞塞不宣，故为风聋。"在《诸病源候论·卷二十七》中说："邪闭者，因风寒外感乱其营卫而然。"《杂病源流犀烛·卷二十三》："亦有不致无闻，但闻之不真者，多为重听，其症之来，或由风气塞耳。"耳闭，则多为耳胀反复发作，经久不愈，邪毒滞留而致，并与脏腑失调有关，多为虚实夹杂之证。因足少阳胆经从耳后入耳中走耳前，因此许多医家认为肝胆的病理变化在本病的发生发展中占重要地位，其中医基本的病理变化是肝失疏泄，肝失疏泄可致三焦水逆，水湿内停,蕴而生热,而成肝胆湿热。故肝胆失调所致耳病重在疏肝,如使肝气条达,气机条畅,耳窍畅通,则耳安。故有"耳病实在肝胆""肝胆为耳病实证之源"之说。《景岳全书·卷二十七·耳证》曰:"耳聋证,总因气闭不通耳。"又曰:"气闭者,多因肝胆气逆,其证非虚非火,或因患怒,或因忧郁,气有所结而然,治宜顺气,气顺必舒,而闭自开矣。"而《灵枢·口问》曰:"耳者,宗脉之所聚也,故胃中空则宗脉虚,虚则下溜,脉有所竭者,故耳鸣。"《素问·玉机真脏论篇》曰:"脾脉者……其不及,则令九窍不通。"《素问·至真要大论篇》曰:"诸湿肿满,皆属于脾。"而中耳积液在中医学中又可归痰饮。

金师亦认为此病初期多为风邪外侵,痞塞耳窍,耳窍不通则清阳之气亦不能上濡耳窍,所以疾病初期金师多用疏风散邪、升阳开窍之法治疗,选用开天门、推坎宫、推太阳疏风清热,揉迎香通利鼻窍,清天河水清解里热,同时加用揉听宫、耳门、翳风以开窍聪耳、泄热活络。此外金师治疗本病还强调健脾利湿法。因久病伤脾,易成脾胃气虚之证,脾虚不运,则水谷不化,清阳不升,易生痰湿。痰浊上扰,困于耳窍,故耳内可见积液。因此,金师强调后期重在益气健脾化湿、升清降浊通窍为主,以促使中耳积液消退。肝胆郁火者可加清肝经 300 次、退六腑 300 次。而慢性中耳炎的治法以补益气血、扶正祛邪为主。

(陆姬琼)

八、其他疾病

(一)佝偻病

案:冯某,女,6 月余。(初诊时间:2016 年 12 月 2 日)

主诉:睡眠不安,易惊醒 2 月余。

现病史:患儿近 2 个月来睡眠不安,哭闹,易激惹,多汗,二便调,胃纳可。出生 1 个月后反复腹泻 3 次,每次 3~4 日,无黄疸史及特殊服药史。足月顺产,出生体重 2.8 千克,母乳喂养,5 个月后添加蛋黄米汤等辅食,户外活动少。母孕期无疾病史,无下肢抽搐史。查体,神清,生长发育正常,体态匀称,皮肤不粗糙;前囟2.5 cm×2.5 cm,枕秃明显,方颅,无特殊面容,未出牙;胸廓无畸形,无赫氏沟,心肺检查未见异常;腹部膨隆柔软,肝脏肋下1.5 cm,质软,脾脏肋下未及;无手镯及脚镯征。舌淡红苔薄白,指纹淡红。

诊断:维生素 D 缺乏性佝偻病。

治法:培补脾肾,通调脏腑。

处方:每隔 1 日治疗 1 次,每 15 次治疗为 1 诊。补脾经 100次,揉小天心 100 次,推三关 100 次,揉中脘 3 分钟,捏脊 5 遍,按揉脾俞、胃俞 50 次,按揉肾俞 50 次,擦八髎以透热为度,按揉足三里 50 次,按揉三阴交 50 次。

二诊:(2016 年 12 月 9 日)患儿家长诉患儿睡眠较前安稳。舌淡红苔薄白,指纹淡红。患儿经治疗效果初显,在原法治疗的基础上再增加补脾经的时间。

三诊:(2016 年 12 月 16 日)患儿家长诉患儿睡眠较前安稳,无明显惊醒。舌淡红苔薄白,指纹淡红。患儿经治疗后症情较前明显好转,继续巩固治疗。

医嘱:在以上治疗的同时,嘱患儿家长注意增加户外活动,调整饮食结构,保证营养。

【按】维生素 D 缺乏性佝偻病,又叫骨软化症,即骨矿化不足,为新形成的骨基质钙化障碍,是以维生素 D 缺乏导致钙、磷代谢紊乱和临床以骨骼的钙化障碍为主要特征的疾病,维生素 D 是维持高等动物生命所必需的营养素,它是钙代谢最重要的生物调节因子之一。维生素 D 不足导致的佝偻病,是一种慢性营养缺乏病,发病缓慢,影响生长发育。多发生于 3 个月至 2 岁的小儿。

《育婴秘诀》一书中,提出了育婴四法,即"一曰育养以培其元,二曰胎养以其真,三曰蓐养以防其变,四曰鞠养以慎其疾",对儿童先天骨发育不良已经有病名和症状描述。《幼科发挥》中论述道:"有因胎禀不足者,如解颅五软之类是也,宜地黄丸主之。"现以中医对佝偻病的认识与治疗举例说明之。宋代《圣惠方》记载的"小儿解颅囟大,胫寒足交,三岁不行",颅大、囟门不闭、行走迟并见,是严重的缺钙征象。

维生素 D 缺乏性佝偻病,当以"五迟""五软"辨识。《太平圣惠方》:"夫小儿行迟,是肝肾气不足,致骨气虚弱,筋脉物力,故行迟也。"《保婴撮要》:"手足软,脾血四肢,乃中洲之气不足,不能营养四肢,故肉少皮宽,饮食不为肌肤也。口软,口为脾之窍,上下龈属于足阳明,阳明主胃,脾胃气虚,舌不能藏而常舒出也。"

小儿先天禀赋不足、后天哺养失调,以致脾肾亏损,骨质柔弱而发生。肾为先天之本,主骨髓;脾为后天之本,主运化,为气血生化之源。若脾肾亏虚,则气血不足,骨髓不充,肉萎骨软而生五迟、五软、鸡胸等症。

维生素 D 缺乏性佝偻病属虚损为患,金师认为治疗中顾护脾胃尤为重要。病案中小儿属脾胃虚弱,气血不足,治以健脾益气养阴;后期属肝肾不足,治以滋补肝肾。故选用补脾经,揉中脘,按揉脾俞、胃俞,按揉足三里健脾益气,揉小天心镇惊安神,按揉三阴交滋阴潜阳,推三关温阳行气,揉中脘,擦八髎补肾益气。加用捏脊以调节脏腑功能,共奏培补脾肾、通调脏腑之功。

(冯燕华)

(二) 汗症

案: 张某,男,2 岁。(初诊时间:2016 年 12 月 13 日)

现病史(家长代诉):一年多来汗出较多,安静时和稍作活动后出汗均较多,尤以头部、颈部、后背汗出明显,夜间时有汗出,醒时自止,神疲乏力,面色㿠白,手部、脚部时常发凉。平时易感冒,胃纳一般,小便清长,大便每日 1~2 次,质地偏稀。查体,神清,两肺呼吸音清,心率 90 次/分,心律齐,心脏听诊无杂音,腹软,无压痛。舌质淡苔薄白,纹淡。

诊断:汗证(表虚不固)。

治法:固表收涩止汗。

处方：每隔 1 日治疗 1 次，每 5 次治疗为 1 诊。开天门 50 次，推坎宫 50 次，揉太阳 50 次，清肺经 100 次，补脾经 300 次，补肾经 300 次，揉小天心 100 次，推三关 300 次，揉二马 100 次，按揉足三里 100 次，捏脊 5 遍，按揉风池、风府 50 次。

二诊：(2016 年 12 月 23 日)患儿家长诉患儿夜间盗汗程度减轻，食欲有改善，予原方续治。

三诊：(2017 年 1 月 4 日)患儿家长诉白天及夜间出汗较前大为减少，神疲乏力症状好转，面色较之前红润有光泽，大便质地成形。患儿经 20 次治疗后基本临床痊愈。

医嘱：金师嘱咐家长小儿出汗后应及时擦干，以免着凉引起感冒，平时应多晒太阳，适当进行户外锻炼以增强体质。

【按】小儿汗证是指小儿在安静状态下，全身或局部出汗过多或大汗淋漓为主的病证。汗证有自汗和盗汗之分，白天安静环境状态下或稍作活动便汗出较多者为自汗，夜间入睡后汗出，醒后汗止者为盗汗。汗证多见于平素体质较差的人，尤其多见于婴幼儿和学龄前儿童。汗为心之液，由阳气蒸化津液，发泄于腠理而来。

中医认为津汗同源，如《幼科心法要诀》："汗乃人之津液，存于阳者为津，存于阴者为液，发泄于外者为汗。"出汗的基本条件是"阳加于阴"。人因活动或得热而阳盛，阳加于阴，蒸腾水分而为汗，阳随汗出而复归于阴平阳秘，因此汗是调节体内阴阳的重要产物。

小儿属纯阳之体，生长发育快速，代谢旺盛，津液之气化蒸腾较成人旺盛，加之小儿皮肤腠理不密，开合无节制，故易于汗出。小儿为稚阴稚阳之体，营卫俱虚，腠理疏松，易于汗出。虽有气虚自汗、阴虚盗汗的区别，实质多由表虚不固、营卫不和、阴阳失调或脾胃积热所致。

本病例为表虚不固证型，表虚不固，卫外失护，则营阴外泄，而汗自出。金师认为肺经宜清，清肺经有利于肺气的通顺。故本病例用清肺经起到固表实卫、收摄止汗的作用；补脾经取培土生金之意；揉二人上马及补肾经以滋肾阴，使肾水上滋于心，交通心肾,调和阴阳;揉小天心通经活络;按揉足三里益气固表;捏脊培补元气,调和阴阳和脏腑。推三关能补气行气、温阳散寒;开天门、推坎宫、揉太阳及按揉风池、风府起到预防感冒、固表止汗之功用。

另需注意的是,小儿汗证多属西医学自主神经功能紊乱,而维生素 D 缺乏性佝偻病及结核病也常常表现为多汗,临证当注意鉴别。

(王文奕)

(三) 流涎

案:陆某,男,12 个月。(初诊时间 2017 年 4 月 3 日)

现病史(母亲代诉):患儿一直口水清稀量多,家人认为孩子长牙阶段,口水多属于正常现象,并未在意。后逐渐加重,流涎清稀,下颌因口水刺激而潮湿,出现大量口水疹,每日棉布围嘴需要更换多次。就诊时患儿面色萎黄,形体消瘦,涎液清稀,面白唇淡,四肢不温,饮食偏少,夜卧不安,大便稀薄,小便清长,舌淡苔薄,指纹淡红,生长发育低于正常儿童。

诊断:流涎(脾胃虚寒)。

治法:健脾温中,固摄提升。

处方:首诊连续 5 日,之后每周治疗 2 次,5 次为 1 个疗程。补脾经 300 次,揉板门 100 次,补大肠 150 次,推三关 300 次,揉外劳宫 50 次,揉廉泉 200 次,揉承浆 200 次,揉中脘 5 分钟,按揉足三里 100 次,捏脊 5 遍。

二诊:(2017 年 4 月 22 日)患儿流涎明显减少,面色渐红润,四肢渐温,大便改善,饮食改善,睡眠改善。予原方续治。

三诊:(2017 年 5 月 8 日)患儿流涎基本消失,面色正常,四肢温暖,二便正常,饮食佳,夜卧安。又巩固 1 个疗程,随访半年未复发。

【按】 流涎是指小儿口中的涎液流出,留滞于口颊旁或从口中流出,又名涎液不收,多见于 3 岁以内的小儿。

小儿流涎最早记载见于《黄帝内经》,曰:"足太阴之经通于口。盖脾之液为涎,小儿口流涎出而积于颐间者,因脾家受病,不能收摄耳。"滞颐,亦即小儿流涎,其名出自隋代《诸病源候论·小儿杂病诸候·滞颐候》:"滞颐之病,是小儿多涎唾流出,渍于颐下,此由脾冷液多故也。脾之液为涎,脾气冷,不能收制其津液,故令涎流出,滞渍于颐也。"其对小儿滞颐已有较全面的论述。中医古籍,如《婴童百问》《保婴撮要》《寿世保元·小儿科·滞颐》《万氏秘传片玉心书·口疮门》《小儿卫生总微论方》《冯氏锦囊秘录》《幼幼新书》《巢氏病源》《惠济方》等书对滞颐的论述精辟,均提出:"滞颐之病,脾之液为涎,脾胃虚冷,不能收制其津液,故流出渍于颐也,温脾丹主之。"以上各医家均从内因脾胃虚寒辨证施治。

后世医家对小儿流涎的辨证分型不断完善。记载有因风冷入脾胃的外因致病,如《五关贯真珠囊》小儿滞颐疾候:"滞颐疾者,涎流口边无时,此即因风冷入脾胃,故令涎水常流。"有脾热、胃寒内因致病,如《幼科折衷》:"滞颐总括滞颐之症口流涎,脾家有热涌而然;亦有胃寒而作者,虫痛涎流湿热兼。"

小儿流涎外治法在中医古籍中也有诸多记载,如《小儿卫生总微论方·滞颐论》:"治小儿滞颐,涎从口出,浸渍颐颊,口角生疮,以桑白皮汁涂口中。"

金师治疗小儿流涎既重辨证施治,亦兼顾原发病症处理。其认为造成流涎的因素主要有脾胃积热和脾胃虚寒两种,但若由于口腔、咽部黏膜炎症而引起,则需治疗原发病。

金师认为该患儿脾胃虚寒,以致脾阳不升,运化失调。因脾主肌肉开窍于口,涎为脾之液,故涎出责之于脾。局部选取廉泉、承浆以达收引阴液、沟通表里、开窍除痰之效。《寿世保元》曰:"滞颐乃涎流出而渍于颐间也。涎者脾之液。脾胃虚冷,故涎自流,不能收约,法当温脾为主。"故选取补脾经、揉板门、揉中脘、揉足三里以达健脾助运收涎之功。又如《万氏秘传片玉心书·口疮门》:"小儿两颊颐流涎浸渍胸前者,此滞颐。盖涎者脾之液,口为脾窍,由脾胃虚冷,不能收敛津液,故涎从口出,而渍于颐者。"

金师又认为,流涎病位在脾胃,但与小儿气血运行不畅、元阳不足有密切关系。故选取补大肠、推三关、揉外劳宫、捏脊以奏促进气血运行、培补元气、温阳散寒、宣肺利水、宽胸消痰饮之功。

(蒋诗超)

(四) 先天性巨结肠

案:孟某,男,3月余。(初诊时间:2015年5月8日)

主诉:大便排出困难3月余。

现病史:患儿自出生后胎便晚排,至今大便艰涩难解,3~5日1次,腹部膨隆,使用开塞露时排出大量气体及稀便。患儿形体偏瘦,食欲差,食量较小,时有呕吐,小便色黄,夜寐尚可。查体,腹部膨大,可见粗大肠型,可触及充满粪便的结肠。舌红苔黄腻,脉滑数。

诊断:先天性巨结肠。

治法:润肠通便,补益脾胃。

处方:每隔1日治疗1次,每5次治疗为1诊。揉中脘3分钟,揉腹5分钟,顺时针摩腹3分钟,按揉足三里50次,推下七节骨1分钟,捏脊5遍。

二诊:(2015年5月15日)患儿家长诉患儿大便为2~3日一解,腹胀较前好转。舌红苔黄,脉滑数。患儿经治疗效果初显,在原法治疗的基础上再增加摩腹的时间,并加按揉双侧三阴交各50次。

三诊:(2015年5月22日)患儿家长诉患儿大便已能2日一行,腹胀好转,胃肠型不可见。舌红苔薄黄,脉滑。患儿经治疗后症情较前明显好转,继续巩固治疗。

医嘱:在以上治疗的同时,嘱患儿家长注意饮食结构的调整,多增加绿色蔬菜及水果的摄入,不食生冷、不洁食物,多饮水。

【按】先天性巨结肠又称希尔施普龙病,由于结肠缺乏神经节细胞导致肠管持续痉挛,粪便淤滞于近端结肠,近端结肠肥厚、扩张,是小儿常见的先天性肠道疾病之一。本病在中医古籍中属"便秘"范畴。

历代中医古籍将先天性巨结肠归为便秘范畴。《黄帝内经》中最早使用"结""难""闭""不利""不通"等词,并提出其病理因素多是由于热邪、寒邪、湿邪所侵,与脾、胃、肝、肾、大小肠等脏腑关系密切,例如《素问·举痛论篇》载"痛而闭不通",是因"热气留于小肠",致"肠中痛,瘅热焦渴",而"坚干不得出";再如《素问·厥论篇》:"太阴之厥,则腹满胀,后不利,不欲食,食则呕,不得卧。"《伤寒论》中有"阳结""阴结"和"脾约",《景岳全书·杂证谟·秘结》中载有火是阳结,无火是阴结,进而阐释了病机。

《素问·灵兰秘典论篇》曰:"大肠者,传道之官,变化出焉。"故粪便的排出与大肠功能关系密切。《诸病源候论·小儿杂病诸候论》曰:"小儿便不通者,脏腑有热,乘于大肠故也。"

隋代古籍记载并论述了其病因,如《诸病源候论·小儿杂病诸候·大便不通候》中有:"小儿大便不通者,脏腑有热,乘于大筋故也。脾胃为水谷之海,水谷之精华化为血气,其糟相行于大肠。若三焦五脏不调和,热气归于大肠,热实,故大便燥涩不通也。"《诸病源候论·小儿杂病诸候·大小便不利候》:"小儿大小便不利者,脏腑冷热不调,大小肠有游气,气秘在大小肠,不得宣散,故大小便涩,不流利也。"

小儿脾常不足,一方面是因为小儿生而未全、全而未壮,故其脏腑功能较弱,另一方面还因其处于旺盛的生长发育期,对水谷精气的需求比成人相对高,但小儿脾气尚弱,存在运化功能不健的现象。若小儿先天脾胃虚弱、运化无权,脾升胃降失常,浊阴不降,影响大肠气机,致传导功能低下,糟粕内留。

先天性巨结肠的基本病理变化是在肠壁肌间和黏膜下的神经丛内缺乏神经节细胞,无髓鞘性的副交感神经纤维数量增加且变粗,因此先天性巨结肠又称为"无神经节细胞症"。由于节细胞的缺如和减少,使病变肠段失去推进式正常蠕动,经常处于痉挛状态,形成功能性肠梗阻,粪便通过困难,痉挛肠管的近端由于长期粪便淤积逐渐扩张、肥厚而形成巨结肠。

　　小儿先天脾胃虚弱、运化无权,脾升胃降失常,浊阴不降,影响大肠气机,致传导功能低下,糟粕内留,腑气不通,大肠传导失职。腑气以通降为顺,故采用小儿推拿手法推下七节骨以清利胃肠,顺时针摩腹以加强胃肠蠕动利于通腑利浊,并结合揉中脘、揉腹和按揉足三里等调节脾胃功能,用捏脊以通调脏腑,此外,针对大便排出困难,增加按揉三阴交则能增强滋阴润肠之功。以上诸法并用,共同起到了润肠通便、补益脾胃之效,使症情缓解。

（冯燕华）

一、中医学习中的"比""度""悟"

金师认为学习、应用小儿推拿需十分重视中医基础理论的应用。同时,小儿推拿的中医基础理论也有自身的特殊之处。金师将小儿推拿中的基础归纳为"比、度、悟"三个方面,并将其贯穿于海派儿科推拿的学习和临床过程中。"比"即比较之意。小儿推拿诊疗同样需要"望、闻、问、切"四诊合参,四诊的过程,实际上就是一个比较的过程,也就是常说的"以常衡变"。每名患者的四诊结果都是不同的,需要小儿推拿医生在临床过程中仔细的比较和揣摩,最终做出临床决策。同时,治疗过程中随着疾病的转变,小儿推拿医生应随着患者四诊的变化,而做出相应的临床决策,改变推拿手法,以达到最好的治疗效果。

"度"即应把握好小儿推拿手法的度,具体应包含手法的轻重、时间、频率等。金师认为小儿具有肌肤柔嫩、腠理疏松、神气怯弱的生理特点,小儿推拿手法强调"轻快柔和、平稳着实"。具体操作过程中,海派儿科推拿要求小儿推拿手法做到"轻而不浮,快而不乱,慢而不断,重而不滞"。实际操作中,手法的轻重很难有具体界限,可在不断的实践中去揣摩和掌握,随着治疗患者体质不同而变化手法力度,力争做到"意在力先,力有穷尽而意无穷时"。

"悟"即领悟,与西医不同,中医需要在实践过程中逐渐理解领悟。而且,金师认为中医与中医传统文化是分不开的,中医的整体观念、辨证论治、阴阳理论、五行理论等无不体现着一种朴实的哲学观。例如:五行相生相克规律就是典型的中医基础理论上升到哲学的层面,五行生克过程中还存在着太过和不及的问题,即伴随着五行生克的乘、侮规律。这些规律有效指导着小儿推拿的临床应用,结合小儿生理特点,小儿推拿特定穴位肝经宜清不宜补,需补肝经时,以补肾经代之。

(孔令军)

二、低头拉车、抬头看路

毛泽东曾说过:"不能只低头拉车,不抬头看路。"非常朴实的一句话,却诉说了我们学习小儿推拿的方式和方法。"南辕北辙"这一成语,告诉人们没有正确的方向,努力的结果是离目标渐行渐远。

"低头拉车"的时候,头要低下去,腰要弯下去,只有低下头去,才能看清脚下的路,不至于被绊倒、跌倒,同时也只有弯下腰去,才能用上全身的力气,才能把车拉好。学习小儿推拿没有捷径可走,需要脚踏实地、一步一个脚印地前行,要目标坚定、持之以恒,要耐得住寂寞。

"抬头看路"才能明确方向,不至于走错路,不至于走弯路,经常抬头看路,才能离目标越来越近。踏踏实实学习小儿推拿的同时,需要静下心来不断思考总结、不断完善创新,需要不断更新理论知识,否则就变成了故步自封或者"拉车"而不"行(前进)"。只有做到目标明确,长期坚持,才能到达最终目的地。

"低头拉车"是前进的动力,而"抬头看路"是前进的方向。这两者相辅相成,缺一不可。记住:"低头拉车"的同时,不要忘了"抬头看路"!

(张树峰)

三、学推拿两点论——理论＋实践

　　小儿推拿是以中医基础理论为指导，以推拿手法为主要手段，通过手法刺激激发小儿机体自身的调节作用，疏通经络，调整脏腑功能，扶正祛邪，增强机体的抗病能力，以达到防病治病目的的保健、治疗方式。

　　小儿推拿在长期的医疗实践中，积累了丰富的诊察疾病和治疗操作等方面的经验。清代儿科医家夏禹铸著《幼科铁镜》，认为"小儿病于内，必形于外，外者内之著也"，提示了小儿疾病诊断需要"见微知著"，说明理论知识在病情判断中的重要性。明代医家龚居中在《幼科百效全书·序》中说："余家庭授受疗男妇之法，奇正不一。独小儿推拿，尤得其传，转关呼吸，瞬息回春，一指可贤于十万师矣。"讲述了小儿推拿治疗小儿疾病有着良好的效果，有着其独特的优势。

　　小儿推拿治疗效果的差异，与辨证论治的准确性、推拿治疗处方随症加减的针对性以及推拿手法操作的有效性息息相关。所以小儿推拿的学习既需要掌握理论知识，又需要不断的手法操作实践。小儿推拿医生成长之路崎岖不平，需要"理论与实践"两条腿走路，任何一方面的偏颇都可能会导致摔跟头。

　　理论学习可以通过课堂、书本、文献、学术会议、讲座、同道交流等方式获得，既可以系统学习，也可以日积月累。金师经常提醒在临床治疗中要做有心人，要善于观察、善于思考，留意一些微小的变化；同时要勇于大胆尝试、大胆创新，凡是能提高治疗效果的方法，不管它是哪个流派，还是"土法"，都可以拿来应用，海派儿科推拿有着"海纳百川、融汇百家、兼收并蓄、扬长补短"的人文精神和学术风格。只有不断消化旧识，不墨守，不泥古，不断创新，与时俱进，才能不被时代所抛弃、源远流长。

　　有了理论知识，就需要通过实践进行验证，实践是检验一切真理的标准，在小儿推拿中同样适用。推拿和所有的手工操作行业一样，没有捷径可走，即使有捷径也是建立在熟练操作的基础上，正所谓"外行看热闹、内行看门道"，只有达到"内行"的水平，才能看懂其中的"门道"——"捷径"。推拿是"看不会"的，需要静下心来一步一个脚印踏踏实实做出来，每个手法没有上万次的重复，每个疾病没有上百例的治疗操作，就很难有"心得体会"。

（张树峰）

四、推拿补泻说

中医治疗要求达到中和、平衡，因此强调补泻。推拿作为中医的外治疗法，同样强调补泻。《素问·阴阳应象大论篇》："其慓悍者，按而收之；其实者，散而泻之。审其阴阳，以别柔刚，阳病治阴，阴病治阳，定其血气，各守其乡。血实宜决之，气虚宜掣引之。"《素问·调经论篇》："神不足者，视其虚络，按而致之……""按摩不释，著针不斥，移气于不足，神气乃得复。"

小儿推拿的补泻方法有下列几种：男左女右说、向内向外说、顺逆说、轻重说、手法说等。目前大家比较纠结的是手上五个经穴的补泻方法，即旋推、直推，流派不一，采用的补泻方式不一样。其中有矛盾之处，但临床经验观察，都可以用。至于对照研究，目前没有明确的研究证实哪个方法无效。

比如小儿推拿特定穴中补泻肾经的操作，有些书上讲向心为补，有些书上说离心为补。这是学习小儿推拿常常会遇到的问题，这会涉及每个流派操作方式的不同，而这些方法大多数也是多年临床经验的总结，很难评价谁对谁错、谁好谁劣。在没有相关基础研究和多中心大样本的循证研究的前提下，医生无从判断对与错。

其实在小儿推拿补泻的方法上，虽然差异较大，但各流派均可以在明清小儿推拿著作中找到依据。纵观这些差异，愚见认为有差异的存在有历史的原因。由于过去通信方式不发达，各流派以及南北地域之间交流相对比较少。此外，对于前人留下的书籍在

123

理解上存在差异,这样在传承教学中便将个人的理解放在其中。时至今日,频繁的交流使矛盾及差异逐渐显现。

虽然存在差异,但是在临床治疗中,不同操作方法对于疾病的治疗上都有疗效。各个流派都在临床上有效,海派儿科有效,三字经流派亦有效。似乎没有人声称说没有效果。那为什么彼此矛盾还会有效呢?

首先,现在用的都是复方,不是单方。众所周知,三字经流派的特点便是取穴少。但是取穴少不代表采用独穴治疗。翻阅三字经流派的临床医案,多数采用复方的形式。当然也有采用独穴的,但是用单方治疗的比较少,治疗操作时多用复方。好比汤药治疗时,一贴中药中到底哪一味药起到决定性的作用,医生不得而知,因为中药配伍讲究君臣佐使;同样的道理,如果要说出哪几味药有不良反应,从而去掉它们,目前也无法说清。这也在客观上让临床验证存在困难。因为小儿推拿也是用的复方,所以不能从一个穴位或者手法操作来判断其好坏或者对错。

其次,海派儿科推拿认为,只要掌握好推拿手法的轻重、快慢、多少和方向,对穴部进行良性刺激,可以激发经气,产生双向调节作用,使阴阳产生平衡。推拿可以使气血流通,《理瀹骈文》中说"气血流通即是补"。这个概念与现代社会提倡的"生命在于运动"不谋而合。海派儿科推拿强调扶正,扶正不仅有助于防邪,而且有助于祛邪。

(储宇舟)

五、推拿时数说

从小儿推拿临床诊疗中来讲,目的是治疗疾病,所以治疗当越早越好。中医提倡治未病,治"皮毛"。具体时间可以不拘泥,且临床实践下来并无大碍,关键在于手法操作时因人、因时、因地制宜。

小儿推拿到底推多长时间,这也是经常困扰临床操作者的一个问题。有些人认为推拿 3 分钟就有效,有些认为推拿半个小时或者 1 个小时才能起到疗效。关于这个问题,虽然在《陈氏小儿按摩经·手法歌》中指出:"五脏六腑受病源,须凭手法推即痊,俱有下数不可乱……"但纵观明清小儿推拿著作,似乎并无规律可循。如《补要袖珍小儿方论·秘传看惊掐筋口授手法论》说:"推上三关退寒,加暖退(疑为推)拂三五十次;推下六腑退热,加凉推拂三五十次。"《陈氏小儿按摩经·手法歌》则说:"……大肠作泻运多移……揉脐龟尾七百奇……一去火眼推三关,一百二十数相连,六府退之四百下,再推肾水四百完,兼取天河五百遍,终补脾土一百全。"又说:"蛇丝惊……推天河水二百,退六府、运八卦各一百,推三关、运水入土、运五经、水底捞月各五十。"《小儿推拿秘旨·二十四惊推法歌》则说:"推上三关二十通,清肾天河五十歇,运卦分阴亦三十,二十水底捞明月。"至于作为有章可循的也不多,如《小儿推拿广意·推拿面部次第》说"一推坎宫、二推攒竹、三运太阳、四运耳背高骨二十四下毕……"(《儿科推拿摘要辨证指南》同此)对此,《幼科铁镜》说:"一年之气二十四,开额天门亦此义,自古阴阳数有九,额上分推义无异。"现在临床中对头面部的几个常用操作法基本上也是如此。虽然《推拿三字经》有"独穴治,有良方,大三万,小三千,婴三百"之说,但是在实际应用时,也不拘此数。

就海派儿科推拿来讲,推拿时间比较折中,一般在 15 分钟左右。当然还要看疾病的种类,有些比如斜颈的时间,可控制在 5 分钟左右。由于推拿是一种外源性的刺激,对穴位也好,对穴部也好,刺激量过少,达不到效应;但是刺激量过长、过多也不一定好,刺激量过长、过多会导致被刺激的部位超过阈值,产生麻痹,或者感觉减退。比如针刺治疗,一般推荐留针 20 分钟。拔火罐治疗也是同样道理,时间过长会导致皮肤起水疱;而时间过短,起不到治疗效果。所以推拿手法的刺激也是同样的道理。海派儿科推拿认为,手法太轻达不到效果,过多容易产生被刺激部位疲倦疲乏,敏感度降低。

(储宇舟)

六、推拿时宜说

有观点认为上午推拿较好,晚上则不宜推拿。持这种观点的人认为早晨乃至白天阳气充足,对推拿治疗效果的反应会更佳。细究其原因,可能与《黄帝内经》中的一段话有关。《素问·生气通天论篇》:"故阳气者,一日而主外。平旦人气生,日中而阳气隆,日西而阳气已虚,气门乃闭。是故暮而收拒,无扰筋骨,无见雾露,反此三时,形乃困薄。"这段原文的意思是:人体的阳气与自然界阴阳消长的变化密切相关。阳气在白天主司于体表。一天之中,早晨阳气开始生发,中午阳气最为隆盛,太阳西下时阳气渐渐潜藏于里,汗孔随之关闭。所以说,傍晚阳气收摄,卫拒邪气于外,不要扰动筋骨,不要触冒雾露。违反这三时的阳气活动节律,人体就会产生劳困衰弱。这里提到不要扰动筋骨,但是不等同于说不能在晚上做推拿治疗,有些疾病比如失眠,在睡前做手法治疗是最适宜的时间,且并不会扰动筋骨、耗伤阳气,反而有利于阳气的潜藏。

从目前的临床诊疗情况来看,推拿手法治疗并不固定于具体的时间,春夏秋冬一年四季,从上午至下午,只要在正确的辨证基础上,使用相适应的手法,均能取得相对应的疗效。

在推拿临床工作中,需要有整体观念进行辨证施术。将四诊所收集的资料,通过综合分析,辨清疾病的病因、性质,并且概括为某种性质的证,然后主要根据临床辨证结果确立治则治法,选择手法的操作方法以及施术的部位和穴位,进而实施具体的治疗。具体治疗过程中,选择最宜在什么时间、手法操作的时长、治疗的疗程时间等问题均应当考虑不同的疾病特点以及不同的患者体质耐受程度。比如同样患有局部肌肉软组织劳损的病症,体格较强壮、体质较好的患者可以适当增加刺激量较大一些的手法的操作时间,而本身体质较弱的患者则在手法的选择上以及操作时间上应循序渐进,以免产生不良反应。

有一些情况是不宜做推拿治疗的,比如过饥过饱,刚吃完饭是不宜进行推拿的，否则很容易影响到身体正常的消化吸收。刚吃完饭胃肠道开始工作，此时此处血液供应增多，而推拿会导致大量血液集中在体表，影响到胃肠所需的血液，容易影响到肠胃的吸收功能；而过饥时，血糖处于低量状态，也不适合做推拿，以防晕倒。

中医推拿博大精深，疗效确切，作为推拿临床医生首先应该有扎实的理论基础，进而通过临床的不断实践，使推拿手法及诊疗方案更加纯熟，因为只有自身有了过硬的本领，无论何时何地做推拿治疗都能手到病除，这样才能更好地造福患者。

（王文奕）

七、推拿受邪说

不知从何时开始出现了一种说法，意思是推拿医生容易得病，治疗什么疾病的病患，自己也会患上同样的疾病，且这个观点还得到了一些医生的证实。其实这种说法是非常荒谬的，并没有科学依据，其中不乏巧合的因素，且可能与心理暗示也有关。当人体发生疾病时，说明自身的防御机制出现了问题，也就是说正气不足了。"正气存内，邪不可干。"这是中医经典的一句话，当体质增强了，邪气自然没有容身之处了。每个人患病与否其实还是和自身的内因密切相关，因此只有从各个方面共同努力，才能避免外邪的侵袭。

首先，避免自身不良的生活习惯影响健康。推拿医生平时上班的时候都比较辛苦忙碌，回家后应该保证充分的休息时间，切忌长期熬夜，此外，长期吸烟和酗酒也应该避免。如果一直保持这些不良的习惯，长此以往必定会对健康产生巨大的危害，尤其随着年龄的增长，身体的抵抗力逐渐下降，若是平时的生活习惯不健康，极易引起疾病的发作。

其次，推拿医生应养成练功的习惯。推拿手法是推拿医生治疗疾病的主要手段，而手法的技巧和功力是取得疗效的必要前提和保证,这就要求推拿医生有一定的指力、臂力及身体整体协调的能力,能够保证手法操作有一定的持久性,因此推拿练功是达到以上要求的必要途径。推拿功法中的一些练功方法动静虚实结合,可以强健身体,对人体循环、呼吸、消化、神经等各个系统均有很好的调节作用,从而起到防病治病的效果。通过功法的练习,不但可以使手法基础扎实,还能够培育人体的正气,达到强身健体的目的。

再者,推拿医生的体位不正确、用力方法不当也会造成身体的不适。医生在做推拿治疗的同时应该首先关注自己的体位姿势是否处于一个相对放松又有利于手法操作的位置,在运用手法操作的时候,用力的方向、技巧等均是比较重要的方面,需要摸索出适合自身及患者病情的一套方法。只有保持基本姿势的正确,手法操作才能更得心应手,手法才能做到持久、有力、均匀、柔和、深透,对于运动关节类的手法做到稳、准、巧、快。

综上所述,推拿医生的健康与所治疗的患者之间并没有直接的关系,主要与自身的内因相关,有些疾病原本就是常见病、多发病,这些疾病会发生在推拿医生身上,其实也容易发生在其他医生之间,并不能说医生的健康会因为所治疗的患者产生问题,这个是没有任何科学依据的。医生自身能做的事情便是充实自己,磨炼自己,调整好自己生理和心理两方面的状态,这样才能更好地造福患者。

(王文奕)

八、手法三阶说

推拿手法的好坏是直接影响效果的,因此认为"手法为推拿之要务"是一点也不为过的。一指禅推拿王百川老师常引用《论语》的这句话:"功要显其势,必先利其器。"学习推拿手法的第一阶段,要求模仿老师的手法。犹如学习书法要从描红开始,然后临帖,也就是说要做到"形势"。

学书法者不能永久临帖,总有要离开法帖的时候。练手法也不能总是在米袋上和课堂内,归根结底要用到临床上去。在临床中应用,要考虑患者的老幼胖瘦强弱,因此是有变化的。这就是说,手法第二阶段的要求是"神似",操作时不一定与课堂上学的一样,但是必须符合手法的基本要求。诚如《小儿推拿广意》中指出的"贵临机之通变,毋执以成模"。

第三阶段则是显示手法能得心应手,在熟能生巧的基础上,做到心手合一、心灵手巧。正如《医宗金鉴》内要求的"一旦临证,机触于外,巧生于内,手随心转,法从手出"。若能在传承的基础上,将手法有所变化和创新,则更加理想了。

(陆姬琼)

九、手法刚柔说

从文献研究来看,原来的按摩手法最偏重于刚性,要求手法的力道比较大,《灵枢·官能》中讲得特别清楚:"爪苦手毒,为事善伤者,可使按积抑痹。""手毒者,可使试按龟,置龟于器下,而按其上,五十日而死矣,手甘者,复生如故也。"体现了手法的要求是刚性的,要有力。《素问·金匮真言论篇》提道:"冬不按跷,春不鼽衄,春不病颈项,仲夏不病胸胁,长夏不病洞泄寒中,秋不病风疟,冬不病痹厥,飧泄而汗出也。"也反映出古代手法之刚、手法之重,重的手法耗散阳气,起了泻的作用。通过很长一段历史阶段的总结摸索以后,人们感觉到手法只有刚是不行的,所以到了明清时期,张介宾《类经》提道:"今见按摩之流,不知利害,专用刚强手法,极力困人,开人关节,走人元气,莫此为甚。病者亦以谓法所当然,即有不堪,勉强忍受,多见强者致弱,弱者不起,非惟不能去病,而适当增害。若辈者,不可不为知慎!"其认识到刚性手法的害处,所以手法还要讲究柔和。柔和指用力不要粗暴生硬,《医宗金鉴》中说:"法之所施,使患者不知其苦,方称为手法也。"如手法粗暴生硬,不仅徒增患者痛苦,而且造成不应有的事故,《医宗金鉴》指出:"手法亦不可乱施,若元气素弱,一旦被伤,势已难支,设手法再误,则万难挽回矣,此所以尤当审慎者也。"刚性手法有刚性手法的作用,柔性手法有柔性手法的作用,以现代讲法要刚中带柔、柔中带刚、以柔为贵、刚柔相济,不是一味地用重手法,对治疗对象为小儿来讲,海派儿科推拿更加强调手法"以柔为贵、巧字为魂"。

(陆姬琼)

十、以指代针说

关于以指代针一说,考其历史,最早应该是以针代指。人类最早应用防治病症的方法应该是自己的双手,恩格斯《自然辩证法》中说:"摩擦生热在实践上是史前的人就已经知道的了,因为他们也许在 10 万年前就发现了摩擦取火,而且他们在更早就用摩擦来使冻冷了的肢体温暖。"可以想见,人类最早是用手处理自身的某些不适,如痒则手搔,冷则搓手,痛则按揉等。甲骨文中的"付"字,就意为用手按摩腹部。但作为一个专业按摩人士,则要求是手上功夫的"爪苦手毒"者,常人往往难以胜任,当难以胜任之时,就会寻取器物以助之。最早的器具则是圆形的或一端圆润的"按摩石",随着社会的发展,也产生了代替手的针具,《黄帝内经》记载的九针之中,就有两种按摩的针具。早期的以针代指说明按摩的发展,在《黄帝内经》中有很多关于针刺治疗的方法,但仔细看一下,在当时应用针刺的同时,按摩同样是一种常用的方法。或用于诊断,或用于取穴,或用于针前,或用于针后,或用于针时。说明针灸推拿在当时还是结合应用的。随着针刺法的推行、按摩的式微,以指代针之说开始流行。

金师认为,按法之中的指按法因在施术手法时具有接触面积小、压强大,对全身的经穴或者疼痛点有"以指代针"发挥出具有针刺样的"针"的治疗作用,又被称为"指针法"。宋代江休复《江邻几杂志》中记有:"京师神巫张氏,灯涵烧指针疗诸疾,多效于用针者。"明代《针灸大成》也有"手法代针""以手代针之神术"的记载。

《按摩十法》将针灸之理法应用于推拿，倡导"指针按摩术"。就是说"以指代针"的指按法，可以起到像针灸疗法中针刺后出现的各种感应和效果。金师说：历代针灸著作、历代的针灸名家对行针中的体会描述内容十分丰富，针刺中的提插捻转、还随疾徐、开合呼吸等运针、调针手法都各有深刻的手下针感体察的感受。《灵枢·九针十二原》中就有许多这方面的论述，比如："虚实之要，九针最妙，补泻之时，以针为主。"

金代窦汉卿的《标幽赋》对针刺是否"得气"有以下描述："轻滑慢而未来，沉涩紧而已至。气之至也，如鱼吞钩饵之浮沉；气未至也，如闲处幽堂之深邃。"而在推拿手法中，能表示"以指代针""指为针用"，这种指下感觉之描述同《按摩经》中所述，可以说是同属一说。比如说《按摩经》在《丹凤展翅一》中讲："有动脉应手，按定觉腋下微痛，膊肘引痛，手指酸麻。将大指轻轻抬起，觉热气从胳膊手指出……令四肢脉气发散，不至闭塞也。"在《黄蜂出洞二》中说："有脉应手，觉膊手沉麻木，将大指轻轻抬起，有气从膊手出也。"又有《烧山火六》之中说："用右拇指按动紧处，重重切之，随呼吸二七数，慢慢抬起，觉两腿麻木，是邪热下降，随经发下两腿，犹如火热而行至两足是也。"在《透心凉七》中又述："用手按膈下脉气不和者，或左或右，随气重按轻抬，使热气行下直至腿足，岂复上攻心哉。经云：脉气和则脏平，心家自然清凉矣。"记述了用手法按压后出现了酸胀、麻木、热气、有气走出，甚至犹如火热下行等感觉。所以说，针灸有烧山火、透天凉的针刺手法，而推拿也有烧火山、透心凉的推拿手法。金师认为在针灸学中，烧山火、透天凉这类的针刺手法，也是属于要掌握很高的手法功力和手法技巧者，才能演示。而且他认为，能掌握这种针法技巧的人越来越少，对这种针法只有耳闻，已经很难见到了，因为现在研究"以意使气、从心调针"者是少之又少。

金师强调，在学习小儿推拿手法的过程中，规范化动作对手法来讲，应该是追求手法功力途中的一种方法，而不是手法追求的最终目的。手法追求的目的是能将这种中医推拿手法的特有功力与小儿推拿手法融会贯通。在中华文化的孕育下，中医推拿手法这种内在功力，是几千年来形成的一种中华民族所特有的手法功力技巧，有它特殊的、传统的学习思维方法、训练方法的认知途径。如果不认识这一点，那就永远学不好小儿推拿手法。

（蔡君豪）

十一、针推相融说

针灸与推拿密不可分，在中医发展中，两者关系十分密切，且《黄帝内经》中就强调杂合而治，故而临床上针推不分家的治疗方法时有所见。所谓针是以毫针刺入体内，灸是以艾熏灼皮肤，通过穴位、经络调节人体脏腑、营卫、气血达到扶正祛邪、防治病证的目的，而推拿是用手或手指在人体一定的部位按、摩、掐、揉、推、运、搓、摇等以舒筋活络，激发机体内在的调整功能，达到调节经络脏腑阴阳平衡而防病治病的目的。

临床上，针刺、艾灸、推拿既可单独使用，又可配合使用。如针刺手法结合点穴按摩，在针刺前用揣穴法，在针刺前以手指在穴位处行揣、按、循、摸找出具有指感的准确穴位，又被称为定穴或摸穴。其目的是揣摸肌肉的厚薄孔隙大小及指感位置，以确定进针方向和深浅；控制针感的走向可以固定肢体和穴位，激发经气，进针时可减轻刺痛。《针灸大成》："指循者：凡下针，若气不至，用指于所属部分经络之路，上下左右循之，使气血往来，上下均匀，针下自然气至沉紧，得气即泻之故也。"行针时采用指循法，用押手循经络流注，上下左右切压，改变针尖方向，催动经气。《针灸大成》："凡下针，如针下邪气滞涩不行者，随经络上下用大指爪甲切之，其气自通行也。"爪摄法乃因邪气滞涩（肌纤缠针），使经气不行的情况所采用的方法，在所刺腧穴的经络上下方按摩切之，迫散滞涩于经络之间的邪气，同时也能改变因捻转太过而滞涩的针体，消除患者肌肉的紧张。

此外，也有先针刺后推拿的治疗方法。如小儿食积、奶积、消化不良，先针中脘，点刺三关出血，或者更为常见的挑刺四横纹，或割治板门穴,再配合捏脊治疗,产生的治疗效果比单独运用针灸或推拿都要更好。肩关节周围炎,先针肩附近的穴位、曲池、手三里,再配合按摩。针灸疗法在缓解急性期炎症疼痛方面较推拿手法效果更为明显,而推拿疗法在后期粘连时解除粘连,扩大肩关节运动范围方面则较针灸更为有效。按摩对老人、儿童和畏针者更为适宜,亦可用手指代针,点按穴位,如外伤性尿闭,可以手指点按中极、三阴交等,达到排尿的目的。

金师强调,无论单独针灸、单独推拿,还是针灸推拿相结合,都应使针下或指下有感应,并且使感应传至"病所"或远端,才能收到满意的效果。正如《素问·调经论篇》所说:"按摩勿释,著针勿斥,移气于不足,神气乃得复。"杨上善《太素》注说:"按摩使神气至踵,则邪气复遁去之也。"意指应用推拿手法使感应传导到脚跟,可以使病邪得以祛除,患者得到康复。此说对于推拿的行气作用做了较具体的表述。

金师常言,经络学说是中医基础理论之一,其运用在六经辨证、药物归经方面十分广泛。对推拿和针灸而言更是尤为重要。经络腧穴是运用针灸或推拿手法作用于人体体表上的经络和腧穴的总称。除了十二正经的经穴和奇经中任、督二脉的经穴,也就是通常所说的"十四经经穴"外,还包括经外奇穴和经验穴。这些穴位和经络紧密相连,要熟练运用其进行养生保健、调理亚健康状态和治疗疾病,就必须具备扎实的经络理论和腧穴知识。因此,可以说不论是针灸还是推拿的施术者,其具备的基础理论是密不可分的。而在小儿推拿治疗中,往往会运用到"特定穴位",其本质也属于经络腧穴的范畴,正如《灵枢·经脉》所说:"经脉者,所以能决死生,处百病,调虚实,不可不通。"

(沈一菁)

十二、"治风先治血,血行风自灭"

"治风先治血,血行风自灭"最早出自《张氏医通·卷六·痿痹门·痹》。原文曰："行痹者，病处行而不定，走注历节疼痛之类。当散风为主，御寒行气，仍不可废，更须参以补血之剂。盖治风先治血，血行风自灭也。"虽然原文中仅用于行痹（风痹），但后世医家大大扩大了这一准则的应用范围，把它用于寒痹、湿痹和风疹、中风（中经络）、痉证等，都取得了明显效果。

口诀所指之"风"应包括"外风"与"内风"，所治之血即指阴液，包括阴血、津液。治风之法，祛风、散风为直接疗法，而间接疗法包括祛外风取补血养血活血、行气活血、温经活血、凉血活血等，使血行风灭；治内风可用滋、养、育、敛阴血及津液等一法独进或多法并施，以收液增风平之功。

其实无论风、寒、暑、湿、燥、火、虚、实诸因"均可引起血液的运行不畅"从而导致血病。然而治风何以需治血为先？笔者认为风邪为百病之长，其病证范围较广，变化为快，遍及全身，无处不至，上至头部，下至足膝，外而皮肤，内而脏腑，全身任何部位均可受到风邪的侵袭。而且风邪能与寒、湿、暑、燥、火等相合为病，因此祛风不是一件容易的事情，与其跟在风的后面围追堵截，不如从强健本源入手，从而起到事半功倍的效果。再者又因为气能生血，血以母气；血在体属阴，气为用属阳；阴平阳秘，既为互根，相辅相成，互为制约；所以在治风之时选择从调血入手。

临床中时常遇到反复发作的瘾疹患者，就可以用这个准则进行治疗。瘾疹是一种皮肤出现红色或苍白风团，时隐时现的瘙痒性、过敏性皮肤病。以皮肤上出现瘙痒性风团，发无定处，骤起骤退，消退后不留任何痕迹为临床特征。该病总因禀赋不耐，人体对某些物质过敏所致。可因卫外不固，风寒、风热之邪客于肌表；或因肠胃湿热郁于肌肤；或因气血不足，虚风内生；或因情志内伤，冲任不调，肝肾不足，而致风邪搏结于肌肤发病。

这个病如果只是对症处理，可能暂时会好一点，但很容易就复发了。因此要想彻底治疗该病，就必须从该病的本源——过敏性体质入手。而在治疗过程中，医生需要重视对"血"的调节。《外科正宗》消风散除了用疏风清热除湿的荆芥、防风、牛蒡子、蝉蜕、苍术、苦参等,还配伍了当归、生地黄、胡麻仁等养血润燥、活血凉血之品,其意就是在贯彻"治风先治血"的思路。《诸病源候论·风瘙隐疹候》曰:"风入腠理,与血气相搏,结聚起相连成隐疹。"《外科大成》亦曰:"若风热内淫,血虚作痒者,又当凉血润燥。"

推拿中除了选用很多祛风的穴位(风池、风市、精宁、威灵)外,其实也应该注重选取一些活血的穴位,如肩井、血海、膈俞。但除了这些穴位以外,还可以选取古人三部九候切脉的部位。头部:上,两额动脉(太阳),候头部病变;中,两侧耳前动脉(耳门),候耳目病变;下,两颊动脉(地仓、大迎),候口齿病变。上肢:上,手太阴肺经动脉(寸口),候肺;中,手少阴心经动脉(神门),候心;下,手阳明大肠经动脉(合谷),候胸中。下肢:上,足厥阴肝经动脉(五里,妇女取太冲),候肝;中,足太阴脾经动脉(箕门),候脾,若候胃气配足阳明胃经动脉(冲阳);下,足少阴肾经动脉(太溪),候肾。通过对这些浅表动脉的刺激,相信能对"血行"达到更深层次的调节。

(程　波)

十三、人以胃为本

海派儿科推拿在小儿疾病施治方面,主张辨证施治,整体治疗。但依据小儿的生理、病理特点,认为小儿"稚阴稚阳""邪之所凑,其气必虚"。在治病过程中必须时时顾护正气,即用"固本"的方法。中医认为"肾为先天之本,脾胃后天之本",在治疗小儿疾病时,除了脾胃病证和肾病病证需用补脾和益肾的方法外,对许多其他的病证,也都使用了补脾益肾的方法,尤以健脾为重。

《素问·平人气象论篇》说:"人以水谷为本。"胃主受纳腐熟水谷,脾主运化水谷,脾胃密切合作,才能使水谷化为精微,化生气血,充养全身,故称"胃为水谷气血之海""脾为气血生化之源"。脾胃的消化功能和饮食的营养,对人体生命和健康至关重要,所以曰

"人以胃气为本"。胃气不足，则会影响疾病的发生与发展变化。所以小儿推拿也就更注重顾护小儿的胃气。

在脾胃为后天之本、气血生化之源的基础上，更加强调胃的作用。这一点在《黄帝内经》相关的原文中以及其他文献中得到佐证。二是推拿临床应用之中，对胃肠的蠕动有更直接的作用，腹部及捏脊的作用均可说明。

在人以胃为本中注意强调二点：一是脾胃为后天之本中更加突出胃的作用，这是胃为水谷气血三海；二是胸腹为阴阳气血之源。基于这两点，结合推拿手法在腹部操作能直接通调胃肠。所以，海派儿科推拿在扶正固本中十分强调腹和背脊的应用。在手法方面，海派儿科推拿十法的排序是考虑小儿推拿八法的传统叫法。在原有八法的基础上，把临床用得少的掐法改成常用的捏；把实际为推和摇的运法分别在推法和摇法里加以表述，改为拿法。如此之按、摩、捏、揉、推、拿、搓、摇加上搂、擦就成了海派儿科推拿所说的十法。原来大家对手法的认识是从小儿推拿历史著作中理解的，因而在传承中各派不尽相同。而海派儿科推拿的认识更多的是传承了一指禅推拿流派，如一指禅推法、按、摩、揉、拿、搓、摇等。在小儿推拿中常用的三指(直指)捏法，实际上也是海派儿科推拿的特色手法。这个捏法是从上海地区民间"翻皮肤"的方法提炼而来，最早见于上海中医学院编写的《农村卫生员推拿读本》(1966 年 4 月,上海科学技术出版社)。后来在上海市大学教材《推拿学》(中医专业用,1974 年,上海人民出版社)中对这种上海地区本土捏法又进一步表述，并且有了图示。

临床小儿疾病多由乳食所伤，或饮食不洁致使胃气易滞，腑气易结。故只有调和胃气，才能维持升降、纳化的正常功能，三焦气化才能畅达，以利于各脏腑功能的康复。

临床上小儿疾病如咳嗽、痰喘、脑性瘫痪、发育迟缓、相火证等，治疗时会运用"补土生金""治痰先治脾""治痿独取阳明""补肾先补脾""见肝之病，当先实脾"等方法，取得良好的疗效。

（陈志伟）

十四、浅谈海派儿科推拿手法

传统的"小儿推拿八法"有按、摩、掐、揉、推、运、搓、摇。海派儿科推拿则总结了十大手法，有按、摩、捏、揉、推、拿、搓、摇、搽、擦，并加以变化应用。

其中推法中的旋推法、直推法是比较有特色的手法，也是应用较多的手法。旋推法是以拇指螺纹面在穴位上做顺时针方向旋转推摩的手法，推时仅靠拇指小幅度运动，操作时频率较快，每分钟达150～200次。主要用于手部的面状穴位，如旋推脾经、旋推肾经等。旋推一般作为补法。直推法则是以用拇指桡侧缘或螺纹面，或食中指螺纹面在穴位上做单方向直线推动的手法，用拇指直推操作时主要靠拇指的内收和外展活动进行，操作频率更快，每分钟达250～300次。常用于线状或面状穴位的操作，如开天门、清大肠、清肺经、推三关等。具有通散之功。这两种手法在小儿推拿临床应用最频繁，时间较长就会引起拇指关节的酸痛甚至引起关节损伤，海派儿科推拿将一指禅、搽法操作中摆动的形态，以及松腕要点融入小儿推拿的手法中，以腕关节的屈伸动作来带动拇指的运动，使拇指关节的屈伸运动幅度变得很小，这样关节损伤就可以避免了。不但手法应用起来更轻松，还使手法更柔和，渗透性更强。

一指禅、搽法等手法的融入，丰富了小儿推拿的手法内容，也使小儿推拿的疾病谱有所改变，如青少年脊柱侧弯、脑性瘫痪、情感交叉症、癫痫等疑难杂症也拓展为小儿推拿适应证，扩大了小儿推拿的适应证范围。

（陈志伟）

十五、薄技安身立命说

谚曰："积财千万，不如薄技在身。"这句话出自颜之推的《颜氏家训》。他告诫人们：世上不是钱财最重要，而是读书学习技能最重要。即使你拥有万贯的家产，有许多看似可靠的外力援助和物质基础，也不应完全依赖于它们，而是应该自力更生，提高自己内在的涵养与素质，这样即使外力消失，你也能立于长久而不败之地。

随着社会的快速发展，各种职业可谓日新月异、数不胜数。职场也好，创业也罢，纵有良田百亩，不如薄技随身。推拿作为一种非药物的自然疗法、物理疗法，是医者用双手去解决疾病痛苦。原始人类在劳动过程中偶遇损伤而发生疼痛时，就"本能地""自然地"用手抚摩，减轻痛苦，由此积累经验，逐步形成推拿疗法。这种看起来朴素却疗效显著的治疗方法是最古老的医学，正是能够解决百姓实际病苦的有效技能和医术。但是若想达到手到病除的效果，必须要努力地在专业技能上下功夫，才能真正掌握这项看起来比较简单的技能，从而在现代社会中安身立命。

推拿的手法必须通过常年的刻苦练习来提升，但是选用哪些手法、每个手法操作的次数多少，都是有一定道理的。天津南郊有一名盲医，善治多种疑难病证，远近的许多人都慕名去求医，他开的药，来来去去都是常用的食品，像绿豆、红豆、葡萄干、黄花菜等，唯一的区别就是在这个数上。《黄帝内经》中岐伯提出了传统养生方法的总原则，即"法于阴阳，和于术数"，也就是说，阴阳和术数在传统养生方法中具有非常重要的地位。推拿治病总的来说无外乎调节人体阴阳和气血的平衡。以小儿便秘一病为例，病变部位在大肠，肺与大肠相表里，加上"清肺经"这一手法，相对于单纯地调理脾胃系统，也许会看到更好的疗效；再以"清天河水"这一手法为例，根据患儿体质或患病情况的不同，使用次数也要随之改变，不然就无法达到满意效果。

家财万贯也许不错，但薄技在身更为重要，术业有专攻，只要努力提高自身维持生存的薄技，就能够在这个不断变革的社会中立于不败之地。

（冯燕华）

十六、胆大心细"老面皮"

时间穿越到53年前,那时的金师还不是教授,也不是主任医师,只是一名初出茅庐的年轻医生,实习和工作初期均在当时推拿门诊部的第一诊室,这个诊室由丁氏一指禅推拿传人王百川老师领衔,负责业务指导,从而能经常得到王老师的教诲,不熟悉者只知晓王老师平素对学生颇为严厉,只有跟过的人才知王老师刀子嘴豆腐心,对学生关爱有加。金师那时才出象牙塔,每日面对络绎不绝的患者,不免时有局促不安之相。王老师看在眼里,觅得良机,便与金师促膝长谈。谈话中一句:"做推拿医生,一定要胆大心细'老面皮'。"让金师受益终身。

这句话与药王孙思邈《大医精诚》之中的内容遥相辉映:"世有愚者,读方三年,便谓天下无病可治;及治病三年,乃知天下无方可用。故学者必须博极医源,精勤不倦,不得道听途说,而言医道已了,深自误哉。"从一开始"读方三年……无病可治"的"胆大"到"治病三年……无方可用"的"胆小",以及"博极医源,精勤不倦"的医学探索精神正与"胆大心细老面皮"的内涵如出一辙。下面将这句话分为两个部分进行品读:"胆大心细"与"老面皮"。

"胆大心细"相辅相成,互为帮衬。"胆大"因"心细"才能勇敢尝试,"心细"因"胆大"才能开拓进取。一方面,年轻医生踏入临床伊始,临床经验相对不足,诊疗过程中容易畏首畏尾。这时候需要"胆大",但不可以"妄为"。"胆大"必须结合"心细",依据书本学的、老师教的、上级医生指导的,遵循临床诊疗路径充分而又细致地完成工作;每接诊结束,对患者的病案总结归纳,提炼思路,为下一次的"胆大"施治奠定基础。

"胆大心细"又指面对临床问题要敢于"大胆"采用中医思维辨证论治,"大胆"施用中医方法干预疾患,比如儿科推拿、艾灸、拔罐等。例如:腺样体肥大、过敏性鼻炎、哮喘等西医疗效有限的疾患,中医儿科推拿对其有非常好的临床疗效,关键在于辨证的准确以及手法的到位。同时，诊疗过程中也不能忘了"心细"，该做的相关检查要完善，病历书写要规范，医嘱内容要准确，既是对患者的负责，也同样是对推拿医生自身的一种保护。

再来谈谈"老面皮"。这一词原指"脸皮厚，比喻不怕羞"，用在此处指学习态度。金师常说要有"知之为知之，不知为不知"的求学心态，要常向三种人学习：同行、民间医生、患者。首先，向同行学，不仅仅指的是儿科推拿的同行，还有中医儿科、西医儿科、儿保科等同道。要想做好一名儿科推拿医生，必须具备扎实的儿科基础，能够准确判断前来就诊的儿童所患何病、所处何期、如何发展等。有时候，碍于同行颜面，明明对某个疾病一知半解，明明有机会可以虚心请教，但是脸皮太薄，怕被同行讥笑："这么简单的问题都不知道？"这个时候"老面皮"的价值就体现出来了，要有一点"厚脸皮"的精神，敢于提问、不怕耻笑。丢点面子事小，治好病疾事大，不懂装懂，后患无穷。

如果说对于同行"羞"于开口，那么对于民间医生便是"耻"于开口。不知从何时开始，人们已经戴着有色眼镜评判这些游弋于体制外的"医生"，总以有无执业医师证丈量"真理"的尺度。对于民间验方、效方视而不见或见而不信，一律扣上"江湖郎中""忽悠""伪科学"的帽子。诚然，这几年随着养生热潮的兴起，让一批不法分子假借养生之名，却行欺骗之实，使得不明真相的群众生命健康与财产受到损害。但瑕不掩瑜，民间还有大量有价值的方法值得学习，比如海派的捏脊方法就与北方冯氏捏脊不同。该方法就是从民间方法中学习而来，最早以文字记录在金师参与编写的《农村卫生员推拿读本》（1966 年，上海科学技术出版社）一书之中。如果没有这种不耻下问"老面皮"的精神，一味高高在上，端坐庙堂之上，也许人们将失去众多宝贵的经验和技术。

如果找赤脚医生学习一些经验勉强能够接受，那向找医生解决问题的患者又有什么可学？古人云："久病成良医。"很多反复外感、鼻炎、咳嗽、哮喘患儿的父母往往就会成为这样的"良医"。他们与患儿朝夕相处，能够详细记录孩子每一个细微的变化；有心的父母还会将医生每次诊断、用药、医嘱都详细记录下来,烂熟于心。随着时间的推移,这些家长针对自家孩子疾病的掌握程度远远超过医生,甚至到了"望而知之"的地步。这种通过长期实践获得的经验难道不值得学习吗? 当然,找家长获取这些知识,需要一些"老面皮"的态度,同时询问技巧也必不可少。否则,谁是医生,谁是患者,就有点模棱两可了。总之,认真学习这些家长的"战"病经验,对于推拿医生的成长有莫大的益处。

综上所述,"胆大心细老面皮"好似三伏天品尝冰镇西瓜,又似三九天热饮羊汤,使人明道,使人奋进,使人前行,让原本束缚着心智的一根紧绳瞬间松了绑。现在,金师像他的先生王百川老师一般,将这句话讲授给后生晚辈、徒子徒孙,让这粒种子落入推拿人的心底,慢慢萌芽开花结果,让推拿莘莘学子开悟,找到属于自己的推拿求道之路!

(蒋诗超)

一、《小儿推拿》序(1980)

(一) 序一

夫推拿一道,古称之曰"按摩",其历史悠久,源远而流长。《史记·扁鹊仓公列传》云:"上古之时,医有俞跗,治病不以汤液醴洒、镵石、挢引、案扤、毒熨……"案者,乃按摩之谓矣。《黄帝内经》中亦有"病生于不仁,治之于按摩醪药"等记载。

推拿依岐黄之理,尤重手法穴道,因病而异、因人而施,诚为中医宝库之奇珍,推拿流传后世,各家发挥颇多。时至明代,小儿推拿兴也,且甚为风行,专著相继问世。小儿无七情六欲之感,只有风寒暑湿伤食之征,且初生脏腑脆薄,不经药饵,稍长又畏药难投。唯此小儿推拿可免药石针砭之苦,且法妙效验,实属保婴之良术。

义成仁弟,沉迷推拿、擅长其术,勤求古训、学有所得。今博采群书,辑各家之说,汇编成篇,可谓集小儿推拿之大要。

是篇分为手法、穴位、复式操作法、病症、歌赋五类,旁征博引、繁简得当、条理清楚,且图文并茂、学用甚便。

愿我推拿之花,姣姣日盛,争妍于百花园中。

朱春霆 识

(二) 序二

推拿又称按摩,在治病中具有简单、方便、效果显著而无副作用的特点。至今已有几千年的历史,虽几经盛衰而不灭,证明我国的推拿疗法有着旺盛的生命力,越来越受到社会的重视、中西医务界的肯定。

在推拿医术的发展过程中,形成了许多流派,其中自明代以来小儿推拿又有了新的发展,自成体系、独具一格,逐渐分为成人推拿和小儿推拿。

为继承和发展中医学遗产中的小儿推拿,作者较全面地综合整理了历代小儿推拿文献,特别是明清时代的小儿推拿专著,编写成书,是一部较为完整的系统的小儿推拿参考书。

该书图文并茂,全书共五个部分,每个部分都叙述了历代各家的观点,便于读者学习运用时参考。

小儿推拿对某些病症具有其他医疗方法所不及的效果,而患儿又乐于接受这种医疗方法,因此本书为一部学习运用小儿推拿的入门书,并可供从事小儿推拿医疗、教学、科研工作的同志借鉴。

金义成同志编写此书,不辞辛苦,翻阅了大量的历史文献,反复推敲,力求能正确地综合整理出历代各家的观点、经验。这种为继承和发展中医学遗产的精神是可贵的。

在百花盛开的医学领域里,祝愿有更多的推拿著作出版。

陈国发

二、《推拿自学入门》序(1985)

推拿医学发源于我国已有几千年的历史。经历代推拿人士的总结和发展,使我国推拿医学日趋成熟。它运用中医的经络学说、辨证论治等理论,结合西医学理论及运用中国推拿独特的手法来防治各种疾病。中国推拿的手法众多,刚柔相济,因此治疗范围广泛。近年来由于推拿的迅速发展,引起了社会各界人士的重视和兴趣。为满足初学推拿者的欲望,编写了《推拿自学入门》。

《推拿自学入门》集各家所长,深入浅出,较系统地阐述了中国推拿医学的各种疗法,是临床推拿医生的一本有益的参考书。我相信本书的出版,将有助于初学者自学入门,同时还将对中国推拿医学的发展,起到积极的作用。

王纪松

三、《推拿学基础》序(1987)

中医推拿学是祖国医药学的重要组成部分,是人类最早的医疗方法之一,具有悠久的历史。早在四千多年前的甲骨文中就有了推拿治病的记载。两千多年前,战国时代的名医扁鹊曾用推拿并综合其他疗法抢救了赵国太子的"尸厥"症;编于战国时期的中医理论专著《黄帝内经》中也有许多关于推拿的记述,约与此同时,还出现了第一本推拿著作——《黄帝岐伯按摩》10卷。数千年来,历代无数医学界的医疗实践积累了丰富的经验和理论知识,逐渐形成了独特的中医推拿学。

推拿这门古老的学科,不仅是中医学中不可缺少的一环,而且已经引起世界各国的重视,成为一门新兴的学科。从每年不断有外国医生要求来我国学习推拿这一事实,就证明推拿已登上了国际舞台,并将成为世界医学的一个组成部分。

因为推拿学具有科学的内涵,而且具有验、便、简的特色,所以具有强大的生命力。近年来,无论是要求专业学习,还是要求参加业余学习的人士越来越多,学习推拿的热潮正在掀起。

由于历史的原因,有关推拿的著作并不多,继承和发扬中医推拿的工作也亟须加强。为了振兴中医推拿,以符合推拿发展形式的需要,我们根据以往中医学院推拿专业和业余教学的实践,新编了这套推拿系列教材。这套教材包括《推拿学基础》《推拿手法学》《推拿治疗学》《小儿推拿学》四本,具有全面系统、深入浅出、兼顾普及和提高的特点。我相信这套教材的出版,将有助于推拿事业的发展和提高。

在编写的过程中,金义成同志从确定编写内容,到组织有关同志编写,做了大量的工作,并且负责全套教材的审定工作。由于时间仓促,缺乏经验,尚难免不足,希望读者出于爱护的精神,提出意见,以便再版时修改。

这套教材之所以能够出版,还要感谢上海中医学院出版社的支持。他们立足于振兴中医事业,着眼于以社会效益为主,以及认真负责的态度,是值得学习的。正是在他们的积极支持和帮助下,才使这项工作得以顺利进行。

让我们把中医推拿系列教材的编写成功,作为一个新的起点,使中医推拿更好地适应四个现代化的需要,为中国和世界人民的健康服务。

张　天

四、《中国推拿》序(1991)

(一) 序一

中国推拿,源远流长,它是运用手法医疗之精华,是中国医学宝库中瑰宝之一。

推拿治病,以脏象、经络等理论为指导,运用各种不同的手法为外治手段,从而达到疏通经络气血、调整脏腑功能、祛病摄生的目的。推拿疗法,不仅适用于众所周知的伤骨科疾患,且能治疗内、外、妇、儿科的许多病证。其术施治方便,疗效显著,既是饮誉于国内,又是蜚声于海外的传统医学中的一门学科。

在振兴中医,开创中医事业新局面的形势下,发展推拿学已成为中医界和广大群众的共同愿望。金义成同志为适应中医推拿事业发展的需要,刻意求索,博采众长,无门户之见,不偏主一家,历经数载,几易其稿。更难得彭坚君志同道合,鼎力协助,乃成是书。

该书荟前人之学说,萃今人之创获,全面地、系统地整理了中国推拿的学术成就和极为丰富的内容。书中除重点阐述推拿的源流、理论、手法、练功、治疗、保健等主题之外,还注意使之糅合交融、相辅相成、前后呼应、资料确凿,因而具有系统、全面、新颖、实用的特点。

《中国推拿》是推拿学中的一本提高性著作,为中医推拿临床、教学和科研工作提供宝贵的参考资料。它的问世,必将推动中国推拿学术的发展,并对该门学科的繁荣、为人民保健事业做出贡献。

裘沛然

(二) 序二

夫医者,素称仁术,盖以其保障健康、共跻寿域,而具济世益民之利也。凡业医之士,若非学贯古今、经验丰富,何能拯危愈疾、着手成春?唯经验之积累,必来自实践,其获弋之途,或为亲身之体验,或为他山之玉石,故欲求知识之渊博,务需勤求贤训、广览众籍,庶能贯而通之、举一反三焉。中国医学,源远流长,代有发明,不断发展。昔贤之著述,不啻汗牛充栋;现代之经验,多散见于书刊。是以欲求兼收并蓄,每有费精力而获益甚少之感,欲求参考借助,恒有搜精粹于一册、溶古今于一书之望。若有此类专籍以飨读者,定受普遍之欢迎。然则此项工作,虽具总结经验,以利发展之积极意义,而于搜集整理则颇为艰巨,非志坚不移,且能慧心鉴识,何能克免斯举乎!

中医推拿疗法,乃我国中医学重要组成部分之一,又有按摩、桥摩、按跷诸名,考其发源已有数千年历史,古代医籍早有载述,如《素问·异法方宜论篇》曰:"中央者,其地平以湿……故其病多痿厥寒热,其治宜导引按跷。"《灵枢·九针》曰:"形数惊恐,筋脉不通,病生于不仁,治之以按摩、醪药。"皆明示当时临床颇为常用,并受到相当重视。时至今日,以其广泛适用于内、儿、妇、伤、外以及喉、眼诸科,具有疏通经络、滑利关节、促进气血运行、调整脏腑功能,乃至增强人体抗病能力多种效能,且兼简、效、廉、便诸优于一法,其日益为广大病员所赞扬,岂偶然哉! 然则,医学宝库还待进一步发掘、深入研究而提高,中医推拿亦不例外,为是对于推拿疗法进行整理、发扬实属刻不容缓者也。

金君义成,致力中医推拿临床工作已逾二十多年,不仅积有丰富治疗经验,且对推拿疗法之研究造诣颇深,尤其对提高、发扬推拿学术素怀壮志。前曾撰述《小儿推拿》等书,颇受读者欢迎。今又感中医推拿为中华民族传统医学特有之疗法,已在国际上受到广泛重视,而无数宝贵资料则零落散在,致使有志学习者、致力研究者每有缺乏系统书籍以为参考之憾,于是在彭坚君协助之下,奋力编著《中国推拿》一书。以融古冶今、广征博引、荟萃精英为旨,积十年之久终于成册。全书分历史、基础、经穴、手技、药摩、功法、治疗、保健、医话歌赋九篇,洋洋百万言,内容赅备,蔚为大观,为促进中国推拿学科发展做出巨大努力,亦为振兴中医做出巨大之贡献也。值兹付梓在即,爰乐而为之序。

无为叶显纯于上海愚或轩

五、《实用推拿图谱》序(1994)

推拿按摩,源远而流长,历为杏林一奇葩。远至俞拊、扁鹊、华佗、葛洪、巢元方……近至万全、吴师机,历代著名医家,多有推崇。其法与针灸并称于世,素为岐黄要术。于己健身,于人则疗疾延寿。

然世之谓推拿,尝称其简单易学。若就其法于自然而言,此说尚可,如若一概而论,此论颇偏。盖因习推拿者,与研习中医其他各科无异,须明医理、懂方药、识明堂、知骨相,更当穷手技、功法。功法手技者,推拿之首务也。盖手技之高下疾徐、轻重开合,皆关乎人之性命。劳心又劳力,方能以仁术济人,正是谓"一分功夫,一分疗效",又岂可小觑而乱施哉!

近来,顺时应势,推拿著述,相继问世,且呈方兴未艾之态势。这些大作,对推拿的继承与发扬功不可没。但推拿医术,十分着重业者手法之技巧与功力。纵观推拿医籍,窃以为文虽深入浅出,图文并茂鲜见,有关推拿手法、功法、操作之要领尚难使人一目了然。故余不揣愚陋,编此一书。编中以图为主,务求详明,以助读者解难明手技、功法之悬,免望文生义之舛,收按图索骥之功。

　　书之要好,好而无底,当不断锤炼、修改,对拙著中不足之处,热忱期望识者教正,以期日臻完善。

金义成

六、《家庭伤骨科百病推拿图解》序(1996)

　　顾客的病症居多。加之一些人的传统观念,仍以为推拿只能是治疗筋伤骨错的。如果说及推拿可以治疗内、妇、儿科疾病之时,就有些难以置信。故而本系列由:《家庭儿科百病推拿图解》《家庭内妇科百病推拿图解》《家庭伤骨科百病推拿图解》《家庭夫妻保健推拿图解》四本书组成。而且各书中又尽可能地将我们推拿几十年行之有效的经验都加以介绍,力求系统全面。譬如各书中就包括近百种各科常见病、多发病、疑难病。还介绍一些经典的疗法和最新进展。此外,考虑到推拿具有良好的强身保健作用,故又介绍一些可以推广普及的练功方法和互相推拿的方法,有利于家庭保健推拿之用。

　　再次,在编写的方法上,针对推拿手法治病的这个特点,治疗过程中,均配以大量的插图(基本上每一步都配有一图,使书本更具有图解的特点),这样既增强了直观性、准确性和治疗效果,又可避免了前后查找的烦劳,采取"看图识法"的方法,希冀能省时省力。

　　尽管推拿是一种自然疗法,且疗效实在,但也不是对所有病症、对病症的所有阶段都能手到病除。为了巩固推拿的疗效,增加书本的使用价值,又同步增加了常用方药和练功方法。练功和中药应用都有一定的规律和要求,书本实不能包容,但是给读者一个导向还是应该的,也是可能的。练功的方法和用药的计量、疗程应根据患者的实际情况决定和调节，力图使推拿、方药和练功的应用相辅相成，相得益彰。

我们体会，要想使推拿达到预期效果，应注意掌握三个环节。首先是明确对病症的诊断，了解是什么病症、病情如何；其次是为了推拿治疗做出处方，本书的释义就说明了处方的根据，为推拿的处方打好基础；再次是必须掌握好推拿步骤和手法，用力应由浅入深，由轻到重，使治疗的量和度都达到恰当的程度。可以这样讲，如果您能掌握以上三个环节和本书的基本内容就可以成为一名成功的"推拿医生"了。

为了把握好普及和提高这两把尺子，我们从实际出发，从中医、西医学的角度，对各科病症做出了全面的阐述，使读者既能了解基础的或已经掌握了的医学保健知识；又能对病症的辨证施治等理论知识有个较为深入的印象，在学用时易于融会贯通，发扬光大。

最后，想借前言与读者说的是，在阅读本书时，有些基础知识需将这系列各本书前后互相参见。诸如，不论用推拿治哪一科的病症，均需用到经络穴位，但又不能在每本书中都协商一遍，为此，就要参见《家庭内妇科百病推拿图解》。再如，取穴的分寸、选配穴等知识，就请参阅其他有关书籍。因为作为一本推拿专著，实难涵盖一切。对此，我想读者是会体谅的。

当您见到这本书时，可能会发现其中的不足。这份遗憾，我们想在以后再有机会时，加以修改和弥补。

金义成

七、《海派儿科推拿图谱》序（2003）

（一）序一

中医推拿是中医药临床医学的重要组成部分，经历代医家的探索、实践、继承、发扬，逐渐形成了一门理论研究和临床相结合的、系统完整的学科、以其独具特色的治疗方法和手段、显著的治疗效果受到海内外医学界的重视和广大患者的瞩目。

金义成教授是中华人民共和国成立后，在党和政府正确发展中医政策指引下成长起来的中医推拿学专家。他自1963年从上海推拿专科学校毕业以来，一直工作在教学、科研、临床第一线，以对中医药和中医推拿学科发展的满腔热情和高度责任心，矢志不渝、兢兢业业；坚韧不拔、辛勤耕耘；追求新知、不断进取。历40多年的艰苦努力、宵衣旰食、焚膏继晷，他独立编著、主持编写出版的专著有36部，编撰科教影视片文稿8部。《海派儿科推拿图谱》是其科研成果和学术专著园地中又一支鲜艳的花朵。

金教授于儿科推拿造诣尤深，已出版《小儿推拿》等专著多部。本书冠以"海派"之名，良有深意：一曰"海派无派、无派有派"；二曰"海派无形、无形有形"。流派者，学术、文艺方面的派别也。发生、发展在上海这一特定地域的中医、中医推拿、小儿推拿自有其特色和特点，这是有派之谓；而上海所体现的海纳百川、融汇百家、兼收并蓄、扬长补短等人文精神和学术风格，又使海派无派。所谓海派推拿的有形，则是数千年中医传统推拿的精髓、万变不离其宗；而无形之谓乃不断吸纳新知，补充新的内容，不墨守成规、不泥古不化。这些辩证思维的观点，对中医继承与发展的正确把握，正是本书精华之所在。

在重视继承的基础上着力创新，是金义成教授毕生坚持的方向和追求的目标。《海派儿科推拿图谱》中同样充溢着科学创新的精神，无论是推拿手法的应用、理论研究的探索，还是治疗法则的规范、"穴部"概念的确定，都尝试有新的突破，注重有新的发现和创造。有些则是见解独到、独树一帜。如推拿补泻历来有之，其方法各家不尽相同，甚至截然相反，究其原因，金教授认为推拿手法有调节平衡之功效，补泻方法可以求同存异，不必强求一统；又如"痛则不通、通则不痛"似成共识，而金教授另有见解："痛则通、不痛则不通"，此并非标新立异、故作惊人之语，推拿治疗中有"以痛为输"的理论和经验，一为临床应用，一为病理机制，两者其实并无矛盾。当今中医药事业面临发展机遇,而学术创新、提高临床疗效是促进发展的两大切入点,金义成教授以自己锲而不舍的工作和丰厚扎实的成果,为中医和中医推拿学的振兴和发展贡献了自己的才智和力量。

金义成教授还是一位热爱祖国、热心社会事业、积极参与公众事务管理的民主党派基层负责人,担任过农工民主党上海市委第七、八、九、十届委员,上海中医药大学农工党委员会第二、三、四届副主任委员。在任期间认真负责、恪尽职守、参政议政、服务社会,做了大量卓有成效的工作。借此新著付梓之际,谨表钦敬、祝贺、感谢之情意,并乐以为序。

上海中医药大学党委书记

张建中

(二) 序二

关于海派中医与海派儿科推拿的思考和认定

推拿而冠之以"海派",这是前所见到的第一部医书,也是我国于新世纪实施全民素质教育国策,提升创新精神、创新意识以来,带有明显创新动机和实践意义的一部医学著作。因此,撰写《海派儿科推拿图谱》一书,是通过总结和提高自己多年来从事推拿临床和教育的实践经验并借以回报社会惠及民众,是可取的、值得称道和具有积极意义的。

"海派儿科推拿"的概念是在对早些年出现的"海派中医"概念的更进一步认定和发展而来。而海派中医又是在上海这一特定的地域环境、特定的地域文化——海派文化的基础上,并以历史进入19~20世纪,中国由封建主义转变为新民主主义的社会转型时期,部分知识分子特别是转以行医为职业的知识分子,得风气之先,企求改变现状,振兴中华,引领全国的先知先觉和感悟这样一个历史大背景下而产生出来的。上海是中国最早开埠、东西方两种文化最早发生碰撞并融合的前沿阵地之一,也是中国最大的国际大都市,其代表现代意识和具有现代文明的气质特征表现为海纳百川、融汇百家。在这一方水土上得到滋养而成长起来的中医，也具有海纳百川、融汇百家的气度。经过广泛吸收各门各派所长，并结合自身的条件和优势，尤其是重视吸收现代科学技术和西医学最新成果为我所用，在长时期的实践锻炼便又促成了新的流派，于是人们统称之为"海派中医"。因为海派中医没有门户之见，不是小肚鸡肠，不是鼠目寸光，所以能够最广泛地汲取各个流派的学术经验。从不计门户之见而言，应该说"海派无派"。但是事物总是在不断发展着，海派中医也是在不断进取中发展自己，同时在不断实践中形成自己的特色，练成具有个性特征的看家本领，以此吸引一批对自己的技术情有独钟的、特别欣赏和崇尚自己的群体，于是一个新的流派自然而然地便形成了。这一结果不是刻意追求而来，也不是矫揉造作摆弄出来，而是在病家的爱戴、群众的欢迎、同行客观公正的评价、社会的肯定中脱颖而出的。这时已由"海派无派"境界进而发展为"无派有派"的境界。要说刻意追求，那就是尽心尽意地为民众服务、努力提高和改善为民众服务的技术和才能。如果没有这一基本的高尚动机和精神动力，就不可能有海纳百川的气度。由于海派中医的临床优势，能够有较显著的治疗效果，而使国内外大批患者都纷纷慕名而来。因此，对于海派儿科推拿这一名称的出现，我一点也不感到惊奇和意外，就好比是种子发芽、水到渠成那样的自然而然。

海派儿科推拿确实有自己的创新成分。一是手法应用、集众家之所长，丰富的内涵扩大了儿科推拿的应用范围和病种。它主要汲取了一指禅推拿、内功推拿和㨰法推拿三大传统流派的手法和临床特色，同时也广泛吸取其他流派的临床经验。因为各家流派各有自己的适应证和应用范围，也有一家一派的局限性，如果能集各家所长，那么当然也就克服了一家一式的局限性，相应地就扩大了适应证和应用范围。二是理论创新，强调固本归元。推拿的特点是，前来就诊的病家，急性病和急诊较少，慢性病较多，因此治疗原则就不能是"急则治其标"，而是必须符中医理论"缓则图其本"放到第一的位置上。时代进入 21 世纪，病家的自主意识和保健意识进一步加强；病家追求"治病要彻底"，医生追求固本归元，于是大家在这一点上达成了共识。三是治疗法则的创新，中医八法汗、吐、下、和、温、清、消、补之外更强调一个"通"字。通是对于推拿手法具有通经、疏通、通利、宣通、通顺、活血通瘀等多层意义的高度概括。"通"字具有高度的临床意义。因为人与自然是一个整体，人体本身也是一个整体。而作为物质存在形式的生命，其存在的形式是运动，停止了运动，生命就会终止，因此哲学家高度概括生命本质而提出的命题是："生命在于运动。"运动就是流通，就是长流不息、动态不居和循环往复；在人体的反应是不通则痛，不通则亡。"通"就是使不通变通，使疼痛、阻塞和疾病解除，使生命得以绵延。因此"通"字不仅具有临床上的治疗定义，而且具有养生学上保健强身和长寿的意义。四是突破固有的"穴位"概念，提出"穴部"概念。推拿的应用是施治者用手部或其他部位作用于患者的人体部位，运用手法并施加一定的力度，由表及里、由浅入深地渗透于病所，由此产生缓解和治疗疾病的效果，达到治病救人的目的。施治者的手部触及患者的肌肤，即便是某一局部，也不可能只是像针刺穴位那样的一个点，而是穴位（或疼痛部位）及其周边区城的那一片，小至指尖、指腹，大至手掌、指拿关节、肘部、脚掌、膝部，甚至更大的范围，它应该是一个局部，因此"穴部"概念的提法更加切合实际，更加有利于对施治目标、作用手法、施治的方式方法和施治结果进行客观总结，同时也符合以"通"字为主要内涵的推拿创新理论，具有海派儿科推拿在理论上的创新意义。

　　《海派儿科推拿图谱》是金义成教授根据自己多年从事推拿临床和在教学工作中所积累的经验，并广泛汲取各家流派之长的基础上经多次实践和创新，总结而成。金义成教授自 1963 年从上海推拿专科学校毕业后即从事临床和教学工作，至今已从医 40 年，在全国推拿界应当说是一位资深的高级专家。长期以来，他教学不脱离临床，一边临床实践，一边教学，还一边著书立说，至今由他独立编写或主持编写并已出版的著作有 36 部，另有影视片 8 部，字数达到数百万字，这是他不断追求、不断进取的结果，也是他多年来积累起来的难能可贵和丰硕的理论和临床研究成果。特别值得一提的有两部对中国推拿学术进行全面总结具有较大影响的、总字数达到百余万字的专著——《小儿推拿》和《中国推拿》。尤其是《中国推拿》，经过"十年磨一剑"，其积累资料之丰富，涉及面之广泛，得到了人们的高度评价，被誉为是对中国推拿史的第一次全面总结，是对推拿技法之一药摩（俗称"膏摩"）的第一次总结，其应用范围之广，涉及内外儿妇眼喉等临床各科，也是目前同类书中所少见，其收集推拿历史文献资料之广之多也为目前推拿文献著作所不及（几乎收集了现已出版和凭个人能力与视野范围所及的全部推拿历史文献资料）。因此他提出海派儿科推拿的理论是有充分和扎实的文化底蕴的。

对于《海派儿科推拿图谱》的撰成和出版，我乐为之序。

楼绍来　撰于上海中医药大学

八、《常见小儿病的推拿预防和护养》序（2013）

（一）序一

"人民身体健康是全面建成小康社会的重要内涵，是每一个人成长和实现幸福生活的重要基础。"这是习近平总书记在会见全国体育界先进代表时的讲话，说明健康对个人和社会的重要性。

《沪上中医名家养生保健指南丛书》是上海市老教授协会和上海中医药大学老教授协会经过协商、策划而编著的一套系列丛书，本丛书的出版得到了李从恺、金师的大力支持。本丛书的总主编施杞教授曾多次获得国家级、上海市科技进步奖，也曾获得"上海市劳动模范""上海市教书育人楷模"等荣誉称号，是德高望重的著名中医学家、上海市名中医，在中医临床上积累了丰富的经验；两位执行总主编也都有着深厚的中医学术功底和科普著作编著经验；各分册主编都是具有临床经验几十年的中医资深专家，在无病先防、有病早治和病后调养等方面都有独到而卓有成效的方法。

专家们感到,由于优质医疗资源的缺乏,每次门诊人数较多,而无法给患者解答更多的疑问,在防病和自我保健上也无法讲深讲透,因此冀望通过编著科普书籍来缓解这一矛盾。在编写过程中,他们结合西医学知识对疾病进行分析,更重要的是把中医千百年来的实践和知识穿插其中;既考虑权威性,又考虑大众化;既继承了中医名家的经验,又奉献了自己的临证心得,体现了原创性。他们撰写认真,几易其稿,将本丛书和许多其他的养生书籍区别开来,以期正本清源,更好地为人民健康服务。

"人生百岁不是梦",但要靠自己对身体的养护和医护人员的帮助。由于非医务人员在医学知识和技能上的缺乏,建议生病之后要到正规医疗场所治疗,因此本丛书没有把治疗疾病列为重点篇幅,重点在未病先防和病后调养上。书中重点介绍经络、腧穴、穴位按压、推拿手法、养生功法,也有大量的食疗知识,还有简单的草药使用,可供普通民众自我预防、调养和护理,非常实用。

本丛书将学术、临证经验和科普写作方式准确地糅合在一起,相信在防病和病后调养中给普通民众提供更多的便利,使全民的健康水平得到提升。

张生洪

(二) 序二

近年来,随着民众物质生活水平的大幅提高,养生保健意识亦随之日趋增强。当人们衣食无忧之后,对自身的健康、自身的生命会格外珍视,古今中外,无不如此。可见,对养生保健的重视程度,是一个群体、一个地区,乃至于一个民族富裕程度和文明程度的晴雨表。然而,伴随"养生热"的兴起,充斥市场的养生药物、养生食材、养生书籍、养生讲座、养生会所等也乱象丛生,良莠不齐,令人无所适从,这一现象已引起政府和民众的高度关注。有鉴于此,广大民众热切期盼中医药学各专业领域的著名老专家、老教授发出他们的声音。上海中医药大学老教授协会及上海市老教授协会协同复旦大学出版社,策划、编撰、出版本系列丛书,正是为了顺应这种社会需求和时代潮流。

早在中医药学的经典著作《黄帝内经》就告诫从医者：追求健康长寿，是人之常情。医生应该向患者指出疾病的危害性，使患者认真对待疾病；医生应该告诉患者疾病的可愈性，以增强其战胜疾病的信心；医生应该告诉患者如何治疗疾病和病后护养，重视患者在疾病防治过程中的主体作用；医生应该设法解除患者的消极情绪，以减轻患者的心理压力。医生的这种解释和劝慰，即便是不甚明了医理的人，也没有不听从的。时隔两千多年，《黄帝内经》的这段话语，依然是我们医生责无旁贷的天职所在。

本系列丛书的分册主编均为沪上中医药学界资深教授、名老中医。他们凭借丰厚的学术底蕴、丰富的临证经验、丰满的编撰热情，组织相关团队，历经年余，几易其稿，其撰著态度之认真、内容取舍之严谨、造词用句之精致，绝不亚于学术专著的撰写。

本系列丛书计 11 分册，其内容遍及中医血液科、中医男科，以常见病证为篇名，首先简要介绍"疾病概况"，包括临床表现、诊断依据、致病原因、常规治疗及预后转归等中西医知识。针灸养生包括中风、老年病、脊柱病、白领人士、准妈妈，推拿包括小儿推拿、功法、手法及膏方等，以中医基础理论和经络理论为指导，对针灸推拿常见的经络、腧穴、操作方法进行详细的介绍。其次着重介绍"养生指导"，包括发病前预防和发病后养护两部分：前者针对常见病证的发病原因，如感受外邪、卫表不固、情志内伤、饮食失调、起居不慎、禀赋亏虚等，提出预防该病证的具体措施与方法；后者针对该病证的主要临床表现、发病过程及预后转归等，提出有针对性的护养措施，如药物养护、情志养护、起居养护、饮食养护、运动养护、按摩养护等内容。

本系列丛书的编写原则是通俗易懂，深入浅出；侧重养生，突出实用。力求权威性与大众化结合，做到以中为主，中西并述，图文并茂。

上海中医药大学老教授协会会长

施　杞

一、"导引"与却病延年

清晨,在花木茂盛、松柏掩映的公园里,在翠竹葱茏的新村草坪上,在绿树成荫的大道旁,人们常可看到银须白发的老人、身强体健的中年人在练太极拳,练易筋经,做保健按摩,望着姿态万千的动作,不由得使人感到:我们伟大的祖国处处洋溢着生命的活力。

其实,这些与疾病和衰老做斗争的健身方法,在我国源远流长,有着悠久的历史。在古代,人们已经运用自我推拿配合气功或体育锻炼达到防治疾病、养生保健的目的,这种方法称为"导引"。

我们的文物、考古工作者继长沙马王堆一号墓的发掘后,在二号、三号墓中又发掘出了帛书、竹简等大量珍贵文物,其中藏在漆盒里的一幅彩色帛画,就是我国至今为止发现最早的一幅健身治病图。这幅健身治病图的发现,是医学史上的一个重要发现,它对于研究我国独特的导引、推拿、气功等方法的源流和发展,有着极其宝贵的价值。在这幅帛上绘有人像四十多个,人物单个排列,服饰长短不一,姿势多种多样,形象栩栩如生。有闭目静坐的,也有双手抱头挺胸的,有的伸展上肢,有的却吸气收腹下蹲,有的则弯腰打躬或屈膝抱腿,在个别人物旁还有"引痹痛""引膝痛""引温病"(又说"引"可作"此"字)等字样。其中有一个图,名叫"熊经",可能与华佗的五禽戏有关。

五禽戏也是导引的一种，它是摹仿虎、鹿、熊、猿、鸟五种动物的形态动作而成的。练法有好几种，一般来说，虎形似猛虎扑食，左右交替，动作对称，主要是练手腕和下肢；鹿形是双手上举如鹿角，主要是练肩部及上肢的动作，并配合做深呼吸；熊形则动作缓慢呆滞，如熊玩物之状，主要是练四肢关节；猿形动作较灵活敏捷，似猿摘果喜跃玩耍，主要是练上肢和颈项；鸟形犹如飞鸟左右盘旋，展翅翱翔，是带有全身性的活动。

相传汉末名医华佗，不但是个治病的高手，还通晓健身养生的导引之法。在年纪很大的时候，他还像壮年一样身轻体健，当时的人们真以为他是"神仙"呢！据说，他曾把导引之法（五禽戏）教给他的学生吴普，并对吴普讲，人应该经常的活动，这样可以使谷气得消、血脉流通、病不得生，古人求难老的方法就是导引，在身体不舒服的时候，导引有除疾病、利手足、增食欲、健身体的作用。吴普遵照华佗所教，练五禽戏，活到九十多岁仍耳聪目明、齿牙完坚。

导引法简便、实用而有效，既可因时因地而异，又可因人而施，因而越来越得到人们的注意和重视。总的来说，导引的方法大致有以下三个内容：其一是人们通过有意识的调节呼吸来调整脏腑功能，以达到防病治病的目的；其二是运用自我按摩与呼吸运动相结合的方法，从而保健强身、经络疏通、气血运行，古书上就是"拭目、舐唇、咽唾、摩搦身体"及"浮沉按摩，必使其气运引体中"的说法；其三是依据流水不腐、户枢不蠹的道理，按人的肢体关节正常的运动功能和病后关节活动范围的情况，做因势利导的锻炼，活动引伸肢体关节，使之强壮筋骨、活络肢体、滑利关节。在做导引锻炼时，一定要动作认真，思想集中，呼吸应轻而自然，做到心平气和。引伸肢体、运动关节时，用劲要蓄而不露。同时又要持之以恒，始终充满信心，切不可操之过急，否则就会事倍功半、欲速而不达。

（金义成）

摘自《科学画报》1978年第8期

二、失眠的自我推拿

失眠是以经常不能入寐为主要表现的一种病症,表现轻重不一:有的时寐时醒,寐而不香;有的寐而易醒,醒能入寐;有的反复转侧,久久不能入寐,甚至通宵达旦,彻夜不寐。此症时好时差,迁延难愈,还常伴有头眩、心悸怔忡、健忘耳鸣、神疲乏力等症状。

引起失眠的原因很多,心神不安是主要原因。中医认为神安则寐,神不安则不寐,而神志是否安宁又与心有关系。人的精神意识和思维活动是与心息息相关的。

心神不安导致失眠,有以下几个原因。

一为思虑劳倦过度,使心血耗损,或影响了脾生化气血的功能而使心血不足。

二为久病体虚之人,心火过旺而致心神不宁。

三为情志变动,如喜、怒、忧、思、悲、恐、惊的七情变化太过,使得肝气失调,扰乱心神。

另外,还可因为饮食不节,损伤脾胃,胃气不和而不得安卧。

治疗失眠的方法很多,如服药、针灸。现介绍失眠的自我推拿方法,这种方法可不受时间、地点等条件的限制,如能每天抽出时间,认真地自我推拿1~2次,可望取得较为满意的效果。

失眠的自我推拿方法如下所述。

(1)用双手食指(示)第二指节的内侧缘推抹前额30次。

(2)用拇指螺纹面或中指指端揉太阳穴30次。

(3)用拇指螺纹面或拇指指端,沿颞部两侧由前向后推抹30次。

(4)用手掌掌根拍击囟门5次。

(5)用拇指指端按揉两侧风池穴30次。

(6)用手掌大鱼际按揉胃脘部的中脘穴(在脐上四寸),做顺时针方向按揉5分钟。

(7)用手掌心顺时针方向按摩腹部,每次5分钟。

（8）用双手拇指关节突出处，沿脊椎两旁一寸半处（足太阳膀胱经），自上而下按揉3遍，以敏感处为重点。

按揉穴位时，要有酸胀等"得气"感才有效果。同时手法不要太重，宜轻柔缓和而有节律。

（金义成）

摘自《大众医学》1979年第3期

三、贾母的解疲法

《红楼梦》第五十三回"宁国府除夕祭宗祠　荣国府元宵开夜宴"中，写到贾母从除夕忙到元宵晚上，着实疲劳了。她歪倒榻上，一边和家人说笑，一边戴着眼镜看戏，她说："恕我老了骨头疼，容我放肆些，歪着相陪罢！"又让琥珀坐在榻上，拿着美人拳为她捶腿。

《红楼梦》这部优秀作品，内容精湛，触及面极广。红学研究者正从中考证和探讨各自所研究的问题。这里向大家介绍的，是《红楼梦》人物解除疲劳的一种方法。

● 我倦了……

"我倦了……"相信大家都有过这种感觉。疲劳是人们生活中经常发生的现象，长时间的体力劳动后，人们会感到不支，工作能力下降。长时间的脑力劳动，也会使人思考问题不如原先那样敏捷，注意力难于集中。体育运动在刚开始时，成绩逐步提高，然后到达一定水平；在保持一段时间后，能力便慢慢降低，甚至明显减退，而且会觉得愈来愈吃力。以上种种都是疲劳的表现。总之，疲劳是任何脑力劳动和体力劳动之后所共有的一种生理现象。

● 为什么

为什么会出现疲劳，其机制很多。

中医学认为，疲劳的引起有内外两个方面的因素，诸如烦劳过度、房事不节、脾胃损伤、体虚外伤、劳累过度以及日久亏耗等等。《素问》中说："久视伤血，久卧伤气，久坐伤肉，久立伤骨，久行伤筋，是谓五劳所伤。"

西医学则认为引起疲劳的因素虽是多方面的，但大脑在疲劳的发生中起着主导作用。例如，长时间看书学习，使大脑皮质的思维中枢和视觉中枢处于活动和兴奋状态，久之就会产生疲劳。又如体育运动时，肌肉收缩的强度大，持续时间也比较长，因而大脑皮质控制肌肉活动的那些细胞要保持长时间的兴奋并进行高度紧张的工作。这样，经过一段时间后，会导致大脑皮质兴奋抑制过程的正常关系发生变化，使肌肉活动能力降低。而且，肌肉活动时能量消耗增加，人体对氧的需要量急剧上升。在对氧的需要量超过了吸入量的情况下，人体内产生了较多的乳酸、磷酸和二氧化碳，使血液和淋巴液产生酸性反应，影响了肌肉的活动能量。有些强度小、时间长的耐力性运动，氧的供应虽然不至缺乏，但能量消耗仍然是增加的，体内供能物质的消耗也随之增加，血液中的葡萄糖含量会显著下降，影响了肌肉的收缩，扰乱了大脑的功能，促使疲劳的发生和发展。再如，长时间坐在无靠背的凳子上，腰背部受力最大。特别是，由于腰背肌保持固定并持续处于紧张收缩状态中，造成肌肉内的微血管受压迫，影响到氧和营养的输入以及代谢产物的输出，从而导致部分肌肉细胞死亡，就会出现腰酸背疼的现象。

● 怎么办

休息是消除疲劳所必需的，但如何休息则各有不同。一种方法是通过睡眠和停止活动，使体内的恢复过程超过消耗，慢慢解除疲劳，这比较适用于体育运动量大和劳动强度高的情况。另一种是采取某项锻炼活动作为休息的方法，以消除疲劳。这一方法较适合用于久坐、久立、久行、久卧、久视或单一肌肉活动形式之后所引起的疲劳。一般来说，此法可以使原来兴奋中枢得到抑制，同时，由于锻炼活动加强了呼吸，循环器官的活动，促进新陈代谢，从而有利于消除疲劳。

● 捶法和美人拳

《红楼梦》中多次提到一种以锻炼活动来解疲的方法。贾母让人用美人拳为她捶腿，就是一种捶法。

捶法属于推拿手法类击法的一种，击法包括拍击、掌根基、拳击和棒击。拳击法又称捶（槌）法，就是手握空拳进行捶打敲击。这种手法要求柔和有力，刚柔相济，快慢适中。捶法是推拿治疗和保健中一种常用的方法，多用于腰背、四肢部位。唐代《千金备急要方·老子按摩法》中指出，对于手、脚怕冷的人，要从上至下捶打，打热便休。捶法可以行气活血，疏通经络，舒筋通络。《红楼梦》第五十三回中，还有这样一段描写："宝玉见晴雯将雀裘补完，已使得力尽神危……忙命人替她捶着……彼此捶打了一会。"

捶法也可以使用器具代替拳头。《尊生类辑》按摩杂说中，有以手杖捶脊的说法。《红楼梦》中提到的美人拳，便是一种器具。所谓美人拳是一支木制长柄小锤，长柄前端也可以黏上一个皮制小球，或用皮革包裹。

保健推拿以自己身体力行为好，清代《内功图说》在"神仙起居法"中提到，只有在自己力不从心之时，才让旁人帮助进行。

如你有兴趣的话，不妨自制一个美人拳进行捶打，以帮助消除疲劳，保持旺盛的精力。

（金义成）

摘自《博物》1984 年第 8 期

四、小儿健身推拿法

小儿时期抵抗力较弱，若喂养或护理不慎即易发生呼吸系统与消化系统方面的病患，如咳、喘、吐、泻等。小儿患病之后，如果治疗不当或迁延失治，又会影响生长发育和健康。

防治小儿病患的方法很多，由于推拿方法既可免针砭服药之苦，又无副作用，还有简、便、验、廉的特点，因而很受欢迎。

这里向大家介绍一种小儿健身的推拿方法。

（1）摩腹：用右手掌掌心摩揉胃腹处，再摩揉肚脐处，最后用手掌摩整个腹部。每处各两分钟左右，共约六分钟，且多多益善，摩、揉均为顺时针方向。

摩腹可以健脾胃和助消化，防治胃肠功能紊乱，有助于生化气血，强身健体。

（2）捏脊：用双手拇食（示）中三指捏背脊上皮，从尾椎骨端向上捏拈至第一胸椎处，如此操作三遍。为加强效应，在捏第三遍时，每捏三次向上提拉皮肤一次。最后用双手拇指端按揉脊柱旁一点五寸处大筋，可重点按揉脾俞（第十一胸椎旁开一点五寸处）、胃俞（第十二胸椎旁开一点五寸处）。

捏脊可调和脏腑、行气活血、培补元气、强身健体。

由于小儿时期生机蓬勃，发育迅速，若能每天用上法进行操作，可以增强小儿体质，使之长得更加活泼可爱。

（金义成）

摘自《解放日报》1984 年第 8 期

五、药王孙思邈的健眼法

孙思邈是我国隋唐时代的著名医药家，据说他活了 120 多岁，到了八九十岁的耄耋之年仍是精神饱满、耳聪目明，以至唐高宗看了也感到惊奇，向他请教养身一道。

他有许多养身之法，其中之一，是他的健眼法。

孙思邈认为眼睛昏花有许多原因，如"生食五辛、接热饮食、热食面食、饮酒不已、房事无节、极目远视、数看日月、夜视星火、夜读细书、月下看书、抄书多年、雕镂细作、博弈不休、久处烟火、泣泪过多、刺头出血过多"等。他认为上述十六件事是"丧明之本"，并且要在年少之时即注意保护，否则将"年至四十即渐眼昏"。

有了眼病应该如何处理呢？孙思邈又为我们提供了三条

经验。

其一是要经常闭目休息，尽量减轻眼睛的疲劳。他说："人四十已去，常须瞑目。"

其二是要多梳头栉发。头为诸阳之会，在头部推拿按摩可以去风明目。梳头栉发的方法是经常把双手十指屈曲，用指腹或指端，由前发际向后项梳抹。

其三是用药推拿眼部。他在《备急千金要方》中提到了两个药方。一是用矾石三两煎去汁，以枣泥和药如弹丸大小，并以此丸揉眼约吃一顿饭的时间，每日三次；二是每口含黄柏少许，然后放手掌中揩擦双目，再用水洗净，约经一百天左右，就能使人眼明目亮。

（金义成）

摘自《上海大众卫生报》1984年第9期

六、古人的眼保健法

唐代著名医药家孙思邈是一百多岁的高寿者。他在耄耋之年仍然精神饱满、耳目聪明、身轻步健，连唐高宗见了也向他请教长寿的奥秘。

这里介绍的是他应用推拿保养眼睛的方法。

眼属五官之一，为视觉器官。中医学认为人是一个有机的统一的整体，眼的每个部位都通过经络与脏腑相关联。《素问》中说："肝开窍于目""肝受血而能视"。《灵枢》中有"五脏六腑之稍气，皆上注于目""肝气通于目，肝和则目能辨五色矣"。

对于眼睛的保养，孙思邈指出：一要闭目休息，二要自我推拿。

自我推拿的方法：

一是梳头栉发。头为诸阳之会，在头部推拿可以去风明目。梳头栉发，古人又称为"浴头"，方法是用双手十指的指腹或指端梳抹头部，梳抹时由前向后如梳头状，但以梳抹头皮为好，不要仅仅梳理头发，且要多多益善。

　　二是摩目。摩目可以使局部气血流通,减轻眼的疲劳,调节眼肌的紧张状态。摩目,前人又称为"浴眼"。摩目时先宜熨目。所谓熨目是指用双手掌相搓使热,趁热敷熨双目。《诸病源候论》中说:"以两手掌相摩极热,以熨目三遍"。《夷门广牍》也有"朝暮以两手摩热,熨眼三次"的说法。熨目后用手按摩眼周穴位。《圣济总录》中说:"以两手相摩极热,熨目三遍,仍以指甲掐两眦头。"除按两眦头的睛明(内眦头)和瞳子髎(外眦)之外,尚需按揉攒竹、四白穴,按揉时可以用两拇指指端或用大指指间关节屈曲之突出端。继摩目后进行运目,运目是指闭眼运转眼球,《尊生类辑》中指出:"闭目,暗用眼珠转视,向左九遍,又向右九遍,仍紧闭片时。"此法能"大除风热,永无目疾"。

　　孙思邈还在《千金要方》中介绍了用药推拿眼部,以"永除眼疾"的方法。

　　推拿作为眼睛保健的方法,历来为养生家所推崇。如隋代巢元方在《诸病源候论》中说:"以指摩目二七,令人目不瞑。"又如《尊生类辑》中说:"将大指背湾骨,按两眼角外角边小穴中,各三十六遍;又按两眼与鼻两角之中,如数。大能明目洞见。"宋代诗人陆游在他的一些诗作中也提到了这种方法。如:"诗酒清狂二十年,又摩病眼看西川。""闲摩病眼开书卷,时傍危栏弄钓车。"

　　现在广为应用的"眼保健操"就是眼部保健推拿法。由于这种方法简便、易行、有效,深受欢迎。但是要注意的是取穴要准。还应注意的是要持之以恒。《诸病源候论》中就说,摩目久行则"夜能见色"。再有一点要注意的是要认真,不能流于形式。如此,则可望收益更大。

(金义成)

摘自《祝您健康》1985 年第 1 期

七、西太后的"玉尺美容术"

　　慈禧太后是中国历史上最后一个封建王朝——清朝末期的实

际统治者。传闻她在世时极其讲究美容，而其肌肤亦的确细腻柔嫩，长期保持着青春的活力。

慈禧每天都要花很长时间美容化妆，她除了用香粉、胭脂、染发剂之外，还要用玉尺在面部搓、滚、摩、擦。据她身边的女官裕德龄在《御香缥缈录》中说，慈禧时常用它摩擦面部，以减少其脸上的皱纹。而所谓玉尺，即是一根短短的圆形玉棍子。用玉尺在面部进行搓、滚、摩、擦，是保健推拿的方法之一。经常使用，的确可以使皮肤光滑，减少皱纹。据研究：摩擦皮肤可以清除衰亡的上皮细胞，改善皮肤排泄和呼吸功能，有利于汗腺和皮脂腺的分泌，加速血液循环，增强局部皮肤肌肉的营养供应，使皮肤的光泽和弹性增强。

在面部进行摩擦不仅对局部有益，而且对全身也有好处，它可以通过皮肤把刺激传达到大脑皮质，使中枢神经系统的兴奋和抑制过程得到调整，从而延缓衰老，改善人的精神状态。

中医学认为推拿具有疏经通络、行气活血等等功能。面部分布五官七窍，通过经络系统与五脏六腑保持着密切的联系。因而在面部进行推拿，是历来养生学家所重视的，这种方法又称为"摩面""浴面"。他们认为"早起……以热手摩面，则令人悦色"（《三元延寿书》），"合两掌摩擦极热，即以热掌自上而下，顺揩面上九十数，要满面高低处俱到……能光泽荣颜，不致黑皱""搓手掌极热，向面上频频搓之，或清晨或临卧。日日为之，外则面目润泽"（《尊生类辑》）。养生方云："以两手掩口鼻，临卧时闭气稍久，手中即生汗液，随之用手摩面目，日日行之，久则令人体香。"

摩面的方法通常是先摩搓两手掌，待手掌发热后，即用两手掌掌面。摩擦时要上下周到，凡面部都要摩擦到，直至面部发热为止。还可以在摩面的时候，结合熨目、擦鼻、搓耳、叩齿等方法。就是在搓摩手掌后，趁掌热先揉抚双目，再摩擦面部，然后用双手中指摩擦鼻头的两侧，上下搓摩，使之发热；然后再用拇指、食（示）指摩擦两侧耳朵，搓耳后再进行叩齿，叩齿时要先上下，再左右，使所有牙齿都能叩击到;最后再摩面一次。以上不拘时间,有闲即做。这种方法能够明目、通鼻、聪耳、固齿、润滑面部。

如果有条件的话,人们不妨也制作一个玉尺或短木棍摩擦面部。

用玉尺在面部搓滚摩擦的方法,在其他书中虽然没有记载,但用圆棍作为保健推拿的器具却早已有之。如 1935 年在河南安阳发掘 1400 号殷墟大墓时,在墓道里出土了殷王寝室的全套盥洗工具,如壶、盂、勺、盘、陶搓等。陶搓就是一种搓摩皮肤的器具,不仅可以帮助去除皮肤上的污垢,还起到了按摩身体的作用。后来养生家将摩头、摩面、摩目、摩体的方法,又称为浴头、浴面、浴目、干沐浴等。

在武林中也有一种器械叫做"闭血锥",其长不过 3 寸左右,呈橄榄形,系用硕木做成。它既可用来点击穴道,又可用来搓滚按摩,治病健身。

可见,玉尺并不是慈禧的发明,只是由于她的使用,使其地位尊贵了,而且所用的材料也已不同寻常,由木质而改为美玉了。由于玉的质地细洁,性平、味淡、无毒,可以通肺经,而中医学认为"肺主皮毛",因此利用玉尺美容能通润肺经,可使面部的皮肤更加滋润。

（金义成）

摘自《科学生活》1988 年第 10 期

八、陆游养身注重推拿

陆游(号放翁)是我国南宋时代的著名诗人,他不但留下了不少抗金的爱国诗篇,而且还很善于养身,长期在"丈夫有志苦难成"的逆境中,竟然活到了 85 岁高龄。

他有不少养生方法,突出的是他很注重自我推拿。他在《病减》诗中说:"病退停汤药,身衰赖按摩。"可见他对付身体衰弱是利用推拿来恢复健康的。

陆游常用的自我推拿有梳头、漱齿（包括叩齿）、摩目和摩腹。他说：多梳头可以通血脉，散风寒，耳不聋，发不白。他的《学道》诗中写道："晨起取涧水，漱齿读黄庭（道教经）。"他说，食毕漱口数次，可防龋齿。他把漱口与叩齿相结合，漱过口，即上下左右叩齿数回，每回数十次。他很重视摩目，他说：经常用手摩目，可以增强视力，治疗眼病，甚至"久行则夜能见色"。他在《赴成都泛舟》诗中写道："诗酒清狂二十年，又摩病眼看西川。"在《纵游》诗中曰："驿壁读诗摩病眼，僧窗看竹散幽怀。"可见诗人因好读书而得眼疾，但是他用摩目来自我治疗。

陆游的推拿术中使用最多要算摩腹。他一日要摩腹数次。如"解衣摩腹西窗下，莫怪人嘲作饭囊"（《早饭后作戏》）；"解衣许我闲摩腹，又作幽窗梦一回""饭已频摩腹"等。他不仅在饭后放下筷子便摩腹，而且常常边散步，边摩腹。如"回廊摩腹行""徐行摩腹出荆扉""饱来扪腹绕村嬉"等。

中医《内经》中说："背为阳，腹为阴。"腹是指胸腹部而言，胸腹为五脏六腑所居之处。而腹部又为阴中之阴，有脾、胃、肝、胆、肾、膀胱、大肠、小肠等分布；还有足太阴、厥阴、少阴、任脉等经脉循行。摩腹的常用方法是先用右手大鱼际部在胃脘部做顺时针方向揉摩约 120 次；再向下移动至脐部，在脐部做顺时针方向揉摩约 120 次；然后用右手全手掌做顺时针摩研整个腹部 120 次，再作逆时针方向摩研 120 次。摩研腹部时也可用左手重叠于右手背上，双手一起动作，以加强推拿的力量，摩腹的作用是使胃肠蠕动增强，消化液分泌增多，胃的消化功能改善。《诸病源候论》中说："两手相摩令热，然后摩腹，以令气下。""若摩脐上下并气海，不限次数，以多为佳。"《千金要方》中说："食毕当三部，数里来回行，摩腹数百遍，可以无百病。"

所以，摩腹历来是自我推拿保健的主要方法之一。陆游深谙其道，故尽管一生坎坷，仍得以高龄而寿终。

（金义成）

摘自《科学生活》1988 年第 11 期

九、《聊斋》中的推拿催眠法

蒲松龄的《聊斋志异》是清代中期的短篇小说集。其中不少作品还具有一定的科学知识。如该书卷七的《梅女》中，就有用推拿方法催眠的记述。

故事说有太行人封云亭，在郡中寓居时逢到缢鬼梅女，诉述其苦，封乃与房主人商助换梁，免除了梅女之苦。梅女为了答谢封生，常与他做"交线"之戏。一日游戏至深夜，封颇觉倦怠。梅女说她稍懂推拿法，愿意为封尽力献技。对此，书中写道："妾少解按摩之术，愿尽机能，以洧清梦。封从其请，女叠掌为之，轻按，自顶及踵皆遍。手所经，骨若醉。既而握指细擩，如以团絮相触壮。体舒畅不可言。擩至腰口，目皆慵；至股则沉沉睡去矣。"

由上可知，梅女不是稍稍懂得推拿法，而是手法熟练，已经很有水平了。你看，经过她的推拿，封云亭不仅骨节舒松似醉，畅快难以言表，而且沉沉睡去。

其实推拿不仅可以催眠，而且还可以治疗失眠。我们知道，睡眠的本质就是抑制。通过睡眠，一方面使活动时在体内积累的代谢废物积蓄分解排泄；另一方面又使身体获得充分的能量，以消除疲劳，使神经系统高级部分得到调节。如果睡眠不足，就会加重疲劳；若长期如此，将会引起身体对疾病的抵抗力减弱，从而容易得病。

但睡眠的好坏很容易受各种因素的影响。如精神情绪的变化、过度的劳累、环境的突然改变、身体患病等情况，都可使人睡眠不佳甚至产生失眠，久而成为失眠症。

造成睡眠欠佳或失眠的原因是神经系统的兴奋与抑制失调；兴奋过程加强，人就容易疲劳；抑制过程减弱，就不容易入睡或睡眠不深、多梦。中医学认为神安则寐，神不安则不寐，因而心神不安是导致失眠的主要机制。

用于催眠和治疗失眠的方法很多。

一如梅女的方法，即先以双手重叠，以手掌按摩，从头面至下肢;再以两手握拳,从上至下捶击。这种方法的关键所在,是手法要轻重而有节律。正如《梅女》中所说,要"轻按""握指细擩,如以团絮相触"。推拿具有调节神经系统兴奋和抑制相对平衡的作用。用轻缓柔和而又有节律的手法,反复刺激,就可以对神经起到抑制的作用,使人"沉沉睡去"。反之,用急速轻重、刺激较强、时间又短的手法,则反而使神经兴奋,使人难以入寐了。

《梅女》中说的方法,最好在睡眠之前进行。另外,失眠的人可以每天抽出一定时间,进行自我推拿1~2次。方法如下所述。

(1)用双手食(示)指屈曲,以食(示)指第二指节的桡侧部分抹前额。

(2)用双手中指或拇指螺纹面揉太阳穴。

(3)用双手拇指指端由前向后推抹颞部。

(4)用拇指指端按揉对侧神门穴(仰掌,在掌后腕横纹正中直上2寸处);以上各操作30次左右。

(5)用手掌大鱼际部在胃脘部做顺时针方向按揉,约5分钟。

(6)用双手握拳,以拇指关节突出处按揉脊椎两旁大筋,从上至下3遍,在敏感处可适当多加按揉。

用推拿方法治疗失眠,患者一要注意全身放松,手法轻柔而有节奏;二要耐心,长期坚持进行,切忌急于求成。要心情平和,力避烦躁不安。

在用推拿方法的同时,要注意在临睡前不要酗酒,不要吃得太饱,不要喝浓茶和过量吸烟,更不能情绪过于激动,最好用热水洗澡、洗脚。还应当养成按时睡觉、起床的良好习惯。若爱好音乐,最好能听一些轻柔的轻音乐。

对于由其他各种器质病引起的失眠,则应当去医院治疗为好。

(金义成)

摘自《科学生活》1988年第12期

十、哮喘的推拿疗法

中医认为"喘有夙根",就是说哮喘的发生,体质是一个很重要的内在因素。推拿治疗哮喘着眼于固本,以增强小儿体质,提高其防御外邪的能力,从而促进小儿早日康复。常用的推拿方法有下列七种。

1. 揉膻中　小儿取仰卧位,用中指指腹放在小儿两乳头连线中点之膻中穴,按揉 100 次,有宽胸理气、止咳平喘之效。按揉时中指须紧贴穴位处,手指不能移动摩擦,以免擦破皮肤。

2. 擦胸　用食(示)、中、无名(环)指指腹或手掌掌面放在小儿胸部,做上下或左右摩擦。有温肺止咳平喘之效。摩擦时不要用力过猛,以防擦破皮,最好蘸少许麻油操作,擦热为佳。

3. 揉胃脘　用手掌掌根接触小儿胃脘部,顺时针按揉约 3 分钟。有健脾、助消化、祛痰湿之效。

4. 揉丹田　用手掌掌根顺时针按揉小儿脐下小腹部,约 3 分钟,有益肾元、固元气之效。

5. 擦背　小儿取俯卧位,用食(示)、中、无名(环)指指腹或手掌掌面放在小儿背部,轻轻摩擦。方法及要求同擦胸。有宣调肺气、止咳平喘之效。

6. 擦腰　用食(示)、中、无名(环)指指腹或手掌掌面放在小儿腰部两侧,轻轻擦腰。方法及要求同擦胸。有培肾固本、温补下元的功效。

7. 捏脊　双手拇指与食(示)、中指对称用力,捏取小儿脊柱两侧皮肤,从尾骨端开始向上捏至第 7 颈椎,双手交替进行,捏 3～5 遍。有通经络、调脏腑、强身体之效。

应用推拿法既能平咳喘,又能改善小儿脏腑功能,增强体质。平时家长也可运用上述推拿法为小儿做家庭保健治疗。推拿时,应注意保暖,切莫使小儿着凉感冒。推拿最好在夏季进行,以做"冬病夏治"。此外,小儿应加强体育锻炼,增强体质,预防上呼吸道感染,尽量避免可诱发哮喘发作的过敏因素。

有一点要提醒家长注意,如果小儿哮喘发作,伴有张口抬肩、难以平卧、口唇青紫、汗出气短时,则应采取中西医联合治疗方法,单靠推拿往往难以奏效。

（金义成）

摘自《大众医学》1991 年第 7 期

十一、自我按摩防治冻疮

进入冬季，不少人的耳郭、面颊、双手、双足等部位会发生令人苦恼的冻疮。轻者出现皮肤肿胀、发痒、发热，重者出现局部溃烂，留下瘢痕。由于连年复发，即使在夏天，不少人的双手、耳郭等部位依旧留下紫红色冻疮的痕迹。患了冻疮，既影响冻疮部位皮肤的生理功能，又影响局部美容，我们不能小觑。

根据多年的临床经验，我们总结出一套自我按摩保健操，可有效地防治冻疮的发生和复发，下面介绍给读者。

第一节：双手拇指、食（示）指捏住两耳郭，自上而下做搓揉动作，约2分钟。

第二节：双手掌根紧贴两侧脸颊做顺时针搓揉，约100次；或用双手掌根做上下直线运动摩擦脸颊部皮肤，约50次。

第三节：两手掌相对，稍用力做前后摩擦，约50次。

第四节：左手掌与右手背相贴，做前后摩擦；然后，右手掌与左手背相贴，做前后摩擦，各50次。

第五节：坐姿，左脚放在右腿的膝部，右手握拳有节奏地敲击左脚心，以稍有痛感为度，连续敲100次。再换方向用左拳敲击右足心100次。有利于下肢血液循环，减少冻疮发生。

第六节：仰卧，双下肢屈曲，双脚抬起，脚底合拢，用力相互摩擦约20次。

第七节：用拇指揉足窍阴穴（位于第四脚趾甲沟外侧约3毫米），左右各100次。

以上方法适用于冻疮早期，每日1~2次，疗程1~2个月。如果在夏季采用上述按摩操防治冻疮，则疗效更好。但对已发生溃破的冻疮，则不宜按摩。

此外，患者还应该加强体育锻炼，增强体质。从夏天开始用冷水洗脸、洗手、洗澡，逐渐过渡到冬季用冷水擦身或沐浴，以增加肢端末梢的血液循环，提高皮肤对寒冷的适应能力。对手、耳、鼻等暴露部位应予以保护,手套、鞋袜不宜过紧,以保证血液循环通畅。受冻后不宜立即烤火或浸泡在热水中,否则会使肌肤坏死、溃烂甚至损伤筋骨。

（金义成　郑　莉）

摘自《大众医学》1992 年第 12 期

十二、推拿养生操

● 养生操上篇

推拿是人类最早使用的医疗、预防、康复方法。相传我国古代的长寿者彭铿经常使用"拭目、舐唇、咽唾、摩搦身体"以健身。唐代名医孙思邈指出:"以手摩耳……令人头发不白。"推拿养生法确实具有调和脏腑、疏通经络、活动关节的作用,能够延年益寿、延缓衰老,故为历代养生家所推崇。推拿养生方法简便,易于操作,只要坚持训练,必有益于健康。下面介绍一套推拿养生操,劝君不妨一试。

第一节　梳头

本节操可以刺激头皮的神经末梢,促进血液循环和头皮的新陈代谢,减少或延缓白发的产生,具有提神醒脑、消除疲劳、聪耳明目的功效。可以治疗失眠、头痛、耳鸣、耳聋、高血压等。

方法:双手手指微屈,自然分开,两大拇指靠近耳朵,两小指靠近前额正中,用指端从前额向后脑梳理,梳理时应触及头皮进行梳摩。稍用力,重复 20 遍。

第二节　叩头

用手指叩击头部,能起疏通经络、行气活血的作用,具有健脑提神功效。可治疗头痛、头胀等。

方法:双手指微屈,略分开,用十指指端叩击头部,从前额至枕后部。然后叩击两侧颞部,叩击时,双腕放松,稍用力,以感到酸胀为度,双手交替叩击,重复 5 遍。

第三节　搓掌

按摩手部可促进局部血液循环,增进手部皮肤的新陈代谢和营养供应,具有调和脏腑、养心安神、活血润肤的作用。对失眠、手部皮肤粗糙、冻疮等具有防治功效。

方法:① 用一只手的拇、食(示)两指的指腹捏抹另一只手的手指,从指根抹向指尖,五指依次一遍,双手交替进行,重复5遍。② 用一只手的掌心摩擦另一手的掌背,双手交替进行,以擦热为度。③ 两手的掌心相合互相摩擦,以擦热为度。

第四节　摩额

摩额可改善额部的血液循环,增加皮肤的弹性,减少额部皱纹,具有清目醒脑、活血通络的作用。可预防头痛、眩晕、鼻疾等。

方法:两手食(示)指曲成弓状,食(示)指中节靠拇指侧紧贴于额部,由前额中央抹向两侧太阳穴处,重复30遍。

第五节　摩面颊

摩面颊可清除皮肤排泄的废物,促进面部皮肤血液循环,防止污秽、斑点、赘生物的产生,利于除皱消斑。

方法:将双手掌相合,相互摩擦至热,趁掌热将双掌分别上下摩擦两面颊,搓摩至面颊部发热为止。搓摩时手掌需紧贴面部。为便于操作,可在面部涂少量油脂,能保护皮肤、提高摩面效果。

第六节　熨目

熨目可以提高视力、消除眼睛疲劳、调节眼肌,还可以防治远视、近视、散光、夜盲等病症。

方法:① 将两手掌相互摩擦至热后,将掌心捂盖在双目持续5秒,然后放下两手掌再相互摩擦,如此反复10遍。② 用双手中指指端分别按揉眼两侧内眦(眼内角)、外眦(眼外角),每处按揉1分钟。③ 用双手食(示)指中节靠拇指内侧面紧压眼眶,做自内向外的刮动,先刮上眼眶,再刮下眼眶,以出现酸胀感为度,重复20遍。④ 闭目,按顺时针方向转动眼球10次,然后逆时针转动10次。

第七节　擦耳

擦耳可以调整人体内脏功能,达到聪耳助听的目的,具有补肾滋阴作用。可防治耳鸣、耳聋、烦躁易怒、手足心热等症。

方法：① 双手握空拳，用拇、食(示)两指的指腹夹住耳郭做上下搓擦，先从耳尖擦至耳垂，两耳交替重复 10 遍。② 用双手掌心先紧掩双耳，然后骤然放开，重复 10 次。③ 以双手食(示)指压在中指后，放于脑后枕骨处，用食(示)指弹击枕骨 30 次。

第八节　搓鼻

搓鼻可宣肺通鼻，防止感冒。用于治疗头痛、鼻塞、流涕、鼻炎等症。

方法：用两手中指的指面上下摩擦鼻的两旁，要擦热为度。

第九节　叩齿

叩齿可坚固牙齿，预防齿患，如牙齿松动、牙周肿痛、牙过敏等。

方法：口微闭，上下牙齿有节奏地相互叩击 50 次。

第十节　搅舌

搅舌可促进唾液的分泌，有助于口腔卫生，并能助消化、润喉。

方法：将舌头抵于唇齿之间及上下颚之间进行卷抹，卷抹至口内生津时止，随后分三次将唾液徐徐咽下。

● 养生操下篇

第十一节　擦颈项

可放松颈部肌肉，解痉止痛，疏通经络。可防治落枕、颈项肩背疼痛、头痛、乏力等症。

方法：用右手掌摩擦右颈项部，随后换左手擦左颈项部，均以擦热为度。

第十二节　抚拍胸廓

抚拍胸廓可改善心肺功能、宽胸理气止痛。可防治胸闷、胸痛、咳喘等症。

方法：

(1) 用手掌紧贴胸部，横向左右来回摩擦，以擦热为度，左右手交替进行。擦时应直线往返，不可歪斜，往返距离要长；擦时忌用硬力,避免擦破皮肤;呼吸自然,不要屏气。

(2) 右手掌拍击左胸部,左手掌拍击右胸部,左右轮流为一遍,反复 5 遍。拍击时五指并拢,手掌微屈,平稳而有节奏地拍打,拍时忌屏气。

第十三节　摩腹

摩腹可调节脾胃功能,促进人体消化、吸收、排泄功能,同时还可减少腹部脂肪堆积,起到减肥作用。可防治胃痛、嗳气、腹泻、便秘、腹胀等症。

方法:将左手掌按在右手背上,右手掌按压在腹部进行按摩,一般在饭后进行。按摩部位依次为胃脘部、脐部、小腹部,最后按摩全腹,每个部位均按顺时针方向环形按摩 30 遍。

第十四节　捶腰背

通过对背部穴位的刺激,达到疏通经脉、调和脏腑气血之目的。可防治腰背酸痛、厌食、消化不良、膝无力、月经不调、阳痿等症。

方法:双手握拳,用拳的虎口部敲击腰部脊柱的两侧,双手交替,每侧敲击 30 次。

第十五节　运膏肓

能疏通经络、消积理气、驱除疲劳。可防治各种原因引起的疲劳及背部疼痛、胸闷不适、消化不良等。

方法:将双手分别按于两肩部,做肩关节向前环形转动,然后向后做环形转动。双肩各转 30 次。

第十六节　摩内肾

摩内肾具有固肾养精、滋阴润燥和延缓衰老的作用。可防治腰部痛、乏力、遗精、闭经、更年期综合征等。

方法:用双手小鱼际部分别放在腰部两侧肾俞穴(第二腰椎棘突下旁开 1.5 寸)处做上下摩擦,以擦热为度。

第十七节　摩夹脊

摩夹脊能舒筋活络、提神解乏,可防治腰膝酸软、更年期综合征,还可防治痔疮、脱肛、遗精、闭经等症。

方法：用双手放在骶椎至尾椎两侧上下来回摩擦，以擦热为度。

第十八节　提肛

可固内气，升阳气，养精蓄锐。可防治脱肛、子宫脱垂、久泄、面色无华等症。

方法：在吸气时，稍用力，将肛门连同会阴上提，持续 5 秒钟左右，然后呼气，同时放松肛门部，反复 10 次。

第十九节　蹬腿

蹬腿可以锻炼下肢的肌肉，保持腿部肌肉健美，并可松动关节，舒筋活血，消除疲劳。可防治肢体酸痛、行走不利、膝部酸痛等。

方法：平坐，抬起左脚向前缓缓伸直，脚尖向上，在将要伸直时，脚跟用力向前下方蹬出。两下肢交替进行，各 20 次。

第二十节　擦涌泉

擦涌泉穴可祛寒湿，行气血，安神益肾，调整人体脏腑功能。可防治高血压、头晕、失眠、膝关节隐痛等。

方法：将左足搁于右膝上，左手握住脚踝，用右手手掌摩擦左足足心处。以擦热为度，然后换另外一脚侧进行摩擦。

（金义成　潘云华）

摘自《大众医学》1993 年第 1～2 期

十三、手的"美容"——自我按摩操

有的人双手洁白如玉，细嫩润滑；有的人双手却非常粗糙，尤其是冬秋季节，双手肤色晦暗，指节僵硬，有的还时常裂开口子，真是疼痛难忍……那么，怎样保养双手呢？

中医认为，气血失和则皮肉筋骨、五脏六腑失去濡养。而按摩双手可以激发和调整气血经络，加速局部气血运行，增强血液循环，活血祛瘀，改善局部营养，促进新陈代谢，使皮肤和指甲光泽、红润。下面将介绍手的自我按摩操，每日临睡前进行，若能持之以恒,必有良效。

第一节:右手拇指在上,食(示)指在下,夹住左手小指指尖,相对用力做搓揉动作,从指尖向指根方向缓慢前进。双手十指逐个进行,反复搓揉3～5遍。

第二节:右手拇指指腹放在左手背的拇指根部,向小指根部做弧形推抹,左右各50次。

第三节:右手拇指指腹放在左手掌心的拇指根部,向小指根部做弧形推抹,左右各50次。

第四节:两手相握,右手拇指要用力握住左手的小鱼际,左手四指要用力握住右手的小鱼际,紧握3秒后两手分开,如此反复5～6遍。

第五节:掌心向下,双手平放在桌面,然后每次抬起一指,尽量高抬,使掌指关节伸展,动作要轻快敏捷,重复3～5遍。

第六节:先紧握两拳,然后张开,尽量伸展五指,重复20次。使手部柔软,关节滑利。

第七节:两臂伸直前平举,手腕下垂,然后抬起腕部,使手背与前臂平行,重复20次。

第八节:在左手背上涂抹少量润滑剂,将右手的小鱼际放在左手背上,来回摩擦20次。左右重复2遍。

除了按摩双手以外,平时还要注意双手的保养。避免接触有毒物质、碱性物质,不要将双手长时间浸泡在洗涤剂中。当接触化学物质时,要戴塑胶手套。在寒冷季节里,更应注意双手的保暖,外出时要戴上手套。如果双手皮肤干燥,可以涂些适合干性皮肤使用的润肤霜、护肤霜等。

（金义成　郑　莉）

摘自《大众医学》1993年第6期

十四、自我按摩巧治斑秃

张铭今年刚满26岁,一米八的个子,眉清目秀,头发乌黑,英俊潇洒,好一派绅士风度。不知为何平时有说有笑、妙语连珠的张铭,最近几周却沉默寡言、闷闷不乐。原来是恋爱三年的女友突然离他而去,令他悲伤不已。有一天早上,张铭母亲无意中发现张铭的黑发中竟然露出几块白亮的头皮,很是刺眼。仔细一看,原来那儿的乌发尽脱,成了"不毛之地"。张铭不由焦急起来,赶紧来到医院,方知自己患了斑秃。

斑秃是指头发突然成片脱落,无痛无痒,毫无自觉症状。因斑秃常常发生于夜间睡眠中,民间又称"鬼剃头"。斑秃的发生主要与精神过度紧张有关,如长期焦虑、忧郁或悲伤等。至于精神因素何以会引起斑秃,目前尚不明了,可能是精神过度紧张,造成神经系统功能失调,局部头皮血管发生痉挛,以致该处血供受阻、营养不良而引起脱发。

中医学认为,斑秃的发生与肝肾两脏有关。肝藏血,肾藏精,头发生长依赖于精和血,故有"发为血之余"之说。如果肝藏血功能不足,或肾虚精少、精不生血,都会造成头发脱落。根据中医这一理论学说,运用推拿治疗法可以补肝益肾、生精活血,以调畅气机,使精血充沛,则发自长而光泽。下面简单介绍治疗斑秃的保健按摩操,方法如下。

第一节:操作者用双手拇指指腹按压患者脊柱两侧的肝俞穴,即第九胸椎棘突下旁开 1.5 寸,让患者感到该穴位有些酸胀,然后操作者腕部放松,用前臂做主动摆动,带动腕部和掌指做顺时针揉动 100 次,手法要轻揉缓和。接着用相同方法按揉肾俞穴,即第二腰椎棘突下旁开 1.5 寸。

第二节:用右手拇指指腹按压血海穴,即右下肢髌骨内上角上 2 寸,患者感到酸胀时做顺时针揉动 20 次。然后用左手拇指指腹按压左侧血海穴,方法相同。

第三节:用右手拇指指腹按压三阴交穴,即右下肢内踝上 3 寸,患者感到酸胀时做顺时针揉动 20 次。然后用左手拇指指腹按压左侧三阴交穴,方法相同。

第四节:用右手中指指腹按揉头顶正中百会穴,感到酸胀时做顺时针揉动 20 次。

第五节：用双手中指指腹按压枕骨粗隆直下凹陷与乳突之间的风池穴，感到酸胀时做顺时针揉动 20 次。

除上述推拿手法治疗外，还可用生姜切开后的新鲜面轻擦脱发部位，每日 2～3 次。还有，要保持精神情志乐观，保证充足的睡眠。此外，适当选用补肾养血、疏肝解郁的中成药，如养血安神糖浆、杞菊地黄丸等。

一般经过 2 个月的治疗和调理，原先光秃秃的头皮上会重新长出乌黑的头发。既不会影响人们的学习，也不会影响恋爱和婚姻。

（金义成　潘云华）

摘自《大众医学》1993 年第 7 期

十五、推拿也能进补

所谓进补，就是用补法治疗体虚，达到使人体正气充足、祛病强身、延缓衰老、延年益寿的目的。民间往往习惯于冬令进补，这是因为到了冬三月，人的皮肤腠理比较致密，汗出较少，摄入的营养物质容易贮藏；再加上冬令季节，人的食欲比较旺盛，消化道吸收功能也较好，所以在冬令进行调补更为有效。正如中医经典《内经》中所指出的："春生、夏长、秋收、冬藏，是气之常也，人亦应之。"难怪，每至秋冬时节，各医药机构为此大张旗鼓，各老中医纷纷登场亮相，为病家遣方组药，大显身手。

用药物进补，固然甚好，但也有许多不便之处。我们知道，补是为了改变"虚"，而虚又有气虚、血虚、阴虚、阳虚之不同，药又有寒、凉、温、热及甘、咸、酸、辛、苦之别，来不得半点含糊，普通人不宜掌握，非得延请高手指点不可。

有没有既能达到进补目的又比较容易掌握，而且是经济实惠的方法呢？其实，这种方法远在天边、近在眼前，只是自己习以为常而不加重视罢了。诚如清代名医吴师机所言："晨起擦面，非徒为光泽也，和气血而升阳益胃也；洗眼，滋脏腑之精华以除障也；漱齿，坚骨以防蠹也；梳发，疏风散火也，饭后摩腹，助脾运免积滞也……人无日不在外治调摄之中，特习焉不察耳。"他说的"外治"就是指不用服药，而用推拿、针灸等方法。

三伏天用针灸，以求冬病夏治，为不少人所知晓。而用推拿进补，则知者鲜见。推拿进补是运用手法刺激有关经络穴位，从而调动人体的内在因素，激发和提高机体的防御与抗病能力，达到"扶正固本、祛病延年"的目的。采用推拿方法进行扶正固本，主要偏重于对肺、脾、肾的调理。因为肾为先天之本，脾为后天之本，肺能宣发、通调百脉，所以调理肺、脾、肾，可以协调人体正气的盛衰；培补肺、脾、肾，可以起到扶正固本的作用，以求祛病益寿延年。

应用推拿方法进补，可以不拘时节、随时抽暇进行，可以无服药败胃之忧，可以有有病治病、无病防病之功。下面简单介绍自我推拿进补法。

● 预备姿势

在进行推拿之前，应安神静气，排除杂念，呼吸自然，然后双掌相合，摩擦至热。

摩擦双掌不仅对肺、心、大小肠有益，而且能调整脾胃功能。

● 浴鼻

用双手中指指腹着力，分别摩擦鼻之两侧，从鼻翼至鼻根来回摩擦，至鼻翼两旁发热为佳。

鼻为肺之门户，中医认为"肺开窍于鼻"，浴鼻能宣调肺气。

● 搓耳

手握空拳，用拇指和食指夹住整个耳郭，用力搓擦，搓至发热为度，双手可同时进行。

中医认为"肾开窍于鼻"，而且十二经均联络于耳。搓耳不仅能益肾聪耳，还能调整脏腑功能。

● 搅舌

用舌尖卷抹牙龈内外 8 遍,或卷抹至满口生津,然后将唾液咽下。

"脾开窍于口""舌为心之苗""齿为骨之余",搅舌可按摩口唇、牙龈,有调和脾胃、固齿益肾之功。

● 拍胸

手掌微屈,手指自然并拢,轻拍胸部,双手交替进行。

胸部为心肺之府,拍胸不仅能通调肺气,还能通心阳。

● 摩腹

单手或双手重叠放在腹部,按顺时针方向按摩腹部。先按摩胃脘部,再按摩脐部、小腹部,最后按摩整个腹部,各部位至少按摩 36 次,多多益善。对患有慢性泄泻的患者,应按逆时针方向做腹部按摩。

腹部为脾胃、肝胆、大小肠、肾以及膀胱、胞宫等脏腑之所在,摩腹不仅能运化脾胃,而且能疏肝利胆、益肾通尿。

● 擦腰

双手掌小鱼际分别置于腰部两旁,进行上下摩擦,擦至局部发热。

"腰为肾之府",擦腰能温肾壮阳。

● 按揉足三里

用拇指指腹着力,按揉足三里穴(外膝眼下 3 寸,胫骨旁开 1 寸),左右各 100 次,按揉时以局部酸胀感为佳。

按揉足三里穴有调和脾胃的功效。

● 擦涌泉

用手掌小鱼际着力,摩擦足掌心。两足掌均以摩擦至发热为度。

俗话说:"千里之行,始于足下。"足部和鼻、手一样,有许多与全身相关的穴位。而且涌泉穴位于足少阴肾经,摩擦该穴还温肾祛寒。

中医脏腑、经络理论认为,人体各部与整体是一个有机的统一体,互相影响、互相关联。因此,按摩某一个局部,不仅对局部有益,而且能通调全身上下内外。应用上述方法进行推拿进补时,必须持之以恒,不可急于求成。宋代大学士苏东坡曾深有体会地说:"其效不甚觉,但积累至百余日,功用不可量……若倍而行之,必有大益。"

(金义成)

摘自《大众医学》1994 年第 1 期

十六、推拿止泻

反复腹泻或腹泻持续 2 个月以上的,称为慢性腹泻。临床表现为腹泻反复发作,稍进油腻或多食,即出现大便次数增多,粪便中夹有不消化食物残渣,并伴有食欲不振、食后脘闷不舒、精神倦怠、面色不华、形体瘦弱等症状。若泄泻不止,可进一步发展为肾阳虚衰,常在黎明之前出现脐周作痛、肠鸣即泻、泻后痛减的"五更泻",并伴有腹部胃寒、腰酸肢冷、四肢欠温、神疲乏力、动则气急等症状。

久泻大多见于慢性消化系统疾病,如慢性结肠炎、过敏性结肠炎、肠道易激综合征、吸收不良综合征、慢性萎缩性胃炎等。上述疾病均可引起肠蠕动加快,肠内容物停留时间过短,使得食物在肠内的消化和吸收发生障碍,以致泄泻。此外,久泻也可由消化系统以外的慢性疾病所引起。

中医学认为,腹泻主要病变在脾胃和大小肠。由感受外邪、饮食所伤、脏腑虚衰、脏腑功能失调所致。久泻主要与脾虚有关。运用推拿方法,可以帮助胃肠消化吸收,调整胃肠蠕动功能,还具有疏肝理气、益肾壮阳的作用,尤其对慢性泄泻的治疗有较好的效果。具体方法如下。

1. **揉胃脘** 双手重叠,右手掌根着力,按顺时针方向揉胃脘部,约 5 分钟。

2. **揉脐** 右手掌根着力,按逆时针方向揉脐部,约 3 分钟。

3. **揉天枢** 右手掌根着力,按逆时针方向揉脐旁 2 寸的天枢穴,左右各揉 3 分钟。

4. **擦胁** 双手掌着力,来回摩擦胁肋部,擦热为度。

5. **按足三里** 拇指指端着力,按揉外膝眼下 3 寸,胫骨旁 1 寸之足三里穴,左右两侧各按揉 100 次,按揉时以局部有酸胀感为佳。

6. **捏脊** 拇指与食(示)、中指用力挤捏背部脊柱处皮肤,从尾椎骨开始向上捏至第一胸椎,双手同时进行,共捏 5 遍。

7. **按肝、脾、肾俞** 双手拇指着力,分别按揉第九、十胸椎棘突之间,旁开 1.5 寸之肝俞;第十一、十二胸椎棘突之间,旁开 1.5 寸之脾俞;第二、三腰椎棘突之间,旁开 1.5 寸之肾俞。各 100 次。

8. **擦腰** 以双手小鱼际着力,上下摩擦腰部,擦至发热为度。

以上方法除第六、七两节需请家人帮助外,其他均可自己操作,每日一次。一般于 2 周后见效。但痊愈则需推拿较长时间。平时患者宜少食糖和油腻之品,避免腹部和骶部受寒,防止精神紧张和疲劳。

(金义成)

摘自《大众医学》1994 年第 5 期

十七、自我按摩　防皱去皱

皱纹是一种皮肤老化现象,年龄愈大,皱纹愈多。一般来说,40 岁以后脸部皮肤会逐渐出现皱纹。额部最早出现皱纹,接着是笑纹和眼角处的鱼尾纹。若平时不注重皮肤护理,即使是正值青春年华的姑娘们,面部皮肤也会出现细小的皱纹,而且日后用大量化妆品也无法消除一丝皱纹,给女士们平添许多的苦恼。

皱纹的产生有多种原因,如消化功能减退、食欲不佳、营养不良、形体消瘦,以及过度疲劳、不良情绪等。

那么,有没有消除皱纹的好办法呢? 怎样才能减缓皱纹产生的速度呢? 最简便易行的方法是自我按摩。一方面,自我按摩可以调整全身脏腑的功能,行气生血。另一方面,自我按摩可以加速面部皮肤的血液循环,清除面部的衰老细胞,增强皮肤弹性,使皮肤润泽,除皱防皱,延缓衰老。下面介绍一套自我按摩操。

(1) 右手中指指腹按压头顶正中(百会穴),以感到酸胀为度,做顺时针揉动 50 次。

(2) 两食(示)指指腹分别按压两侧的眼内角"睛明穴",以感到酸胀为度,旋转揉动 50 次。

(3) 两食(示)指指腹分别按压两侧眼眶下缘中点"承泣穴",以感到酸胀为度,旋转揉动 50 次。

(4) 两食(示)指指腹分别按压两侧的眼外角(瞳子髎穴),以感到酸胀为度,旋转揉动 50 次。

(5) 两食(示)指指腹着力,从鼻根部向上推至前发际正中,重复 50 次。

(6) 两食(示)、中指指腹着力,先从眼内角沿上眼眶推至眼外角,再从眼内角沿下眼眶推至眼外角,重复 50 次。

(7) 两拇指指腹分别按压两侧外膝眼下三寸(足三里穴),以感到酸胀为度,旋转揉动 50 次。

(8) 两拇指指腹分别按压两侧足内踝上三寸(三阴交穴),以感到酸胀为度,旋转揉动 50 次。有调节气血的作用。

此外,在日常生活中,女士们还要注意下列问题:① 保持充足睡眠,情绪乐观。② 及时治疗消化系统疾病,增强食欲,防止过分消瘦。③ 多食富含维生素 A、维生素 B_2、维生素 B_6、维生素 C、维生素 E 的水果、蔬菜等食品。④ 避免日光暴晒。

(金义成　潘云华)

摘自《生活报》1994 年第 8 期

十八、什么是小儿脊柱侧弯

青春期前原发性脊柱侧弯在青少年中发病概率甚高,达1.00%。上海中医学院(现上海中医药大学)附属岳阳医院对上海的几所中小学校进行学生健康普查,竟发现有10%左右的青少年有脊柱侧弯的倾向,经X线确诊的达4%以上。因此专家呼吁,应该像预防近视眼那样重视少儿脊柱侧弯。

什么是脊柱侧弯呢? 脊柱侧弯是指:当人体直立的时候,部分脊柱偏离身体中轴线,使脊柱弯曲成弧形或"S"形。严重侧弯可导致躯干畸形,两肩高低不平,两块肩胛骨大小不等,背部隆起呈"剃刀背",脊柱两侧肌肉受挤压变形,一侧胸廓塌陷,一侧隆起,骨盆倾斜和跛行。少儿发育成熟骨骼定形后,极易形成驼背、腰背痛,且影响心肺正常功能。同时因畸形外观,使小儿心理健康也受到影响。

怎样早期发现小儿脊柱侧弯呢? 首先,观察孩子平时坐立姿态,是否经常驼背,站立行走时两肩是否高低不平,坐时是否歪斜不正? 如果发现问题,应该引起注意,并做下列检查:让孩子脱去外衣,暴露脊背,背对你立正,两肩是否高低不平? 两肩胛是否对称? 是否有一侧隆起? 然后面对你站立,足跟并拢,两手合拢置于双膝间,慢慢向前弯腰,依次观察小儿胸背部、胸腰部及腰部,看小儿脊柱两侧是否一样? 尤其是后一种检查(前弯试验),能发现早期的脊柱侧弯,应仔细观察,发现问题尽快带孩子到医院做X线检查。

小儿脊柱侧弯的病因与下述因素有关:小儿平时坐姿不正确、运动量小、书包过重等。据普查,男孩与女孩发病率之比1:3,女性明显多于男性,且大多是喜静不好动者。这可能与男孩较顽皮,运动量大,无形中脊柱侧弯得到矫正有关。还有部分小儿是因椎体先天发育畸形、婴幼儿期有缺钙病史。

脊柱侧弯可分为结构性和非结构性两种类型。非结构性脊柱侧弯是暂时性的侧弯,脊柱仍具有正常活动度,治疗后可获得完全矫正。结构性脊柱侧弯是指已经有骨、关节、韧带等结构性变化,使脊柱失去正常活动度,治疗后不容易完全恢复。

轻型脊柱侧弯可在生长发育期自行矫正,但大多数需治疗。常见方法分手术治疗和非手术治疗。手术治疗适用于严重脊柱侧弯,既费钱又有一定危险性,而且不能完全矫正。对轻中型脊柱侧弯,可采用非手术治疗方法。国内外常用的有塑料支具型及体育疗法。支具有弹性,带在身上,能使轻中度脊柱侧弯畸形度变小,控制侧弯的发展。但要求一直配戴到小儿骨骼发育成熟。由于支具限制了孩子的日常活动,外形臃肿,尤其是气候炎热时,更无法配戴,所以患儿很少坚持使用。若中断支具治疗,则脊柱侧弯继续发展。体育疗法,主要是加强凸侧肌力,牵拉凹侧挛缩的肌肉。有学者认为,体育疗法不能矫正侧弯的脊柱,也不能防止侧弯发展,仅能改善患者的一般情况和心理状态。

我们应用的推拿疗法是一种既能矫正畸形,又能为小儿接受的、安全可靠的治疗方法。中医认为"肾主骨",小儿脊柱侧弯的病理特点为"肾常不足",若后天调补不当,则会造成肾亏。肾虚则骨不能生,造成小儿骨骼发育不良,而出现脊柱侧弯畸形。脊柱侧弯后,肌肉不平衡,凸侧松弛,凹侧挛缩。推拿治疗当补肾壮骨,舒筋活络,调理气血,矫正畸形。推拿采用㨰法、按揉法等。既能使凸侧变弱的肌力增强,又能使凹侧挛缩的肌肉松解,使两侧肌力趋于平衡,改善脊柱弯度。然后对侧弯段的脊柱进行对抗性斜扳,使侧弯的脊柱得到矫正。最后选用肾俞、命门等穴按揉以达补肾之效。

（金义成　陈志伟）

摘自《大众健康》1995 年第 1 期

十九、自我按摩解痛经

杨小姐芳龄 22,亭亭玉立,直爽活泼,在一家中外合资企业公关部任职,人人羡慕。可是,杨小姐也有自己的烦恼,那就是每次月经来潮前1～2天,出现腹部疼痛、腰酸,还伴有头晕、头痛、恶心等症状,整天愁眉苦脸,情绪低落,工作时也没精打采,与平时判若两人。虽然服过多种止痛片,但效果不理想。

经检查,医生诊断为原发性痛经。医生还告诉她,原发性痛经是指生殖器官没有明显器质性病变的月经疼痛,多见于20～25岁以下的未婚女子,往往在婚育后可以自行消失。痛经的发病原因还不完全清楚,但身体虚弱、有慢性疾病、精神紧张、感觉过敏的女孩,常常有痛经史。

那么,有没有办法防治痛经呢?办法还是有的。最简便的办法就是自我按摩,它能通调气血,改善血液循环,缓解疼痛。下面就是医生向杨小姐介绍的一套痛经自我按摩操,现推荐给大家,有痛经史的少女不妨一试。

第一节:仰卧,一手掌心贴于小腹部,做顺时针方向揉摩,约3分钟。有调和气血、解痉止痛的作用。

第二节:右手中指指腹按压肚脐直下3寸处(关元穴),以感到酸胀为度,揉动1分钟。有培补元气、调理冲任的作用。

第三节:右手中指指腹按压肚脐直下4寸处(中极穴),以感到酸胀为度,揉动1分钟。有益肾固带、调经止痛的作用。

第四节:双手掌心分别放在两侧胁部,分别向小腹方向斜擦,约1分钟,以局部有温热感为佳。有疏肝理气、解郁除烦的作用。

第五节:两手掌根紧贴腰部,用力向上下揉动,约1分钟,以腰部有温热感为好。有补肾壮腰、益气调经的作用。

第六节:两拇指指腹分别按压两侧髌骨内侧上缘2寸处(血海穴),以感到酸胀为度,揉动1分钟。有调经清血、疏通经脉的作用。

第七节:两拇指指腹分别按压两侧髌骨内侧下方骨隆起下的凹陷处(阴陵泉穴),以感到酸胀为度,揉动1分钟。

第八节:两拇指指腹分别按压两侧足内踝上3寸处(三阴交穴),以感到酸胀为度,揉动1分钟。有滋阴通脉、调经止痛的作用。

此操宜在月经来潮前一周起开始直至月经结束,每日 1 次,连续 2～3 个月经周期。除此之外,有痛经史的女孩还需注意以下几点:① 月经期要注意保暖,避免寒冷。② 经期要适当休息,不要过度疲劳。③ 保持心情舒畅,避免暴怒、忧郁。④ 注意经期卫生。⑤ 平时多参加体育活动,增强体质。⑥ 若为继发性痛经患者,自我按摩后只能暂时缓解疼痛,因此必须积极治疗其原发病。

（金义成　李征宇）

摘自《大众医学》1995 年第 3 期

二十、乳腺小叶增生亦可自我按摩

陈姑娘今年 26 岁,正值青春年华,妩媚动人,活泼开朗。可是近来却心事重重,神情恍惚。原来在洗澡时,陈姑娘发现自己的右侧乳房内有数个大小不等的块状物,这些块状物形状各异,推之可动,而且月经来潮前,乳房常常感到胀痛。陈姑娘非常担心,怀疑自己会不会是患了乳房肿瘤? 于是不得不赶紧去医院。医生为陈姑娘做了全面检查,最后诊断为乳腺小叶增生病。

乳腺小叶增生病是妇女的多发病之一,好发于 25～40 岁。此病的发生与内分泌紊乱有密切关系。肿块常为多发性,可局限于一侧乳房,也可弥散于双侧乳房。本病在中医学称之"乳癖",多因肝郁痰凝,阻于经络久之而成包块所致。由于目前对本病尚无特效药物,医生向陈姑娘推荐了一套自我保健按摩操,具体方法如下。

（1）以右手中指指腹按压前胸正中线平第四肋间隙处的膻中穴,按顺时针方向揉动 3 分钟,以感到酸胀为度。有宽胸理气、消癖之功效。

（2）以右手掌根着力按压脐上 4 寸处的中脘穴,按顺时针方向揉动 3 分钟,以感到酸胀为度。有健脾益气、通络化痰的作用。

（3）以双手拇指指腹分别按压两下肢外膝眼下 3 寸、胫骨外 1 寸的足三里穴,旋转揉动 3 分钟,以感到酸胀为度。

（4）以双手拇指指腹分别按压两下肢足内踝上3寸的三阴交穴，做旋转揉动3分钟，以感到酸胀为度。有调理冲任、化湿通络的作用。

（5）以双手拇指指腹分别按压两下肢足背第一、二跖骨底之间凹陷处的太冲穴，做旋转揉动3分钟，以感到酸胀为度。有疏肝理气、通络的作用。

（6）以双手拇指指腹分别按压两下肢内踝与跟腱之间凹陷处的太溪穴，做旋转揉动3分钟，以感到酸胀为度。

（7）以双手掌面分别放在两侧胁肋部，做由上向前下方的斜行往复擦动，稍用力，约5分钟。有疏肝理气、解郁的作用。

医生还告诉陈姑娘，上述自我保健按摩操可在临睡前或起床后进行，每日1～2次。另外，在日常生活中还应注意以下几点：① 消除思想顾虑，保持心情愉快。② 劳逸结合，少吃刺激性食物。③ 进行体育锻炼，如内养功、太极拳等。④ 每隔三个月应去医院复查一次，如肿块质地有改变或肿块迅速增长，应做活组织切片检查。

（金义成　李征宇）

摘自《大众医学》1995年第11期

二十一、脊柱侧弯不容忽视

小明姑娘今年12岁，长得眉清目秀，是一所市重点中学的高才生。在一次健康普查中，发现患有"脊柱侧弯"。据说，学校里许多学生都有此症，小明父母感到非常奇怪，平时好端端的，怎么一下子会出现脊柱侧弯，脊柱侧弯是怎样发生的，今后该如何治疗呢？带着这些问题，他们来到医院咨询……

● 初探病因

正常人的脊柱从背面观是笔直的，如果在枕骨中点到骶骨棘的连线上，脊柱向左或向右偏离这条中线，则称为"脊柱侧弯"。医学上,将脊柱侧弯分为先天性和后天性两大类。先天性脊柱侧弯可能是胎儿脊柱发育过程中受到各种不良因素的影响,导致脊柱发育障碍,出生后即有脊柱畸形表现。后天性脊柱侧弯可能因小儿幼时营养不良、缺钙,使骨骼的生长发育受到影响。加上长期坐卧姿势不良,如喜欢坐沙发而且腰背不愿挺直,或喜欢睡席梦思床,或喜欢半坐半躺等,使得小儿的脊柱经常处于侧弯或过度后凸的状态。久而久之,导致了"脊柱侧弯"。特别是小儿进入学校后,因书包过重、写字姿势不当,也可诱发本病。脊柱侧弯的发病年龄大多在 8～12 岁,以女孩多见。相对来说,活泼、调皮的男孩活动机会要多些,在活动中脊柱侧弯有可能得到自然纠正;而女孩大多较文静,活动较少,据统计女孩的发病率是男孩的 8 倍。

● 危害健康

脊柱侧弯是危害青少年健康的一种常见病。特别是 8～12 岁小儿正处于生长发育旺盛期,如听任畸形发展,最终可能形成严重的脊柱侧弯,导致躯干严重畸形,并影响小儿的心肺功能,使之成为一名残疾儿。

一般来说,患儿在脊柱侧弯早期即可出现一系列变化:如两肩不等高,肩胛骨一高一低,一侧胸部塌陷,一侧背部隆起呈"剃刀背"等。不过,粗心的家长难以察觉。那么,家长如何及早发现小儿脊柱侧弯呢?在家中可进行简易的前弯测试。具体方法是:小儿脱去外衣,站立在家长面前,两足跟并拢,两手合拢置于双膝间,然后慢慢向前弯腰。家长注意检视小儿胸背部、胸腰部及腰部是否对称,如发现两侧高低不一,有可能存在脊柱侧弯,应及早去医院做进一步检查。家族中有脊柱侧弯患者的小儿,更应定期做上述检查,以及早发现病变。

● 体操疗法

如果孩子确实患有脊柱侧弯,家长也不必过分紧张,若能早期治疗,还是可以防治。下面介绍一套体操疗法。

1. 负重锻炼 仰卧位,双膝屈曲,双脚着地,双手伸直置于两侧。若为胸段脊柱向右侧弯,可让患儿右手提 1~2 千克重物,做上举运动,共 50 次。若为腰段脊柱向左侧弯,则让患儿左踝部负 1~2 千克重物,做直腿抬高运动,共 50 次。

2. 鱼跃姿势 患儿俯卧,双手伸直置于体侧,颈部、胸背部用力向后伸,同时两下肢伸直,腰、髋部用力向后伸,双脚尽量离地,然后放松,共 50 次。

3. 俯卧撑 患儿双手撑地,两手间距同肩宽,上臂伸直,足尖着地,身体保持平直,然后做肘关节屈伸动作,带动身体连续上下起伏,共 20 次。

4. 悬吊锻炼 让患儿双手握住家中的门框,双脚离地,使身体自然下垂,时间为 2~3 分钟。锻炼时,家长要注意加强护,以防患儿摔下。

● 综合治疗

脊柱侧弯的患儿应坚持进行体操疗法,每日一次,锻炼强度可根据患儿体质、病情轻重的不同而增减。此外,患儿平时可配戴脊柱矫形器,以纠正或控制脊柱弯曲。脊柱矫形器应根据患儿的身材、脊柱侧弯的程度去假肢厂定制。配戴脊柱矫形器有一定的年龄限制。男孩应小于 17 岁,嗓音未变时;女孩应小于 15 岁,月经未来时。超过这个年龄,说明骨骼发育已成熟,脊柱不再生长发育,则疗效不理想。应该注意的是,除了剧烈活动和进行体操疗法时,应坚持一天 24 小时配戴脊柱矫形器。这个过程需要 6 个月至 2 年时间。以后逐渐去之。

与此同时,有条件的话,患儿应接受推拿治疗,这样效果会更好。一般患儿每隔 3 个月去医院复查一次,如果病情仍在加重,应考虑手术治疗。

(金义成)

摘自《大众医学》1996 年第 6 期

二十二、妙手回春、变化无穷的推拿手法

推拿又称按摩,这是以各种手法为主来防治疾病的方法的总称。它和针灸一样,是中医学宝库中一颗瑰丽的宝石。

推、拿、按、摩等字原是人们用来表示手的某一个动作的,而这些动作在推拿疗法中也就成了种种特定的手法,如推法、拿法、按法、摩法等。

其实,推拿治病的手法又何止这区区几种。据初步统计,推拿手法约有一百几十种,常用的就有二三十种之多,如摇法、扳法、背法和拔伸法等。说是手法,却也包括用头顶脚踩的,如医生用头顶患者腰脊的头顶法;又如让患者俯卧,在其胸前和少腹部各垫上几只枕头,使之腰部腾空,然后由医生站在患者的腰部用单足或双足进行弹跳的踩跷法。见此情景,不知内情的人还真有点目瞪口呆呢。

在推拿临床中,医生除了凭借自己灵巧的双手,还常使用一些介质,即油膏和浸出液之类的药物。这种在患处涂上药物后再施行推拿的方法,称之为膏摩。膏摩在我国隋唐时期就很盛行,当时药膏的种类已有不少,如木防己膏、莽草膏、丹参膏等。在清代也有不少用药物进行按摩的记载,如煎抹、炒熨等。目前在临床上常用的药物有冬青膏、红花油、舒筋活络药水和滑石粉,在小儿推拿时则常用葱姜汁等。这样就可防止皮肤的破损,也利于手法的施行,还可使手法和药物的功效相得益彰,以加强疗效。

在推拿时还可借助一些器具,如现在的电动按摩器等。其实,我国很早就有了简单的器具,在《内经》一书记载的"九针"中,就曾提到圆柱形针身、卵圆形针头的圆针和针头如黍粟状、圆而微尖的键针,这都是用力揩摩体表、按压经脉的器具。在古典小说《红楼梦》第五十三回中讲到的"美人拳",就是用皮革或木头制成的长柄小锤,它可代替拳头,用来捶击腰背、肢体,以解除腰背酸痛和肢体疲乏。而现在推拿手法中所说的棒击法,则是用桑枝和纸、线、布

缠裹成一握粗细、富有弹性的桑枝棒击打肢体；至于鸭蛋推，就是用青壳鸭蛋数只，和中药荆芥同煮后，取蛋趁热在肢体上滚动，以治疗小孩风寒发热、惊风和腹胀等症。

由于推拿历史悠久，流派繁多，因而在推拿治病的适应证方面说法不尽相同。在《医宗金鉴》里就把摸、接、端、提、按、摩、推和拿八种手法列为伤科八法。除此之外，现在有专用于整骨接骱、弹筋拨络的整骨推拿；有用接点之法按经络点穴道的点穴推拿（又称指针按摩）；有根据小儿特点，参合经络和脉学的道理，专治小儿疾病的小儿推拿（民间又称推惊）；有运用按摩方法配合气功的气功推拿；还有一指禅推拿；等等。由此可见，推拿治疗的范围是很广的。如今，无论是伤外科的四肢关节扭伤、颈椎半脱位、腰椎间盘突出症、腰椎后关节紊乱、类风湿关节炎和肩关节周围炎，还是内科的便秘、胃痛、头痛、失眠和中风后遗症，或是妇科的痛经、闭经，五官科的声门闭合不全，以及婴儿的腹泻、疳积、脱肛、遗尿、夜啼等，都可用推拿治疗。据报道，宋代医生庞安时还曾用按摩方法进行过催产。令人高兴的是，随着历史的发展，推拿治病的范围正在不断扩大，如原来许多人认为非动手术不可的小儿肌性斜颈，经用推拿方法治疗后，效果也颇为理想。继针刺麻醉后，推拿麻醉也有了新进展。

为何推拿能治病呢？中医学认为，五脏六腑、四肢百骸、皮肉筋脉的正常生理活动，离不开经络的联络和传导作用；而全身的皮肉筋脉、肢体骨骼必须得到营卫气血的滋润营养和捍卫保护，方能强壮有力、活动自如。推拿治病正是通过手法作用于人体，使之经络疏通、营卫调和、气血周流如常，从而调整和改善机体的功能，达到治病的目的。患者的体质和病症情况是千变万化的，因而推拿治病就得有的放矢，选用不同的手法和经穴部位；其手法既忌蛮力，又不能轻浮无力，而必须刚中有柔。

那么，推拿是不是能百病皆治呢？也不是的。

推拿对有些病有独特疗效，对有些病只能起到辅助作用，对有些病则忌用或慎用，如传染性或溃疡性的皮肤病，开放性创伤，妇女妊娠期、经期或产后恶露未净等。

推拿不仅可治病,还可用来强身防病。健康人和患者都可进行自我推拿(即干浴)。隋代就有不少关于自我推拿按摩方法的记载。如果将体育运动和自我推拿结合起来,就成了运动按摩(又称按跷),如唐代医书中介绍的老子按摩法、婆罗门按摩法。这些方法一般来说,是从上到下、自前向后的依次按摩头面、叩击肢体,同时配合速度由慢到快、幅度由小到大的周身关节运动,以增强人的抗病能力和发挥患者与疾病做斗争的主观能动性。

推拿疗法长期以来对我国人民的健康起了很大作用。新中国成立以后,在党和人民政府的关怀下,我国这一文化遗产得到了整体提高,它正在社会主义祖国不断发扬光大,成为保护劳动人民健康的有力手段。

(金义成)

摘自《科学普及》1997 年第 6 期

二十三、推拿防治青少年脊柱侧弯

[家长代诉]我女儿今年 13 岁,最近突然发现她双肩一高一低,走路时胯部歪向一边。仔细看看,才知道她脊柱弯了,不知道后果怎样,能不能治?

浙江　朱　毅

[诊断]小儿脊柱侧弯。

[处理方法](1)推拿治疗。轻度脊柱侧弯,推拿手法整骨效果较为满意,一般要求每日一次。

(2)体操疗法。每日一次进行体操锻炼,锻炼方法和强度应根据小儿脊柱侧弯情况和体质强弱而定,有助于防止脊柱侧弯加重。

(3)手术疗法。对于重度脊柱侧弯,可考虑试行矫正手术。有的需要多次。

除了上述方法外,对脊柱侧弯者,应佩戴脊柱矫正器,有助于矫正脊柱侧弯。

[医师赠言]小儿脊柱侧弯可分为先天性和后天性两大类，先天性脊柱侧弯可能是胎儿脊柱发育缺陷所致，通常在出生后即可发现脊柱畸形。后天性脊柱侧弯可能与小儿幼时营养不良、缺钙有关，若再加上少动、坐姿不良、肩部负重太过等，则更易造成脊柱侧弯。经普查，中小学生脊柱侧弯发生率为15%左右。女孩多于男孩。对于小儿脊柱侧弯早期发现、早期治疗有很大意义。因为早期防治该病，可以纠正脊柱侧弯，避免畸形发生。若延误治疗至发育成熟，骨骼发育已定型，畸形明显，推拿治疗已收效甚微。即使手术治疗，不但花费大、痛苦多，效果也未必满意。脊柱侧弯严重者会出现铲刀背、胸廓发育不对称、含胸等外观畸形。心肺的功能受到影响，容易出现胸闷、气急。由于脊柱侧弯畸形，影响青少年形体发育，造成心理上的自卑和压抑，离群孤独，总之会给患者带来生活、工作等许多问题。因此，希望学生家长除了关心青少年的学业之外，更要关心他们的健康。

（金义成）

摘自《康复》1999年第7期

二十四、推拿治疗小儿斜视

小儿斜视即眼位偏斜，两眼的视线发生偏斜，不能同时指向同一目标，以致外界的物象不能落在两眼视网膜对应点上。临床上，小儿斜视以内斜视和外斜视为多见，俗称"斗鸡眼"和"斜白眼"。究其病因，是在平视不同距离的物体时，其眼球的运动及其在眼裂中的位置，无法由眼外肌调节，也无法受大脑皮质和皮质下中枢控制。推拿治疗的治则为舒筋通络，祛风明目。

治疗小儿斜视是一组完整的推拿法，主要是——揉晴明，用食（示）、中两指分别按住小儿目内眦旁1寸处做揉法，约100次；揉太阳穴，用两手拇指分别按住小儿眉梢和目外眦之间向后约1寸处凹陷中做揉法，约100次；揉瞳子髎，用两手拇指分别按住小儿目外眦外侧 0.5 寸处做揉法,约 100 次;揉四白,用两手拇指分别按住小儿瞳孔直下、眶下孔凹陷中做揉法,约 100 次;抹眼眶:用两手拇指分别沿小儿的眼眶自内向外抹动,上下眼眶各 50 次;拿合谷,用拇指与食(示)、中指对称用力,拿捏小儿手背第一与第二掌骨之间,3～5 次;拿风池,用拇指与食(示)、中指对称用力,按住小儿胸锁乳突肌和斜方肌之间的风池穴,3～5 次;推揉肝俞,用一指禅推法或用拇指指端在小儿第九胸椎棘突下,两侧旁开 1.5 寸处做揉法,约 100 次。内斜视者,外按揉睛明,用食(示)、中指指端着力,按揉睛明穴约 200 次;外斜视者,加按揉瞳子髎,用食(示)、中指指端着力,按揉瞳子髎穴约 200 次;上斜视者,加按揉球后;下斜视者,加按揉鱼腰。

　　在进行推拿治疗的同时,可服用方药:杞菊地黄丸(熟地黄、山药、山茱萸、茯苓、泽泻、牡丹皮、菊花、枸杞子),日服三次,每次 1.5 克。

（金义成）

摘自《新民晚报》2010 年第 3 期

一、医学无止境,追求无止境

1983年我成为医生了,终于可以实现救死扶伤的梦想,非常开心、兴奋。

从大学校门跨入到曙光医院推拿医生的工作岗位,一开始由于经验不足和认识不够,虽然临床实习时在老师的指导下,接触过患者,但现在我是独立担当,当我接诊患者时,有些患者爱理不理,有些患者横挑鼻子竖挑眼,有些小儿哇哇大哭,让我有些无所适从。我难以适应角色的转变,不能发现问题从而解决问题,完全找不到方向。好在我的诊室有前辈医生,有金义成老师。

在老师的言传身教下,我还是尽量保持当初的那份热情,转变自己的角色,从一名学生到一名工作人员的转变,不仅仅是角色的变化,更是思想观念的转变。思想上积极进取,积极地把自己现有的知识用于社会实践中,在实践中也才能检验知识的有用性。

在工作中给我最大的感触就是:我们在学校学到了很多的理论知识,但很少用于临床实践中,这样理论和实践就大大的脱节了,以至于在以后的学习和生活中找不到方向,无法学以致用。

我在观摩金师的临床诊病治疗以及阅读他的医学专著后,总结出以下几点。

(1)充分体现了中医的特色。中医是以中国古代自然观——天人相应的整体观为指导,在历代医家长期实践的基础上,总结形成了以阴阳五行、脏腑经络、正邪标本、辨证论治等为代表的完整的理论体系。

在临床上，中医最突出、最有特色的是辨证论治，中医着重于扶正祛邪，激发人体自我治愈的能力，所以在治病过程中，中医运用整体系统的观点，治病注重于调整，中医重在治本。金师强调小儿疾病的推拿治疗"扶正祛邪，以胃为本"。

（2）治病不仅做到心有定见，更是对每一种病种都要有数个方案来应对它。待面对具体病情时灵活应用。

因为给你的病种、处方、穴位、条件等都一样，可经过每名推拿师的操作，其临床疗效也是有差异的。

（3）孙思邈的《备急千金要方·大医精诚》所说："凡大医治病，必当安神定志无欲无求，先发大慈恻隐之心，誓愿普救含灵之苦……如此可为苍生大医，反此则是含灵巨贼。"古人认为"医乃仁术"，也就是说，医生应当富有对患者的关怀、爱护、同情之心。

金师乃大医，在诊病治疗中胸有成竹，对患者和蔼可亲，视患者如亲人，体贴患者，所以患者才会更好地配合检查，回答提出的问题。

前贤的医学理论和临床经验，大多蕴藏在古今浩如烟海的医籍之中，其中有不少真知灼见。金师广采博闻，精研经典，努力挖掘，精思善化。金师先后出版专著十余本，为我们后学者在坚定自己学习目标的同时，也能加深自己的理解层面，扩展自己的知识领域。

在跟师过程中，能学到很多在课堂上学不到的知识；感受到老师渊博的学识。在和老师的交谈中，能了解在经典学习中有什么好的方法，在自己浅层的理解上能更深层的了解，也能纠正自己理解有偏差的方面。在学习任何一门学科时，最宝贵的就是能得到前人的指导和教诲，扩展自己的知识领域。同时也让我明白了理论与实践的距离，理论与实际相结合的重要性。

医学是无止境的，追求也是无止境的。我要努力地去探寻医道，治病救人。在实践中，随着认识的层次不断提高，疗效也随之提高。通过不断的自如运用,对医学的理解也有了豁然开朗的感觉。

（康莉娣）

二、德艺双馨,大医精诚

我于1984—1985年在上海参加全国高等中医院校推拿师资进修学习期间,曾有幸聆听金义成老师的授课和技术辅导及操作技能的带教。我作为金老师的学生对老人家的情感颇深。入学后金老师为我们讲授小儿推拿课,他对学生授课是严肃认真,深入浅出,博古论今,学生们都喜欢金老师的讲课。并且金老师为人友善,待人真诚,对推拿教学事业之执着,授业传技之严谨、耐心,以及对学生的关爱给我们留下了深刻的印象。特别是金老师那渊博的中医理论知识,对中医推拿的精辟见解及娴熟的小儿推拿操作手法的传教如春雨润物使我受益匪浅。

耐心施教、关爱备至,言传身教、倾其所学。金老师满怀热情地从技术传授到思想道德修养对我们进行教育和影响。首先晓之以理,动之以情,帮助我们树立牢固的从事推拿专业的思想。初时我们这些从全国各中医院校前来进修学习的人员很多不太了解推拿,并且在当时学生对推拿治病的机制还不太清楚,所以学习情绪不高。金老师了解后,便从中医推拿大方向、发展前景、临床效果等方面进行精心认真的讲解,大大提高了同学们的学习兴趣。随着推拿理论学习的深入和临床实践使我们渐渐地坚定了从事推拿工作的信念。可以说全国推拿高师进修班的学习和金老师的无私施教,奠定了我们各自成就的事业基础。其次,临床教习中不厌其烦。曾记得在岳阳医院实习期间,金义成老师作为小儿推拿科主任,对我们的带教非常认真负责,始终坚持理论实践相结合,对每一个推拿手法操作,从要领到示范,无不真心传授,有时甚至手把手教学,使我们很快就能理解、掌握手法技能。

和蔼可亲、宽以待人。金义成老师经历了中医药事业发展的风风雨雨,见证了中医推拿教育事业崛起的历史,他为推拿事业的发扬光大做出了自己最大的贡献。他一生中对人豁达大度,宽以待人。他不管对谁,是上级还是下级,或是平民百姓,都是一样善良、和蔼可亲。

爱心铸仁术、仁术施爱心。 金老师年逾古稀,为了中医推拿事业,不忘初心,在中医理论指导下潜心探讨研究中医儿科推拿,博采众长不拘门派,博览古籍不泥古法,几十年不懈努力,使金义成老师在小儿推拿方面有着精深的造诣,在推拿治疗方法上有其独到之处。其诊断之精准,手法之娴熟,辨证以论治,独具匠心,疗效非凡,在治疗过程中常常有手到病除的效果。多年来金老师广施爱心,用他精湛的医术为无数的患儿解除病痛。而今金老师早已名声远播,其儿科推拿的学术思想已产生了深远的影响。

德艺双馨,大医精诚。 金老师不仅医术精湛,而且医德高尚,待患真诚。医术乃仁术,医者生生之具,没有爱心不可为之。心有苍生,才能怜悯救治患者。金老师始终坚持患者第一的理念,以医者为患者解除病痛为要务。多年来对患者治疗从不懈怠,对患儿家长的询问从不搪塞,治疗不结束从不下班。这都是我们这些师承金义成老师的推拿人应该秉承和传扬的。

（王华兰）

三、馨德永流传

认识金老师是一个机缘。那是 1986 年 9 月,卫生部委托上海市卫生局举办小儿推拿理论学习班,在上海岳阳医院成立,学期一年,我有幸能成为唯一一名代表黑龙江省的学员,来到上海参加此次培训班。一年的学习使我对小儿推拿有了更深刻的认识和理解,并深深地爱上了小儿推拿工作。如今,我从事小儿推拿临床一线工作已近 40 年。

还记得在学习班里,有来自十几个省市的学员汇聚到这里学习。半年理论学习后,我被安排跟随金老师进行临床实习。那时金老师 40 岁左右，年轻有为，对中医事业有着高度的热情，对小儿推拿专业有着真挚的喜爱。每天，伴随着朝阳第一个出现在诊室里的是他的身影；下班时，他最后一个离开。每一天的辛勤工作，金老师总是带着灿烂的微笑、温和的语气，全身心的付出。金老师有一双神奇的"手"，受病痛而哭闹的患儿在他的手中就能够变得安静而舒展，因此我总能看到患儿家长带着担忧的面容进入诊室，带着欣慰的神情离开。来自全国各地的患儿，疑难病例特别多，哭闹声长久地充满了诊室，为了能让更多的患儿尽早得到诊治，有时候金老师中午都顾不上吃饭。这种认真的工作态度和严谨的工作作风感染了我，每当看到患儿治愈后离开，他的心情比患儿家长还要高兴和激动。当患者家属感谢他的时候，他总是说这是我应该做的，这是我的工作。半年的临床实习工作结束了，但是金老师的工作精神和热情，让我久久激动不已。我暗下决心，回到黑龙江一定也要把小儿推拿工作更好地开展起来，不用打针吃药，用一双神奇的手治好小儿的常见病、多发病和疑难病症。

此后，在 1989—1992 年，我又多次来到上海岳阳医院推拿科学习，一直都是金老师指导我临床，不会的就请教金老师。金老师是一名作风正派、博识厚学、学验俱丰的学者。他有崇高深远的思想境界、博大精深的医学底蕴、孜孜不倦的事业追求、百折不挠的拼搏精神，深深地鼓励着我。在他的人生经历中，无论是教书育人、临床治病、著书立说、科研开发等，都实为医文楷模，是我学习的榜样。

时间匆匆而过，从第一次跟随金老师学习建立的师徒之情至今已经有 30 余年，金老师的谆谆教诲犹在耳边，每一次有机会听金老师讲课、受金老师临床指导对我来说都很珍贵，让我有更深的体验和收获。如今，我在黑龙江地区从事小儿推拿也有了较好的成绩，并在小儿肌性斜颈、小儿常见病等领域有所建树，受到业内及患儿家属的认可，这些和金老师一直以来的指导是分不开的。如今，年过八旬的金老师在小儿推拿行业已是桃李满天下，但是他的工作热情和工作作风一如从前。

金老师,是您教给了我打开小儿推拿大门的金钥匙!是您为我扬起了理想的风帆!是您给了我一双有力的翅膀,让我在小儿推拿的领域高高地飞翔!桃李的绚丽、稻麦的金黄离不开您辛劳的耕耘与浇灌。谢谢您,我最敬爱的老师,愿您馨德永流传!

(王玉兰)

四、师恩永志

我在 1986 年的春天到上海跟随师父进修学习小儿推拿。在跟师学习的一年里,不但学到了小儿推拿的临床思路与手法技巧,更学到了师父吃苦耐劳的精神以及严谨的治学态度。在以后的几十年,我的脑海里都经常浮现出师父当时的身影,上海的三伏天气温很高,挥汗如雨,临床之余,稍有空闲,师父便笔耕不断,要改一稿。这可不像现在用电脑改那么容易,几十万字全靠手写。师父的一本本著作就是这样利用业余时间一点一点写成的,什么是著作等身,就是师父这样。在跟师父学习之前,我还做了几年的成人推拿,练得一手漂亮的揉法和一指禅推拿手法。由于喜爱小儿推拿,便买了小儿推拿的书籍来学习,这就是师父编写的《小儿推拿》,得此一书如获至宝,当时小儿推拿的书籍难买,小儿推拿的古籍更是无法买到,而师父的这本书不仅有自己的经验还几乎汇集了古今所有小儿推拿书籍的内容,可谓集小儿推拿之大要。潜心学习并用之于临床也取得了一些效果,但搞不明白的是,疗效一会好一会不好,带着临床上遇到的一大堆问题,不远千里来寻师父。看到师父治病,行云流水,举重若轻,手随心转,法从手出,噫吁嚱,原来《医宗金鉴》所说的意境并无虚言。以前我只是应用所谓小儿推拿的手法来治疗疾病,跟师学习后,仔细观察师父的整个诊疗过程以及师父深入浅出的讲解,临床遇到的一个个问题经过师父的点拨,豁然开朗,把一指禅、揉法、少林内功推拿融会贯通,融入小儿推拿。学习回来后,我的治疗效果有了很大的提高,以前觉得推拿效果不好的病种,现在变成了推拿的特效病种。例如,对小儿迁延性腹泻、慢性腹泻以及难治性腹泻(过去遇到这些病就头疼),治疗时用补脾土、补大肠等推拿手法,并把一指禅推拿手法融进去,那手法既漂亮又流畅,最后的擦八髎,应用内功推拿的擦法,把擦八髎改成横擦,效若桴鼓。据我们临床观察,婴幼儿的长期慢性腹泻,脾肾阳虚者占了大部分,所以我们用少林内功的擦法在小儿的腰骶部横擦温补肾阳的作用极好。一次治疗后的有效率就在70%以上,治疗 3 次后的有效率可达 90%以上。再例如用一指禅推拿治疗青少年近视,即时疗效非常显著,治疗后即时视力提升0.1~0.3 的有 90%以上。治疗急性胃炎,效果立竿见影,很多小儿来的时候,呕吐厉害,神情萎靡,轻度脱水,推拿之后,立马吐止而精神恢复,又开始玩闹。如此种种不胜枚举,这都是每次治疗能重复得出来的疗效(严格来说是 90%以上能重复得出的疗效),这也有力地回击了那些说小儿推拿不科学的人。20 多年前,我一上午门诊治疗的患儿就有三十多人次,可见海派儿推受欢迎的程度。回顾自己当年跟随师父学习的日子,往事历历在目,每每又有所悟,可谓受益终生,在此我想把我觉得重要的一点点心得分享给后来者,望你们把祖国医学的瑰宝——小儿推拿发扬光大,"好好练功,好好练习手法",这就是我的心得,好的疗效除了临床辨证的准确,还有赖于好的推拿手法及好的功底。真可谓台上一分钟,台下十年功。我想,这大概也是海派小儿推拿与其他流派的不同之一吧。

(郑明祥)

五、海派无派,无派有派;海派无形,无形有形

我从 1986 年开始跟随海派儿科推拿领军人物金义成老师学习小儿推拿,他是我的小儿推拿启蒙老师,在当时的上海中医学院学习由金老师授课的《小儿推拿学》。随后在上海中医药大学附属岳阳医院青海路门诊部临床实习,金老师又是我的本科毕业论文指导老师,题目为《试论小儿推拿特定穴与经络解剖位置的关系》。1988 年本科毕业分配到上海中医药大学附属岳阳医院推拿科工

作至今,有幸跟随金老师学习至今,受益匪浅,不仅在小儿推拿的理论上学到很多宝贵的知识,而且在临床上也学到许多宝贵经验,更重要的是让我学会了如何做人,对我的职业生涯帮助很大,是留给我们后人很好的宝贵财富,对海派儿科推拿的传承做出了巨大贡献。下面我就谈谈学习海派儿科推拿的部分心得体会。

明代的《小儿按摩经》问世标志着小儿推拿学科从此走上独立发展之路。小儿推拿学兴盛于清代。清代儿科专家骆如龙就这样描写:"育养小儿难事也,盖因体骨未全血气未定,脏腑薄弱汤药难施……唯推拿一法:相传上帝命九天玄女按小儿五脏六腑经络贯串血道,因其寒热温凉用夫推拿补泄。"

(一)海派儿科推拿的取穴特点

小儿推拿特定穴位,多分布在两肘以下及两膝关节以下。金师在临床上除应用这些特定穴之外,还注重经络及相关穴位的应用,且穴位不仅有点状,还有面状和线状。这些特有穴位的分布特点,给临床治疗带来了方便。适应证也不断地扩大,据文献报道,小儿推拿的适应证有 150 余种。

海派儿科推拿在取穴和操作上有以下几个特点。

(1)取穴常例,凡临床应用通常会依据古法用上开天门、分推坎宫、揉太阳(或推太阳,依寒热而定)、揉迎香、按耳后高骨五法,主要用于外感。同时将这几个操作方法,改为防感操(最早见于《小儿推拿保健术》)推广。至于揉总筋和分推大横纹则在内伤病证中应用,分阴分阳的多少也依寒热而定。

(2)海派儿科推拿强调扶正,因此在临床中揉腹、按揉足三里、捏脊等法也最为常用。

(3)海派儿科推拿则常用"五海推拿法",即揉百会(脑为髓之海)、揉膻中(胸为气之海)、揉腹(胃为水谷之海、冲为血海)、捏脊(阳脉之海)。

(4)配穴的方法有好几种,我们常用的是"俞募配穴法"(表7-1)。

表 7-1　俞募配穴表

俞穴	肺俞	大肠俞	胃俞	脾俞	心俞	小肠俞	膀胱俞	肾俞	厥阴俞	三焦俞	胆俞	肝俞
脏腑	肺	大肠	胃	脾	心	小肠	膀胱	肾	心包	三焦	胆	肝
募穴	中府	天枢	中脘	章门	巨阙	关元	中极	京门	膻中	石门	日月	期门

（5）循经取穴、点线面结合。依传统用本经表里经或同名经，具体操作则是传承一指禅推拿，沿经推穴。

（6）辨证论治、首推五脏，强调五经穴的合理运用。因为小儿强调五脏辨证，所以对婴幼儿则取手上五个经穴与之对应，通常根据"虚则补其母，实则泻其子"的法则选穴，如肺虚除补肺金之外，还补脾土；肝实在清肝木外，还清心火。但逢肝或心经则不用补，或者补后再清；肾经只补不清，如需清，用清小肠代之。

（7）海派儿科推拿非常强调小儿的"治未病"，因此较早提出小儿推拿保健的方法，并总结推广"养肺防感操""健脾助运操""补肾益智操""干浴健身操"。我们目前已在医院与幼儿园开展并推广。

（8）在临床治疗过程中，6岁以下的孩子可选用小儿推拿特定穴为主，十四经脉为辅；6岁以上的孩子，多以十四经脉为主，小儿推拿特定穴为辅。

（二）海派儿科推拿在"腹"与"脊"部的应用

海派儿科推拿重在"腹"部与"脊"部，疗效显著，值得推广。就摩腹而言就有好几种，有推摩、揉摩、按摩；有三指摩、掌根摩、鱼际摩、推、摩法之变；三指捏法（直指捏法）是海派儿科推拿的特色手法，是从民间"翻皮肤"方法提炼而成，同时也重视推法的应用。在临床上需合理辨证运用。这些手法与取穴在临床上经得起考验，是值得推荐的。小儿"本虚标实"说，人以脾胃为本，祛邪而扶正。调理保健，重在腹脊，如胸腹部、腰背部、头面部、上肢部与下肢部，尤其重视胸腹部和腰背部的治疗，即多选用胸腹部及腰背部的小儿特定穴和十四经脉的穴位；其中腹部有9条经脉通过，分别是任脉经、两侧对称的脾经、胃经、肝经、胆经。腰部有督脉经、两侧对称的膀胱经、带脉经。选用相应的手法在人体的穴位上进行推拿治疗，能刺激穴位，激发经气的运行，能疏通经络、调畅气血、调和阴阳、改善体质，从而提高人体的免疫力。

综上所述，海派儿科推拿治疗特色为治疗时注重整体观念，辨病与辨证相结合，根据中医的整体观，四诊合参，诊断上重视"摸"诊及"触"诊的应用，如按胸腹、按腰背、按四肢。标本兼顾，标本同治，急则治其标，缓则治其本。动静结合，以动为先。不仅仅能治疗常见病、多发病，还可以治疗疑难病、多发病以及急症重症。治病具有适应证较广泛、疗效明显、操作方便、安全可靠、无副作用等优点。

海派儿科推拿流派的优势特点之一，是海纳百川，兼收并蓄；有派而无派，有形而无形。金老师于儿科推拿造诣尤深，已出版《小儿推拿》等专著多部。"海派"之名，良有深意：一曰"海派无派，无派有派"；二曰"海派无形，无形有形"。流派者，学术、文艺方面的派别也。发生、发展在上海这一特定区域的中医、中医推拿、小儿推拿自有其特色和特点，这是有派之谓；而上海所体现的海纳百川、融汇百家、兼收并蓄、扬长补短等人文精神和学术风格，又是海派无派。所谓海派推拿的有形，则是数千年中医推拿的精髓，万变不离其宗；而无形之谓，乃不断吸纳新知，补充新的内容，不墨守成规，不泥古不化。

这种理念值得传承发扬与推广。

（冯燕华）

六、一日为师，终身为父；亦师亦友，海派传承

一个多月前，蒋诗超告诉我，说要向我征写一篇关于我的恩师金义成的文章。虽距师承读书已有些年数，却对曾经师承的点滴印象深刻。尤其现在，作为浙江省小儿推拿的领军人物，我带领我的团队，在传承海派儿科推拿的道路上一如既往。我常常同自己

的学生提起金老师的故事，如数家珍。我答允蒋诗超一定写好。所以在这里说几句话，作为徒弟对师父的惦念。

金老师是我在上海中医学院读书时的小儿推拿专任教师，是带我走进海派儿科推拿的领路人。对金老师的记忆，第一个画面便是讲台上瘦高的身影，着装古朴，或是中山装，或是改良唐装，手中常执有一把素扇和一个茶杯。那时的小儿推拿课程不像现在如同课程表上的点缀。小儿推拿学是一门必修课，学生不仅需要持续一学期理论课的学习，还要定期去门诊跟诊，当真是师父手把手地带领徒弟摸索。课堂是没有书本的，只有金老师清亮的上海话和学生"刷刷刷"速记的声音。金老师讲课条理非常清楚，当时不觉有什么，只知道金老师的课只需听、记便可，无须重新梳理，课后翻看也很清楚明了。直到我从事小儿推拿课程的教学，才知讲课不易，那本笔记在我从事小儿推拿教学20多年里被作为教参，时时翻阅回顾。我们会去岳阳医院推拿科见习，金老师穿着白大褂，头发梳理得整整齐齐，桌案上依旧是那一壶茶、一把素扇、一支笔、一本病例。端方有序，井井有条。金老师本一副儒生的样子，哄起小娃丝毫不见生涩，时不时儿语几句，有时还会唱几句。这些看似与为人师的严肃形象相去甚远的举动实则增添了徒弟们对老师的崇拜。金老师作为推拿科主任，门诊量很大，拖班是常事，却丝毫不见老师有疲惫，哄小娃、与家长交流、对徒弟教学，游刃有余，乐在其中。上海的新民晚报曾对金老师做过关于小儿推拿的专访，一时间，"娃娃生病先去岳阳医院做小儿推拿"在上海蔚然成风。金老师常叮嘱徒弟，基本功必须扎实，功法、手法、中医基础理论缺一不可，因此金老师看上去颇有道骨仙风之姿，两只大手宽厚非常，这是多年基本功的沉淀。金老师对患者耐心至极，诊断十分仔细，对家长千叮万嘱，家长无不道谢再三而后离去。

毕业后17年，再次见到金老师，是在扬州参加世中联小儿推拿专委会成立大会，远远见到一熟悉的瘦高身影，依旧是古朴的服饰，一把素扇，一杯茶。正在想如何开口，老师一眼认出我，用上海话唤我"许丽"，主动走了过来，依旧是多年前的语调，时隔多年，师父温文儒雅未曾改变,心中的"近乡情怯"一扫而空,迎了上去,一时交谈甚欢。虽然多年未见,但以海派儿科推拿作为枢纽,我与老师之间从未断过联系。

　　近些年金老师出来走动得多了,我与老师见面也频繁起来,最近一次见面是在青岛全国小儿推拿流派会议,金老师就海派儿科推拿发展与传承延至临床实践,如同多年前给我们上课一般,慢条斯理地叙述着。老师的发言内容充实,思维新颖,我带领的徒弟们无不赞叹,也被金老师个人魅力深深折服,并在会场与金老师集体合影留念。他们说,看到金老师,终于明白我为什么如此痴迷和热爱小儿推拿。

　　随着中医的复兴,小儿推拿也进入了一个大发展时期。上海是近代推拿流派、海派中医的发源地。而海派小儿推拿的形成就建立在这两者基础之上,其流派特点除对基本功的强调,还如其名:海纳百川,不拘泥于古。在各门派齐放时期,此点为我心中一道准则,借以自律。

　　于海派儿科推拿,金老师是认真的、严肃的、献身的。海派儿科推拿的兴盛发展离不开金老师的认真、严肃、献身。而他于我,如兄如父,是影响了我一生的人。

(许　丽)

七、勤求古训,海纳百川

　　金义成教授以传统小儿推拿为主,融入上海一指禅推拿、滚法推拿、内功推拿三大流派,依据上海小儿推拿发展的历史和特点,提出"海派儿科推拿"流派的观点。他认为上海的小儿推拿融合了其他流派的特长,又具有本土特色,海派乃无派之派,海纳百川。在50余年的临床工作中,金师始终坚守在推拿医疗、教学、科研第一线,本人有幸跟随金师多年,受益匪浅。

　　小儿推拿八法是传统的小儿推拿基本手法,即按、摩、掐、揉、推、运、搓、摇,其他手法还有捣法、抖法、捏法、刮法等。金师将上

209

海推拿三大流派的主要手法,如一指禅推法、擦法、擦法等手法,融入传统小儿推拿手法,总结出小儿推拿十大手法,包括按、摩、捏、揉、推、拿、搓、摇、擦、擦,并加以变化应用。这些手法的融入,不仅增强了小儿推拿手法柔和、渗透的作用,体现出"轻而不浮,重而不滞"的手法特点,也在一定程度上提高了临床疗效,同时还扩展了手法的应用范围。金师将青少年脊柱侧弯、脑性瘫痪、情感交叉症、癫痫等疑难杂症也拓展为小儿推拿适应证,扩大了小儿推拿的适应证范围。

在临床治疗时,金师认为小儿推拿的手法特点往往具有快而不乱、重而不滞、轻而不浮、慢而不断的特点。快在于部分手法,如直推法、旋推法的速度要快,每分钟达到 250～300 次,方能产生效果,但快中有序,不能自身乱了阵脚;慢的手法如揉腹、按法等虽慢但手法需流畅连贯,一旦中断,疗效减半;患儿年幼,但手法力度必须适当,若过重,便容易产生停滞,但又不可过于轻浮,不但没有疗效,也会使患儿产生厌倦感。

小儿推拿手法的推法是比较有特色的手法,在小儿推拿临床应用最频繁,时间较长就会引起拇指关节的酸痛甚至引起关节损伤。记得刚上临床的时候,由于手法不熟练,也没有掌握手法要领,没多久就出现手指关节酸痛,尤其是拇指的掌指关节疼痛、用不出劲的状况,非常困惑。金师知道了就不厌其烦地给我纠正手法,讲解其中奥妙,不禁豁然开朗。金师依据多年临床的经验,将一指禅、擦法的操作中摆动的形态,以及松腕要点融入小儿推拿的手法中,以腕关节的屈伸动作带动拇指的运动,使拇指关节的屈伸运动幅度变得很小,这样就可以避免关节损伤。通过金师的指点,我感受到不但手法应用起来更轻松,还使手法更柔和、渗透性更强。

中国小儿推拿历史悠远。金师怀仁慈博爱,潜心研究小儿推拿数十载,其虽勤求古训,亦善海纳百川。手法上巧融上海一指禅推拿、擦法推拿及内功推拿等三大流派于传统小儿推拿手法,推陈出新,与时俱进,大大拓展了小儿推拿的适应证范围,为小儿推拿这一古老而绿色的疗法注入了全新的活力，可谓中国推拿界，乃至整个中医界的一块瑰宝。

（陈志伟）

八、仰之弥高，引我前行

拜金老为师，我受益匪浅。老师为人、论学、处事皆为我学习之楷模，从师以来，收益颇丰，感受极深。

（一）学师之德

吾师金老，德高望重，为人谦和，对弟子关怀备至，有求必应。记得第一次我与夫人登门拜访，金老热情招待，问寒问暖，一定留我们在家吃饭，并关心询问家庭生活和孩子的学习、工作、婚姻情况，使我深受感动。金老心胸坦荡，德艺双馨，对儿科推拿毫无门派之见，他那种海纳百川、融汇百家、兼收并蓄、扬长补短的人文精神和博大胸怀，使海派无派。金老的这种精神气度对我后来重振河东少儿推拿流派雄风、使河东流派再现辉煌起到了极大的作用。后来，金老还介绍他的同学，也是儿科推拿大家张素芳与我相识，从理论和技术上指导我的推拿工作，使我有机会和张老师探讨少儿推拿理论与手法，亦让我获益匪浅，使我更加体会了金老的虚怀若谷和高风亮节。

2012 年，为了进一步提高学校的教学质量，为社会培养更多高质量技术型人才，在原有校内教材的基础上，我和我的团队计划编写一套更加规范的少儿推拿专业系列教材。这套教材不仅反映了我们 20 年来教学的丰富经验，更是得到了全国有关知名专家，特别是我的恩师金老的悉心指导和帮助，并提供了相关资料，使这套少儿推拿专业系列教材在权威性、实用性、适用性上达到了较高的层次，能全面反映具有中医特色的少儿推拿疗法的内涵。金老还在百忙之中亲自为这套系列教材写了序言。这套共计 10 本的系列教材的成功出版发行，得到了社会各界人士，特别是儿科推拿

211

业内人士的好评，毫无疑问，也包含了我的恩师金老的心血和付出。

2015年，我应中央电视台"中华医药"栏目组之邀，做一期名为"少儿健康守护神"的少儿推拿节目。这是我第一次登上国家级的电视台，心中忐忑，担心凭一己之力无法完成好这个工作，于是向金老求助，请金老百忙之中压阵助威。金老提前进京，给我加油鼓劲，反复让我熟悉手法，熟悉演播内容，熟悉节目流程。在去电视台录制节目的当天上午，金老再一次和我讨论相关内容，从精神上给我鼓励。有了金老的参与和支持，我的紧张感一扫而光，顺利完成了节目录制工作。这期节目播出后在社会上引起了极大的反响，这无疑要感谢金老的无私奉献。

2017年5月12日，山西省河东中医少儿推拿学校承担了中国中医药研究促进会小儿推拿外治分会学术年会暨第六届全国中医药与少儿推拿学术大会，全国的儿科推拿专家、学者齐聚一堂。这是我校第一次举办这种大型的全国性会议，经验不足，金老亲自指导安排会议流程，协助邀请参会嘉宾，这次全国会议有300余人参会。会议期间，金老率领众弟子参加会议并亲自讲课。会议取得了圆满的成功，这与金老的指点密不可分，让我又一次感受到了金老的虚怀若谷、助人为乐。

（二）学师之术

在我开始从事少儿推拿之初，我就拜读了金老1980年编写的《小儿推拿》一书，从中领略了金老的推拿理念和手法技巧并将其应用于临床实践，感悟颇深。可以这样说，金老的这本书，是引导我踏上少儿推拿征途的指路明灯。师从金老之后，除学习金老的理论学说，特别注意跟金老学习手法技术。金老总是不厌其烦，每逢见面，必教改手法。海派"意在手先，柔和为贵，巧字为魂"的手法要求和儿科推拿十法，已经完全融会贯通到河东流派的手法体系之中，使河东流派的手法在操作上更加潇洒、自如、大气；金老首创的海派儿科推拿的理论则充实、完善了河东流派的理论体系。

这一切,正体现了金老为人师表、无私无畏的大师风范。

在诊断疾病方面,金老强调"四诊合参,触摸察病",其中的触摸,通过推拿手下体会患者情况,更是突出了小儿推拿的诊断特色:手摸心会,更重视摸诊。我对此细心体悟,感受甚深,不仅付诸临床实践,而且列字成文,题为《四诊在河东少儿推拿流派的应用体会》论文已经发表在《中医儿科杂志》的 2017 年 9 月第 13 卷第 5 期上,形成了河东少儿推拿流派特有的四诊方法,可谓师从金老之大幸。

金老对他的第三代徒弟的培养、教育更是关爱有加。金老是山西省河东中医少儿推拿学校的名誉校长、学术顾问,每年至少两次到学校指导办学和学校管理,开展教学研讨和学术活动,从理论到实践,不厌其烦。金老治学态度严谨,每次都是不顾年事已高,旅途疲劳,亲自登台讲理论,身体力行教手法。他平易近人,一言一行,一招一式,认真负责,无私传授,耐心细心,一丝不苟。让这些第三代弟子充分体验了什么是学高为师,德高为范。

(三) 学师之人

金老已 70 有余,但仍坚持临床一线,尽职尽责,兢兢业业,每天至少推拿调理 40 名患者。金老不辞劳苦,为推广传播小儿推拿事业,经常外出讲学,可谓大爱无疆,感人至深。他经常对我说,要我多临床、勤临床,多则受益,勤能补拙。爱徒之心,溢于言表。

追忆往事,常怀感恩之心,我此生最大的骄傲就是拜金老为师。学其德,海纳百川,虚怀若谷;学其术,博采众长,扎根临床;学其人,孜孜不倦,率先垂范。俗话说:严师出高徒。经过层层选拔,我现在已经是山西省名中医。正是金老的谆谆教诲,严格要求,才成就了今天的孙德仁。

师恩浩荡,何止于此?古人云:大恩不言谢。但我还是要发自肺腑地说:谢谢恩师!

(孙德仁)

九、言传身教,学无止境

初次见金老是 10 年前,只闻金老乃海派儿科推拿创始人,一睹真容,发现是位清瘦却不失儒雅风度翩翩的老师。后经陈志伟老师引见,得知金老仍每周出诊三次,不禁萌生跟随金老的想法。终于,自 2013 年始有幸参加了老中医传承项目,得以正式跟随金老门诊。且不论学术,就金老的言传身教,为徒者已获益良多。

"金爷爷,我跟你说呀""金爷爷推拿真舒服""谢谢金爷爷",一声声充满童真的呼唤是对金老最好的表彰,小朋友家长甚至都会跟着宝宝们叫"金爷爷",显得亲切又不失尊重。每每此时,金老总会满面笑容的迎上前去,仿佛每个孩子都是他的孙儿,从容地开始推拿。如果是个快乐多话的宝宝,金老总爱逗他几句,使得孩子觉得推拿是件快乐的事,是真正的"享受"。如果是个一上来就哇哇大哭、惊恐满面的宝宝,金老也会拿起宝宝的玩具,尽量使得宝宝放松,获得更好的治疗效果。

有位叫"杨杨"的宝宝,是家里的小公主,特别爱撒娇,每次我想先给她推拿下,都特别不乐意。但是一见到"金爷爷",小公主就是发自内心的欢喜,话也一下子多了起来,愿意与金老攀谈。看着每次金老给她推拿时的言语动作,我渐渐发现,与孩子接触真的是一门很深的学问,小儿推拿由于与孩子的接触时间长,需要孩子与医生的配合才能达到一定疗效,而金老有自己独特的方式方法。当然,首先要有爱心和耐心。半年后,小公主也开始愿意给我推拿了,事儿虽小,于我的意义却很大。

金老看诊完一个孩子总会坐下来喝口茶,歇息一下,由于我们的跟诊,金老在休息期间也会和我们适时交流一下。金老把小儿推拿时时放在心上,有了新点子都会征询我们的想法。我最记忆犹新的就是金老很长一段时间一直在思考膏摩的介质,希望能根据小儿不同的疾病,使用不同的介质提高疗效,然而金老反复实验终无果。某次偶然的机会,金老发现小朋友家长竟然是从事化妆品生产的，于是金老开始咨询这位家长，学习了关于化妆品的提炼技术，虽然，这个想法仍然是含苞待放的花骨朵，但相信在金老这股学无止境的劲头下一定会绽放出最娇艳的花。

微信，邮箱，对于我们年轻人来说是再容易不过的电子社会产物，但是对于年逾古稀的老人来说，这一切都是那么的新鲜。每遇写书校稿时，金老发现能用电子产品进行交流，会给我们提供许多便利。于是，金老开始了学习。在金老告诉我他的邮箱和微信号时，除了惊讶，更多的是钦佩，在我 70 岁时还能拿出这种学习的劲头吗？在孜孜不倦的学习下，甚至金老学会了连接 Wi-Fi。逢年过节，金老还会给我们发来祝福的微信，加强了师生间的互动。

金老对待工作一丝不苟又不失幽默风趣，对待生活从容不迫又勤奋好学，能跟随金老学习小儿推拿、学习待人处世实乃人生一大幸事。

（沈一菁）

十、不忘初心，方得始终

说起与金老师的结缘，那是 2013 年的事情了，那一年我还是一名在读研究生，在跟随导师纪清老师学习的过程中，对小儿推拿产生了浓厚的兴趣，也知道了在上海地区乃至在全国小儿推拿流派中有着深远影响的海派儿科推拿流派，领军人是金义成教授，当时就非常希望能有机会跟随金老师学习。机缘巧合下，经纪老师的引荐，我有幸得以开始跟随金老师门诊学习小儿推拿。

我记得第一次见金老师的时候心里还是有些紧张忐忑的，毕竟那个时候我对小儿推拿的了解还不太深刻，不过随着金老师随和地与我交谈，询问我的一些基本情况，我就慢慢定下心来，并且告诉自己一定要认认真真地跟随金老师学习。

金老师给我的印象是一名非常有学识的学者，同时在小朋友心目中也是一名和蔼可亲的爷爷。每次在门诊上如果碰见那些哭闹的小患者，金老师总是不急于进行手法操作，就像爷爷关心孙辈一样，三两句就把小朋友逗乐了。小朋友们也都非常喜欢金老师，有时候一进诊室就开始要找金爷爷，着实可爱。

有一件事让我至今印象深刻。有一次金老师托我找一些古代及近代的有关小儿推拿论述的原版书，当金老师拿出四五张 A4 纸出来的时候，我当时还真的是挺惊讶的，上面密密麻麻用铅笔一条条写了需要寻找的书籍的书名、作者、大致年份等信息，可见金老师是花了大量的时间和精力来研究小儿推拿的相关文献。而后金老师执意要把后续买书的费用先给我，其实那是一笔不小的数目了，我本想推脱，意思是我自己先垫付就可以了，可是最后还是拗不过金老师的执着。这件事让我感受到金老师对于学术研究孜孜不倦的精神以及对于学生弟子的关爱和信任。

金老师的手法大气沉稳、灵动自然，金老师说过海派儿科推拿的手法要求"轻而不浮、重而不滞、快而不乱、慢而不断"，虽然只有寥寥数语，但是要做到这些要求必定需要长期的手法练习和临床实践才能做到。这也是我今后需要努力的方向。

在跟师学习中，我体会最为深刻的是海派儿科推拿学术思想中强调治病求本、固护脾胃为要的思想。小儿脾常不足，加之小儿生长发育较快，有时饮食不节，更多的是家长喂养不当，容易积食，而后伤及脾胃，脾胃功能受损后，小儿的生长发育势必会受到影响。金老师的这一思想体现在临床手法治疗中，一般常用补脾经、揉板门、揉腹、按揉足三里、捏脊等手法。比如，小儿肺气不足，体虚易感，则可运用补脾经的手法，取其培土生金之意。揉腹较摩腹更有针对性，使力更渗透作用于胃肠，增强效果。此外，金老师还比较注重告知家长日常的养护知识，纠正一些错误的理念和做法。

在跟随金老师门诊学习的这几年中，老师的为人处事、对病患的尽心治疗、对学术研究的热情以及对学生弟子的关爱深深地打动了我，看着小朋友们逐渐长大，身体情况逐渐好转，我能真切感受到作为一名医生的成就感和责任感。看到这几年来，海派儿科推拿的队伍愈发壮大，有更多志同道合的朋友有志于将海派儿科推拿传承并发扬，更意识到我们这些人的责任重大，愿我们能够不忘初心，将海派儿科推拿传承好、发扬好，让更多的人知晓海派儿科推拿，造福更广大的儿童。

（王文奕）

十一、才学渊博，古今中外

感觉自己很幸运，能跟随金义成老师学习海派儿科推拿。起初是在岳阳医院进修，因想跟金老学习，由陈志伟老师引荐，得以每周跟金老门诊学习。刚开始接触金老，让我印象颇深的，也就是第一次学习时做了自我介绍，之后老师在临床上就能没有差错地叫出每一名跟他学习的学生或者进修医生的名字，你若哪天没来，老师也会记得清清楚楚，让我们又高兴又有些小害怕老师的记忆能力。还有就是老师的"准时"，每次看诊金老师总是很早就到达诊室，无论酷暑还是寒冬，正规门诊开诊前老师已早早进行着一天的诊治工作，印象中老师无一次迟到，让我们做学生的既感压力又深感敬意，为我们学生树立了非常好的榜样。后来因市里"杏林新星"培养项目，有幸能正式投入老师门下，跟随老师学习，有更多的机会、时间来学习了解海派儿科推拿的内涵。记忆里，在诊室中，每当患儿坐在老师身旁的座椅上，老师给小儿投去的都是慈爱、关心的目光，为每名患儿的诊治都十分认真、十分投入与仔细，不仅了解患儿的病情还询问家长的养护习惯等，不单对小儿疾患进行医治，还对于家长错误或不足的养护方式给予指出及指导。

在学术上，让我体会很深的大致有三：一是老师的"严谨"，例如，对于什么叫"手法"，什么叫"操作"，老师都会给我们指出，不能随意去叫、去称呼，而是更应严谨地去把"词"与"意"一一对应起来，我想这对于一门学科的科学性、条理性是很有意义的。二是老师的"才学渊博""古今中外"，例如老师在讲解治法上提到，小儿祛邪也不能伤正，一般我们不说"泻法"，而说"清法"，这是因为和小儿的生理病理有关。明代万全受《内经》"阳常有余、阴常不足"的影响，提出"肝常有余，脾常不足；心常有余，肺常不足，肾常虚"的观点，而张景岳却提出"阳非有余"。老师就为我们点出这里的"阳非有余"正是从正气不足的角度进行阐述，老师认为小儿疾病的病机多为"本虚标实"。让我们学生佩服的是每每老师分析病因病机、治则治法时多能引经据典，让我们深刻体会到儿科推拿是中医宝库中厚实明亮的宝贝之一，身着浓厚的中医思想、中医哲学与中医文化。老师不仅对中医学学富五车，对西医学的进展也是时时关注、与时俱进。记得有名长期中重度贫血的小儿母亲带其来就诊，老师处方时就给我们讲到最近国外刚有报道，提出肺部能造血，而且研究发现，膻中穴可参加机体的细胞免疫，故在选穴时加用了膻中穴进行治疗。老师这种学无止境的态度也值得吾辈继承与学习。三是老师的"不断思考"。临床上脾胃功能差、多病的孩子在山根处多可见青筋，老师边治疗边和我们分享他最近的新想法，青筋是身体内部的外在反映与表现，是否可以通过治其外而作用其内呢，故老师在处方时加用了掐揉青筋处并进一步观察疾病的转归情况。

其实跟着金老师学习，让我收获的还有很多，不仅是医德医风、学术造诣，金老师的见解与思路更让我看到一名推拿人对中国传统医学的热爱、钻研、关心与望其发展。金老师是师如父，教导、指点我们很多，即使培养计划结束还很想要去跟老师每周学习，总感觉还有很多要向老师请教、学习。愿我们学生都能随老师心愿，把海派儿科推拿学习好、传承好，然后再继续通过自身及吾辈的努力把海派儿科推拿发展好，让我们祖国的这块瑰宝更艳丽、更饱满、更明亮，造福更多的小儿，为小儿的健康发挥我们海派儿科推拿人的光与热。

(陆姬琼)

十二、"搛菜"背后的"平常心"

与师父相识有数载，在师门弟子中不算是长的，但应该算是和师父聊得比较投机的。第一次见面是在 2010 年医院推拿科年底的聚会上,虽早已听过师父美名,但在生活中所见却是没有,心中难免紧张。刚一见面,师父握着我的手淡然的一句:"这个小胖子很可爱。"一个温暖的笑容倏然让我回到孩童一般。师父的手温润如玉,上面的静脉细小而丰富,盘绕着手背,延伸至指尖。当年《新闻晨报》记者顾泳曾写道:"金老师(作者注:指师父金义成教授)用一双略显枯瘦的手,抚平了无数孩子的伤痛,擦干了无数家庭的泪水,在无数病家口中留下美名。"这是与师父初见,一个微笑、一次握手便开始师徒结缘的起点。

2016 年从医院辞职创业之后,时间自由了,与师父相伴的时间也多了。师徒二人走南闯北,为推广海派儿科推拿不遗余力。候机等车旅途之中,自然成为传承学习最佳场所。因不在医院,聊天的范围又比医疗范围大了许多。从医学知识到天文地理,社会热点到历史往事,具体事务到远景规划,师父与我无所不谈。这种交流往往并无主题,胡侃一通,却能聊出些真性情、真知识;另外,陪伴师父左右时间长了,常常见到师父接人待物方面的细节,见微知著,师父德行之高可以从中窥见一斑。下面写一件小事,与各位分享跟师的点滴。

每当陪同师父到各地讲学,当地主办方都是极其热情,接待可谓是无微不至。从机场门口的鲜花到住宿都安排非常妥帖,尤其在餐饮方面更是考究,常安排在当地颇具名气的餐厅,让我们能品尝到地道美食。凡入餐厅,每次落座之前,主办者表示:一来师父年纪最大,尊敬长者乃是中国传统美德;二来师父为小儿推拿事业所做出的贡献,同行有目共睹。所以一般邀请上座,即便师父再三谦让,最终盛情难却。位虽尊贵,但是师父用一个细小的动作便让人钦佩不已。

菜品上桌后,往往都是先转到师父面前,师父起筷搛住菜品却不往自己碗里放,而搛给左右陪坐之人。旁人常惊讶于师父的举动,受宠若惊,连声表示:"怎么能让您老给我们搛菜?"师父却笑道:"你们年轻人多吃点,多吃点……"从始至终自然大方,就像一位长者给自己孩子搛菜一般。我第一次见到师父给别人搛菜,并没有太过注意,以为只是饭桌上的客气。但细细观察,发现整场宴席师父总是给周边人搛菜,频率非常高;再到后来,一起参加的各种宴请多了,发觉师父总爱给别人搛菜,我才意识到这是一种习惯,一种融入生活之中的方式。

"搛菜"本没有什么了不起的地方,但是由师父完成给了我很大的触动以及深入的思考。在我这个岁数,与人结交,就好"装"。尤其挂上了"博士""博士后"这样的头衔时,更是自我感觉良好,常常有种"仰天大笑出门去,我辈岂是蓬蒿人"的感觉。但是,师父年岁已高,地位尊崇,别人给他斟茶倒水、搛菜添饭都本就是常事。在我看来,能有点头表示感谢,便已是对他人的尊重。师父怎么能够给小辈"搛菜"呢?这不是很掉价的事情?这不是应该小辈所做之事?这不是应该"位低者"给"位高者"鞍前马后该做的小事之一吗?但是就是这样的一件小事,师父却做了,而且做得真诚,做得实在,做得让旁人肃然起敬。再想想师父平时对我们这些弟子的关心关爱:我家孩子刚出生不久,师父就送上一份祝福孩子健康成长的礼物;中秋节来临之前,师父到外地讲学,会给他的学姐带上一份上海的月饼。因为师父知道他的学姐是上海人,就喜欢这个上海的甜口;我的师妹因为交流时间关系,主办方不能播放她早已准备好的视频,师父即刻打电话给负责人,亲自过问此事,然后协调双方解决问题。这便是师父,每一个细节都考虑的细致入微,眼中总是对别人的关怀,将每一名弟子都视如自己儿女一般,每一次都如同"搛菜"一样,充满温暖。"不以物喜,不以己悲",师父从未因什么而改变,始终如一。如果问我,跟着师父能学些什么?我想首先要学会的就是这份"平常心"。

也正是师父这份平常心,才可能在没有电脑的年代,在浩如烟海的古籍中翻阅,把与小儿推拿相关的内容整理出来,形成《小儿推拿》一书,为后学之辈提供丰富的小儿推拿史料素材。但即便这么一本具有里程碑意义的书籍,师父却很少提起,倒是粉丝们拿着这本书过来签字时,如获至宝的模样,才让人感到了这本书的分量。每每重新翻看36年前的这本老书,封面已经破旧,但里面的文字朴实平淡却又闪烁着光芒,不经想起师父"搛菜"的模样,笑容可掬,仪态自若,如同父那份平常心,简单,却又充满力量。

大道至简,师父身上值得我们弟子所学习的东西太多,正是有像师父这样的大德指引,我们这些后生晚学才有了前进的方向。师恩难忘,唯有努力,为了海派儿科推拿的兴旺发展、流芳百世而不懈奋进!

(蒋诗超)

十三、教诲如春风,师恩似海深

金义成教授是我国著名的小儿推拿专家,也是我的恩师,在工作、学习、为人等方面给了我许多教诲。回顾拜师过程,感慨良多。

我自幼就有志从医,长大后也如愿就读中医针灸推拿专业,毕业后长期从事推拿保健工作,并逐渐在当地小有名气,但一段时间后,自己不论是技术还是事业上遇到了瓶颈期,似乎很难再有进展,自己也十分苦闷。2007 年,自己又面临事业的转型,这时,很偶然的机会我看到了金义成教授的著作《小儿推拿》《小儿常见病的推拿治疗》视听教材,自己一直很喜欢孩子,也喜欢与孩子们相处,便萌生了从事小儿推拿的念头。可以说,这本著作是我和金老师结缘的引线,当时的金老师在我的心目中,就是中国小儿推拿技术的化身。起步的时候,虽然自己已经有了多年的中医理论与推拿技术实践的基础,但是对小儿推拿还是完全的门外汉。当时,南宁市的小儿推拿事业基础还非常薄弱,只有自治区、南宁市中医院各有一名医师在开展小儿推拿,社会的认知度不高,也没有进修培训的安排。于是我一面对照金教授的著作自学,一面主动寻找机会到南宁市中医院进修,增长入门的见识,由此逐渐开始了自己在小儿推拿领域的旅程。

刚开始的时候,自己是医院推拿科的负责人,但是从事小儿推拿的只有自己一个人,家长对小儿推拿的接受度还很低,很多都是自己主动服务,甚至是免费试做。俗话说得好:"真金不怕火炼。"

慢慢地，小儿推拿就显示出它的优势，不吃药不打针，效果还非常好。我身边也逐渐聚集起了很多的"粉丝"，随着口口相传，就诊的患儿越来越多，科室也在不断地发展壮大，医院成立了独立的小儿推拿科，医师也增加到几人、十几人。在小儿推拿的实践中，我对金老师的理论有了更深的体会，临床上的很多现象，不同的专家有不同的治法，但我感受到的是自己实践体会与金老师的经验是高度一致的，也就是说，按照金老师的理论指导是最契合自己的临床体会的，由此更增添了自己对金老师的敬仰。这时，自己也有了一些机会去参加全国性的会议、论坛，有了与金老师见面的机会。初见金老师，以为作为学界泰斗，金老师肯定是严肃、高高在上的，自己看他，就像现在的年轻人追星的感觉，能够与金老师交流几句、合影一张就非常满足了。可是实际接触下来，却大大出乎我的意料，金老师非常平易近人、和蔼可亲，就像父亲一样，对于我们后辈，不吝教诲，耐心地回答我们的疑问，指点我们。从书本上的金教授到现实中结识金老师，我与金老师的缘又近了几分。

随着与金老师的接触不断深入，我对金老师和海派儿科推拿有了一个全面的了解。多次得到金老师的指导后，我萌生了一个大胆的念头，拜金教授为师，系统地学习海派儿推理论与技术。这是我以前做梦都没想到的，也是很多人想都想不来的，没想到师父很爽快地答应了，由此我们正式地结下师生缘。师父对弟子要求很简单也很严谨，首先是人品好，其次是能为海派儿科推拿做贡献，要多做学术，工作中多总结临床经验；再有就是门派里要团结互助，多沟通多交流。这是师父对每一名弟子的基本要求，我没有在临床真正跟过师父出诊，我是通过每次交流会跟师父学习的，每年都有几次小儿推拿的交流会，我利用每次交流会的机会跟师父交流和沟通及学习，每次见师父我都有问不完的问题，将一些临床问题请教师父，每一次的学习和思考，都让我学不胜收，使自己少走很多弯路，少看很多书，同时增进了师徒关系，每一次见师父的时间总是短暂的，师父就像"佛菩萨"一样照亮着他的弟子们，像父亲一样关心着他的弟子，因此我很幸福也很珍惜跟师父学习的每一次机会。其次就是我在临床中遇到困难和问题时都是通过电话和发信息的形式向师父请教,师父不厌其烦地帮我解决问题,帮我分析手法。比如我看到脾经的定位在三字经和海派中不一样,这个问题在《小儿按摩经》就有记载,是因当时手部穴位图在绘画手掌正面时拇指只能看到侧面,因此后人以为脾经在侧面,在这个问题上当时如果没有师父的指点,也许到今天我还是一头雾水,还有五脏和六腑的补泻在海派和其他派系的区别,这些问题上师父给予我解答,心里特别感谢师父的大爱。2016 年,为了培养广西基层的小儿推拿医师,扩大海派儿科推拿在广西的影响力,我们拟举办一期培训班,向师父发出邀请后,师父立刻带着三名师兄赶过来,不顾辛劳为学员们授课,并且亲临我们科室进行指导,为科室谋划发展之路。

我经常心中感恩,今生能有幸与金老师结下师生缘,真是上天莫大的眷顾。是对小儿推拿的共同热爱奠定了我们结缘的基础,是师父崇高的人格魅力与高超的理论、技术吸引了我,而师父"为往圣继绝学"、推广发展海派小儿推拿,用博大的胸怀接纳了我,入了门派后我找到了今后学习与推广小儿推拿的坚强后盾,也是我今后学习的动力,使我对小儿推拿的信心倍增。

(李海娟)

十四、经师易遇,人师难求

说到跟师学习心得,我还真体会深刻。记得 10 年前在上海听过师父一次讲课,师父讲了"海派儿科·海纳百川",海派的海纳百川、融汇百家、兼收并蓄、扬长补短等人文精神和学术风格,不断消化旧识,不墨守,不泥古,不断创新,与时俱进。海派精神(传承、包容、创新),海派体系中道、法、术:求道、悟道、得道、传道这些话让我激动万分。河南推拿界都在赞师父的医术,品德。苦于无缘见到师父,后来上天赐我洪福,通过李海娟师姐的引荐,2016 年 11 月,在蒋诗超博士、广西中医药大学仁爱分院小儿推拿科李海娟主任医师及我的 218 名学生见证下，我非常荣幸地拜金义成教授为师。从那一刻开始，我们就不断琢磨着如何能真真正正成为恩师的学术继承人之一。在这一年的时间里，师父为了指导我学习，常常进行儿科推拿辨证指导，师父在百忙中不辞舟车劳顿，几度从遥远的上海来到郑州；平时则不厌其烦地在电话里授业解惑，每一个电话都是精心地寻问我临证中有什么感受？效果如何？如效果不好怎么找原因，怎么变换思路及手法。在学习过程中，我深深体会到师父不但具有高明的医术，而且具有高尚的医德情操。恩师成为中医儿科推拿界一代宗师的成功之路，对我启发尤其重要。跟师学习，已成为我中医儿推生涯的新起点。

师父践行"人命重于千金，于是勤奋尤加，白日出诊，夜间攻读，终岁以为常""医乃活人之道，予不自欺亦不欺人"。恩师自业医以来，把患者的生命和健康置于至高的地位，我们今天大力倡导的"以人为本，以病人为中心"的理念正是师父这种为人、为医思想的具体体现。恩师不计较个人得失的精神风貌，重视客观实际、实事求是的医疗作风以及不断学习、精益求精的治学态度对我们的医德教育起到了模范作用。从学生对师父的爱戴、同道对师父的敬佩、各级领导对师父的重视，尤其是众多患者对师父的信赖和感激中，我看到了师父的成功，也感受到一代名医的风范，更加深刻体会到该如何去成为一个真真正正的名家。

我临床在继续学习方面遇到了一些困惑，究竟如何继续学习、进一步提高呢？跟师学习后，我们心中有了一个非常明确的榜样，师父像一座明亮的灯塔，照耀我们不断前进的道路。跟从师父临证学习，同时学习师父著作，结合学习经典理论，在临床实践中不论遇到什么问题，我们总想方设法试图在师父的著作中求证，并及时通过电话、微信，以及当面请教，以不断提高中医辨证施治水平。我深深地体会到，在踏踏实实临床工作一定程度之后再拜师学习，尤其是能得到名家的点拨，常常有一种"豁然开朗"的感觉，从而使自己的学识上升到一个崭新的境界。因此，我觉得跟师学习提供了一个高层次学习的契机，一个再学习的原动力，是一个具有中医特色的继续教育形式。

师父明确指出，我们每一名做中医的人都要有一个明确目标，这就是要尽早成才。跟师学习是促进个人成才的一个途径。师父不断告诫我们，跟师学习并不排斥其他方面的学习，学习其他名家的经验，学习边缘学科，学习西医学知识，学习方法学等。师父说多拜师可学多家医术，多收徒可大力发展中医，师父认为这些学习都是成才的促进因素。师父这种博大的情怀，在学术上广开思路、毫无门户之见的治学精神，极大地影响了我的成长。因此，在跟师期间我细心攻读多家前辈临床知识，在三字经派赵鉴秋教授处参加辨证及手法学习；到上海岳阳医院参加儿推技术进修学习，又到北京中医药大学参加学习等，师父提出跟师学习是"继承与发扬"的统一体，只有将跟师学习与全方位学习、实践结合起来，才能更好地把握和提高。

在师父悉心指导下，通过努力，我被单位评为优秀推拿师。被众多家长评为孩子的健康护航者，在临床、教、研方面都取得了较为全面的锻炼和发展。例如，师父讲过一句话"以通为补"，虽是很简单一句话，可我细心琢磨师父的话，方知下不通上不进，正因掌握了师父说的"以通为补"后，我临床上对食积、厌食的孩子手到病除，在上海我跟在师父身边，看到师父推拿时一指禅推拿手法如雄鹰展翅，行云流水、一气呵成。每次上手疾病如风吹云、汤沃雪一般，擦法时手如风卷残云，云开雾散，疾病消失。我用师父擦法在临床上对便秘及腹泻的证候进行顺擦、倒擦治疗效果极佳。师父手法真的起到了以指代针、以穴代药的效果。师父教导我要认认真真、踏踏实实地学习才能做得好。

跟师父学习，是我今生难得的学习契机，我一定要把握机遇，把跟师学习与个人成才紧密联系在一起。通过扎实工作，刻苦学习，有目的有重点地向师父和师父的其他学术继承人学习，只有这样才能学到师父丰富的临床经验，更深刻体会师父的学术思想，真正成为师父的学术继承人之一，为儿科推拿的可持续发展以及我国中医事业的发展贡献自己的绵薄之力。这样才不会辜负师父对我的殷切期望与悉心栽培。谢谢我的恩师。

（杨新贵）

十五、海纳百川,追求卓越,开明睿智,大气谦和

金义成,这三个字可是响当当的名号。记得学习推拿之初,但凡涉及儿科推拿内容,上海首屈一指的便是"海派儿科推拿",而这海派儿科推拿的祖师爷便是金义成老师。从来没有想过自己能有此殊荣拜入师父门下,传承其学术思想及经验。跟随师父门诊抄方一段时间后,我不仅被师父渊博扎实的中医功底折服,更被师父的人格魅力深深吸引。师父身上有股上海人独有的"腔调",用上海话来讲,就是"老克勒"。海派的精神体现在师父的学术思想上,也融入了师父的生活中。习总书记在上海时曾经概括了上海的精神,"海纳百川,追求卓越,开明睿智,大气谦和",我想这句话也正体现了师父的精神。

海纳百川 师父说,海派儿科推拿是发生、发展在上海这一特殊地域的具有其自身特点的儿科推拿学术流派。上海地处江浙之交,在几百年的发展中,成为世界著名的东方明珠,具有海纳百川的特质。近现代的上海名医荟萃、流派纷呈,在众多中医流派中,丁氏一指禅推拿独具特色。海派儿科推拿不仅传承了一指禅推拿防治儿科病的传统,还将其融入了小儿推拿。在继承和发展过程中,海派儿科推拿包容创新,逐渐成为以"海派无派,无派有派;海派无形,无形有形"为特色的较完整的理、法、方、推的儿科推拿体系。海派儿科推拿既是海派文化的体现,也是海派中医的进一步认定。

追求卓越 金师非常注重历代小儿推拿学术成就的传承。对小儿推拿之手法、穴部,以及一些病症推拿方法等,海派儿科推拿还得益于历代推拿文献的发掘和整理。尤其是明清时期的小儿推拿著作。从这些著作中寻根求源,并对推拿发展史、药摩方(《中医推拿》)、小儿推拿之比对(《小儿推拿》)加以总结,还请益许多名

家,如江静波、孙重三、张汉臣诸位金师。海派儿科推拿真正提出虽距今数十年,但其产生形成和发展是经过较长时间的。因此,它的流传也是潜移默化的,随着《小儿推拿》等相关著作的发行,有关教学和培训活动的开展,以及近年来师徒的传承,其影响是不言而喻的。

开明睿智 师父常言海派儿科推拿中时常采取求变求实,动静结合,并非一成不变。患者患病多,医者患法少,求变指不因循守旧,泥古不化,而有所创新。求实则指讲求实效,小儿推拿传统上强调推治左手,而海派儿科推拿常操作其右手,一来是因为操作顺手,二来是因为右手寸口为肺脾肾脉气所在。正应小儿脾肺肾时常不足之需。

大气谦和 师父平时风度翩翩。炎炎夏日,师父总是穿长袖衬衫、西裤和皮鞋,做治疗时他会穿上白大褂换上布鞋。师父告诉我,正装不仅是对自己的尊重,也是对患者的尊重。师父这一代对于生活及工作的态度,让我看到了上海的腔调,这也是我们需要传承及发扬的。

最后,我想用师父曾经说过的一句话来进行总结:"做好事的人不一定平安,但一定能够心安。"儿科推拿是一项伟大的事业,为我们的未来保驾护航,功德无量。

(储宇舟)

十六、大爱传承,一路相随

似水的流年,载走了昨天青春美好的时光,留下的唯有心灵的驿动和无声的感谢。有人说,师恩如山,因为高山巍巍,使人崇敬。我还要说,师恩似海,因为大海浩瀚,无法估量。

2017年1月14日,于我而言,是一个受益一生的日子。在各位前辈和同门师兄师姐的见证下,我正式拜小儿推拿泰斗、海派儿科推拿领军人物金义成教授为师。一声师父,一生的师父!这一跪一拜,便决定了一路相随!延寻师父的轨迹,并愿日复一日地去信仰,去求索,去追寻师父的为人治学、大道之行。

师者,传道授业解惑也!师父的传承,在一问一答、一诊一推间口传心授,心手相传。有这样一句名言:"一颗柔软的心才能装得下世间的大爱无疆。"对此,我领悟颇深。从西医到中医再到专注小儿推拿,从小我说,是为了自己的孩子免受疾病困扰而选择的路。从大我而言,父母的拳拳爱子之情,便是能触动天下医者心中最软的一根弦,于是儿科推拿这条路我愈走愈宽。然而,跟师父的学习中才真正体会到了对世人"柔软的心"是怎样的一个状态。来找老师就诊的宝宝很多,多而不乱。对待不同状态下的宝宝,老师是用心在沟通,用心在推拿,而不是用手在做"标准化流程"。每一下推拿的徐疾、用力大小都是根据宝宝的病情而定的,这需要非常用心才能体会到细微的差别。老师对孩子的慈爱,尽在一举一动中。跟老师的学习中,方才真正明白了什么是"心医",也更加懂得在传承中医的过程中,没有终点的路就是起点,需要永不停止地向前!吾师之道,仰之弥高,钻之弥坚!

饮其流者怀其源,学其成时念吾师。师父在几十年儿科推拿临床工作中积极总结归纳、兼收并蓄,形成独具一格的推拿方法,并正式提出海派儿科推拿这一概念。纵观海派儿科推拿,它不仅体现了深厚的文化底蕴、鲜明的自身特色,而且还有丰富的创新成分,基本上构筑起源、道、法、术的完整体系。如此博大精深的"功法"想要学成绝非一朝一夕,甚至需终其一生而求索。求索路上,感念师恩,亲临指导。2017年6月22日,老师来到青岛,莅临我创办的天士元小儿推拿参观指导。在参观了天士元的各项调理及培训项目后,老师对天士元的各项工作给予了高度的肯定,尤其是对天士元的中医外治疗法在小儿疾病调理中的应用给予称赞并提出宝贵意见。当面对天士元学子求知若渴的眼神时,老师语重心长地鼓励大家学好儿科推拿技术,传承中医精髓,同时叮嘱我们,从事儿科推拿事业要始终保持"如临深渊、如履薄冰"的心态,方能造福一方婴童。天士元的学子们认真聆听教诲,备受鼓舞,好好学习技术,发扬儿科推拿事业,造福婴童的决心也更加坚定。这份恩师情,浓厚染一生,愿一路相随,此生不悔。

　　岁月的历练让师父心中总是装着慈悲,我们踏寻师父的足迹,无论走到哪儿,最终得到的都将是一份宽厚、一份感悟、一份收获。师父的道法,是天边拂晓时启明的朝阳,默默地照着先来的、后来的虔诚学者,一起走向梦里无数次闪现的光明。沐浴光明的恩泽,天士元红色"君"团将激情似火,谨遵师训,立志精于技术,专于管理,传承儿推,造福万千婴童。

(陈奕君)

一、儿科推拿操作手法索引

字母索引	穴位及穴部	具 体 操 作	图 例	书中页码
	板门	揉板门：按揉手掌大鱼际处	 图 1 揉板门	第 28、31、37、39、41、44、51、52、53、85、94、104、115 页
B	膊阳池	按揉膊阳池：在手背一窝风后 3 寸处，用拇指按揉	 图 2 按揉膊阳池	第 33、46 页
	八髎	按揉八髎：俯卧位于第 1~4 骶骨孔处按揉	 图 3 按揉八髎	第 55 页

（续表）

字母索引	穴位及穴部	具 体 操 作	图 例	书中页码
B	八髎	擦八髎：用掌面着力于患儿体表，从第4骶骨孔至第1骶骨孔一直线擦至发热为宜	图4 擦八髎	第61、112页
	百会	揉百会：用拇指螺纹面在小儿头顶正中两耳尖连线交叉点做揉法	图5 揉百会	第59、79、83、87、89、91、92、94页
C	攒竹	揉攒竹：用食、中两指分别按揉小儿两侧眉头凹陷中	图6 揉攒竹	第100、107页
	承浆	揉承浆：用拇指或中指着力，在小儿颏唇沟的正中凹陷处揉	图7 揉承浆	第115页

（续表）

字母索引	穴位及穴部	具 体 操 作	图　　例	书中页码
D	大肠	补大肠：用拇指螺纹面或拇指桡侧缘着力，自小儿食指桡侧指尖推向指根处	图 8　补大肠	第 39、59、115 页
		清大肠：用拇指螺纹面或拇指桡侧缘着力，自小儿食指桡侧指根推向指尖处	图 9　清大肠	第 22、24、26、31、33、41、44、46、58、67、81、94、98、101 页
	膻中	揉膻中：用拇指或中指按揉小儿两乳头连线的中点处	图 10　揉膻中	第 30、35、65、98 页
		分推膻中：用两手的拇指放于小儿两乳头连线的中点处后向两侧分推	图 11　分推膻中	第 26 页
	肚角	拿肚角：于脐下 2 寸旁开 2 寸大筋部位操作，用拇、食、中三指拿法	图 12　拿肚角	第 37 页

（续表）

字母索引	穴位及穴部	具 体 操 作	图 例	书中页码
D	丹田	按揉丹田：按揉脐下 2 寸与 3 寸之间	图 13 按揉丹田	第 41、56、59、61、89 页
	地仓	按揉地仓：于面部两侧地苍穴部位推或按揉	图 14 按揉地仓	第 85 页
	大椎	揉大椎：第 7 颈椎棘突下凹陷中，用拇指按揉	图 15 揉大椎	第 98、105 页
	督脉	擦督脉	图 16 擦督脉	第 74、87 页
E	二扇门	掐揉二扇门：用两拇指指甲掐揉手背第三掌骨小头两旁	图 17 掐揉二扇门	第 22、27、30 页

（续表）

字母索引	穴位及穴部	具 体 操 作	图 例	书中页码
E	耳后高骨	揉耳后高骨：用两拇指或中指分别揉耳后高骨处	 图 18　揉耳后高骨	第 105 页
	耳门	揉耳门：用拇指指端在患侧的耳屏上切迹前，下颌骨髁状突后缘凹陷处的耳门穴做揉法	 图 19　揉耳门	第 110 页
F	肺经	清肺经：用拇指螺纹面着力，自小儿无名指端推向指节处	 图 20　清肺经	第 22、26、27、30、31、63、67、81、96、98、103、109、114 页
	风池	按风池：用拇指指端对称用力，按揉小儿胸锁乳突肌与斜方肌之间凹陷中的风池穴	 图 21　按风池	第 79、103、105、114 页

（续表）

字母索引	穴位及穴部	具 体 操 作	图　　例	书中页码
F	肺俞	揉肺俞：一指禅推或指揉第3胸椎棘突下两侧旁开1.5寸	 图22　揉肺俞	第 26、27、31、41、67、98 页
	丰隆	揉丰隆：用拇指螺纹面着力，于小儿外踝上8寸，胫骨前缘外侧1.5寸处的丰隆穴做揉动	 图23　揉丰隆穴	第 28、53、81 页
G	龟尾	揉龟尾：用拇指端着力，于小儿尾椎骨端做揉法	 图24　揉龟尾	第 33、35、39、41、46、53、58、59 页

235

（续表）

字母索引	穴位及穴部	具 体 操 作	图 例	书中页码
G	膈俞	推揉膈俞：一指禅推或指揉小儿背部第7胸椎棘突下两侧旁开1.5寸处	图 25　推揉膈俞	第35、78页
	关元	揉关元：用掌根在下腹部，前正中线上，当脐中下3寸处做揉法	图 26　揉关元	第58、87页

（续表）

字母索引	穴位及穴部	具 体 操 作	图　　例	书中页码
G	肝俞	按揉肝俞：于背部第 9 胸椎棘突旁开 1.5 寸按揉	图 27　按揉肝俞	第 100 页
	肝经	清肝经：用拇指螺纹面着力，自小儿食指端推向指节处	图 28　清肝经	第 81、89、90、92、94、101 页
H	合谷	揉合谷：用拇指指端按揉第一、第二掌骨间	图 29　揉合谷	第 79、102、103 页

承光
通天
络却
玉枕
天柱
大杼
风门
肺俞
厥阴俞
心俞
督俞
膈俞
肝俞
胆俞
脾俞
胃俞
三焦俞
肾俞
气海俞
大肠俞
关元俞
上髎
次髎
中髎
下髎
会阳
委中
承山
附阳
昆仑
仆参
浮郄
委阳
合阳
承筋
飞扬
至阴
通谷
束骨　京骨　金门　申脉

（续表）

字母索引	穴位及穴部	具 体 操 作	图　　　例	书中页码
H	横纹	掐揉四横纹：用拇指掐，再用中指（或拇指）端按揉掌面食、中、无名、小指近端指间关节横纹处	 (a) (b) 图 30　掐揉四横纹	第 41、44、47 页
		横纹推向板门：用拇指桡侧着力，自小儿掌根向拇指指根处直推	 图 31　横纹推向板门	第 35 页
J	肩井	拿肩井：用拇指和食、中两指，或用大拇指和其余四指对称用力，提拿小儿大椎与肩峰连线中点处	 图 32　拿肩井	第 22、26、46、76 页

（续表）

字母索引	穴位及穴部	具　体　操　作	图　　　例	书中页码
J	肩胛骨	分推肩胛骨：用双手拇指螺纹面着力，在小儿肩胛骨内侧向外侧直推	图 33　分推肩胛骨	第 26、31 页
	箕门	推箕门：于大腿内侧血海穴上 6 寸处操作	箕门 图 34　推箕门	第 55 页
	精宁	按揉精宁：用拇指指端同时按揉第四、五掌骨夹缝	图 35　按揉精宁	第 79、81、94 页
	井灶	洗井灶：自上而下直推两鼻孔内或鼻梁两侧	图 36　洗井灶	第 96 页

字母索引	穴位及穴部	具 体 操 作	图　　例	书中页码
J	睛明	揉睛明：用食、中两指分别按住小儿两侧目内眦旁0.1寸处	 图 37　揉睛明	第 100、107页
K	坎宫	推坎宫：用双手拇指螺纹面，自小儿眉心沿眉毛向两旁至眉梢直推	 图 38　推坎宫	第 22、24、27、50、98、105、110、114 页
L	六腑	退六腑：用拇指螺纹面或食、中指螺纹面着力，自小儿的肘横纹内侧端沿前臂推向腕横纹尺侧端	 图 39　退六腑	第 22、24、26、33、42、46、50、67、101 页
	廉泉	揉廉泉：用拇指或中指指端着力，在小儿前正中线上结喉上方的舌骨上缘凹陷处	 图 40　揉廉泉	第 116 页

（续表）

字母索引	穴位及穴部	具 体 操 作	图　例	书中页码
M	命门	揉命门：用拇指螺纹面着力，在小儿第 2 腰椎棘突下处做揉动	命门 图 41　揉命门	第 83 页
N	内八卦	运内八卦：以掌心为圆心，以圆心至中指根横纹 2/3 处的长为半径所做的圆，做环形推运	图 42　运内八卦	第 48、52、78、94 页
	内关	揉内关：用拇指螺纹面着力，在小儿腕横纹上 2 寸，掌长肌腱与桡侧腕肌腱之间做揉动	图 43　揉内关	第 83 页

（续表）

字母索引	穴位及穴部	具 体 操 作	图 例	书中页码
P	脾经	补脾经：用拇指螺纹面着力，在小儿拇指螺纹面旋推	图44　补脾经	第28、31、33、35、37、39、41、42、44、46、51、52、53、56、58、59、61、63、65、67、78、79、81、85、87、89、92、94、98、104、112、114、115页
		清脾经：用拇指螺纹面着力，从拇指指尖向指根直推	图45　清脾经	
	脾俞	按揉脾俞：按揉背部第11胸椎棘突旁开1.5寸	承光 通天 络却 玉枕 天柱 大杼 风门 肺俞 厥阴俞 心俞 督俞 膈俞 肝俞 胆俞 脾俞 胃俞 三焦俞 肾俞 气海俞 大肠俞 关元俞 小肠俞 膀胱俞 中膂俞 白环俞 上髎 次髎 中髎 下髎 会阳 委中 承山 合阳 委阳 浮郄 附阳 昆仑 仆参 承筋 飞扬 至阴 通谷 束骨 京骨 金门 申脉　图46　按揉脾俞	第28、41、46、52、58、61、63、78、81、90、92、112页

（续表）

字母索引	穴位及穴部	具 体 操 作	图 例	书中页码
Q	七节骨	推上七节骨：用拇指螺纹面自小儿尾椎骨端（长强）向命门穴直推	图47 推上七节骨	第39、59页
		推下七节骨：用拇指面或食、中二指面自命门至尾骨端一直线由上向下单向直推	图48 推下七节骨	第 24、33、35、41、46、58、94、117页
	气海	揉气海：用掌根在下腹部，前正中线上，当脐中下1.5寸处做揉法	图49 揉气海	第 58、87、89页
	桥弓	按揉桥弓：用食、中两指自耳后翳风至缺盆成一斜线按揉	图50 按揉桥弓	第76页

（续表）

字母索引	穴位及穴部	具 体 操 作	图　　例	书中页码
Q	曲池	按揉曲池：用拇指或中指指端按揉肘部曲池穴	图 51　按揉曲池	第 87、96、105 页
R	乳旁	推揉乳旁：用一指禅推或中指端揉乳头外旁开 2 分处	图 52　推揉乳旁	第 30 页
	乳根	推揉乳根：用一指禅推或中指端揉乳头下 2 分处	图 53　推揉乳根	第 30 页
S	三关	推三关：用拇指面或食、中指面自腕推向肘横纹外侧端	图 54　推三关	第 27、30、52、59、65、92、112、114、115 页
	三阴交	揉三阴交：于内踝上三寸，胫骨后缘按揉	图 55　揉三阴交	第 22、42、46、55、56、61、79、100、112、117 页

（续表）

字母索引	穴位及穴部	具 体 操 作	图 例	书中页码
S	肾经	补肾经：用拇指螺纹面着力，在小儿小指螺纹面旋推	图56 补肾经	第 26、33、43、46、52、56、58、61、78、87、89、114 页
	肾俞	揉肾俞：用食、中指两端螺纹面着力，在小儿第2腰椎棘突下两侧旁开1.5寸	图57 揉肾俞	第 28、56、58、61、81、83、89、112 页
	神门	揉神门：用拇指螺纹面着力，在小儿腕横纹尺侧端处做揉动	图58 揉神门	第83页

（续表）

字母索引	穴位及穴部	具 体 操 作	图 例	书中页码
S	少泽	掐揉少泽：先用拇指掐，再用拇指指端按揉，在小儿小指末节尺侧的指甲角旁0.1寸	图59 掐揉少泽	第101页
	四白	揉四白：于两侧瞳孔直下，眶下孔凹陷中揉	图60 揉四白	第107页
T	天井	揉天井：用拇指指端着力，在小儿手臂外侧，屈肘时肘尖直上1寸凹陷处	图61 揉天井	第101页
	天门	开天门：用双手拇指螺纹面，自小儿眉心交替向上推至前发际边缘	图62 开天门	第 22、24、27、50、98、105、110、114页

（续表）

字母索引	穴位及穴部	具体操作	图　　例	书中页码
T	太阳	揉太阳：用拇指或中指指端按揉眉梢后太阳穴处	图 63　揉太阳	第 22、24、27、30、50、100、105、107、114 页
	天河水	清天河水：用拇指螺纹面或食、中指螺纹面着力，自小儿腕横纹推向肘横纹	图 64　清天河水	第 22、26、28、31、42、47、53、63、78、90、96、98、101、103、110 页
	天突	按天突：用中指端着力，按小儿胸骨切迹上缘、凹窝正中处	图 65　按天突	第 26、27、30、31 页
	天枢	揉天枢：用中指端揉，或食、无名指揉天枢穴	图 66　揉天枢	第 33 页

字母索引	穴位及穴部	具体操作	图　例	书中页码
T	天柱骨	推天柱骨：用拇指或食、中两指指面自小儿颈后发际正中直推至大椎穴	图67　推天柱骨	第67、96、98页
	太冲	按揉太冲：用拇指指端按揉第一、二跖骨结合部之前的凹陷处	图68　按揉太冲	第79页
	天应	揉天应：用食、中两指分别按揉小儿两侧攒竹下0.3寸处	图69　揉天应	第74、100页
	瞳子髎	揉瞳子髎：于两侧目外眦外侧0.5寸处揉	图70　揉瞳子髎	第107页
	听宫	揉听宫：用拇指指端在患儿患侧的耳屏前，下颌骨髁状突的后缘，张口呈凹陷处听宫做揉法	图71　揉听宫	第110页

（续表）

字母 索引	穴位及 穴部	具 体 操 作	图　　例	书中页码
W	胃经	清胃经：用拇指螺纹面着力，自小儿拇指掌面近掌端第一指节向指根方向直推	图 72　清胃经	第 33、35、42、48、67、98、101、109 页
	胃俞	推揉胃俞：一指禅推或指揉小儿背部第 12 胸椎棘突下两侧旁开 1.5 寸处	图 73　推揉胃俞	第 31、35、41、48、50、51、52、63、112 页
	外劳宫	揉外劳宫：于手背外劳宫穴操作	图 74　揉外劳宫	第 30、37、59、92、115 页

249

（续表）

字母索引	穴位及穴部	具 体 操 作	图　　例	书中页码
W	威灵	按揉威灵：用双手拇指指端同时按揉第二、三掌骨夹缝	图 75　按揉威灵	第 79、81、94 页
X	璇玑	开璇玑：沿胸肋间分推胸部，再从心窝处向脐直推，然后在腹部用摩挪法，最后从脐部向下直推至耻骨联合处	图 76　开璇玑	第 26 页
	小肠	清小肠：用拇指螺纹面着力，自小儿小指尺侧指根推向指尖处	图 77　清小肠	第 39、53、55、56、90 页
	血海	揉血海：屈膝在大腿内侧，髌底内侧端上 2 寸，当股四头肌内侧头的隆起处，用拇指按揉	图 78　揉血海	第 65 页

(续表)

字母索引	穴位及穴部	具 体 操 作	图 例	书中页码
X	小天心	揉小天心：用中指螺纹面着力，在小儿手掌大、小鱼际交接处之凹陷处用揉法	图 79 揉小天心	第 78、90、92、94、101、112、114 页
	心经	清心经：用拇指螺纹面着力，在小儿中指螺纹面自指尖直推向指节	图 80 清心经	第 78、81、89、90、92、93、94 页
	心俞	揉心俞：用两手拇指或单手的食、中二指指端在小儿背部的第 5 胸椎、棘突下旁开1.5 寸分别按揉	图 81 揉心俞	第 78、83 页

251

（续表）

字母索引	穴位及穴部	具体操作	图例	书中页码
Y	迎香	揉迎香：用双手拇指或中指指端按揉鼻翼中点鼻唇沟处迎香穴	图82 揉迎香	第85、98、105、110页
	印堂	抹印堂：用两拇指螺纹面着力，从印堂抹至前发际，再分抹至两颊部	图83 抹印堂	第30页
	一窝风	揉一窝风：于手背掌根中部凹陷处操作	图84 揉一窝风	第37页
	阳白	按揉阳白：于前额两侧阳白穴行推或按揉	图85 按揉阳白	第85页
	翳风	揉翳风：于两侧耳垂后翳风穴行揉法	图86 揉翳风	第85、103、110页

（续表）

字母索引	穴位及穴部	具 体 操 作	图　　　例	书中页码
Y	阳陵泉	拨阳陵泉：在小腿外侧，当腓骨头前下方凹陷处按拨	 图87　拨阳陵泉	第87页
	涌泉	按揉涌泉：位于足跖屈卷足时，在足心前1/3的凹陷中，双手拇指按揉	 图88　按揉涌泉	第 87、109 页
Z	足三里	揉足三里：于犊鼻下3寸，距胫骨前缘一横指处按揉	 图89　揉足三里	第 24、37、39、41、42、44、46、48、50、51、52、53、58、61、63、65、67、79、83、87、92、112、114、115、117页
	中脘	揉中脘：用中指螺纹面在小儿脐上4寸处做揉动	 图90　揉中脘	第 35、37、41、44、48、50、51、53、63、67、85、87、104、112、115、117页
	中极	按中极：于少腹部、体前正中线，脐下4寸操作	 图91　按中极	第55页

（续表）

字母索引	穴位及穴部	具体操作	图　　例	书中页码
			其他手法索引	
A	按弦走搓摩	用双手掌分别自两侧腋下搓摩季肋	图 92　按弦走搓摩	第 26、33 页
E	二人上马	用拇指螺纹面着力，在小儿手背无名指及小指掌指关节后陷中处做揉动	图 93　二人上马	第 26、53、78、101 页
F	分推腹阴阳	于两肋下分推	图 94　分推腹阴阳	第 44、51 页
	分阴阳	用双手拇指螺纹面着力，自小儿掌后横纹中点向两旁分推	图 95　分阴阳	第 78 页

（续表）

字母索引	穴位及穴部	具体操作	图 例	书中页码
H	黄蜂入洞	黄蜂入洞 30 次：用食、中指指端揉两鼻孔下缘	图 96 黄蜂入洞	第 27、96 页
M	摩腹	用手掌按住小儿腹部，顺时针或逆时针方向推摩	图 97 摩腹	第 22、24、28、31、33、35、37、39、41、42、44、46、48、50、51、52、53、58、63、65、67、81、83、87、92、100、117 页
N	拿颈项	用拇指与食、中指螺纹面对称着力拿颈项部	图 98 拿颈项	第 30 页
	捏脊	从尾骨端至大椎一直线自下向上操作	(1) (2) 图 99 捏脊	第 24、26、28、30、31、39、41、42、44、46、48、50、52、53、56、58、59、61、63、65、67、74、83、87、89、91、93、94、100、112、114、115、117 页

（续表）

字母索引	穴位及穴部	具 体 操 作	图　　例	书中页码
R	揉脐	掌根于肚脐部位按揉	图 100　揉脐	第 37、39 页

二、金义成教授编著一览

1.《推拿学》（下篇，小儿推拿）上海市大学教材（中医专业用），上海人民出版社，1974 年

2.《小儿推拿》，上海科学技术文献出版社，1981 年

3.《推拿自学入门》，上海科学技术文献出版社，1987 年

4.《推拿学基础》，上海中医学院出版社，1987 年

5.《家庭简易推拿》，福建科学技术出版社，1987 年

6.《小儿推拿图解》（挂图），上海科学技术文献出版社，1988 年

7.《小儿推拿学》，上海中医学院出版社，1988 年

8.《穴位按摩美容法》，上海中医学院出版社，1989 年

9.《养身抗老自我推拿指南》，上海科学技术普及出版社，1989 年

10.《小儿推拿保健术》，上海三联书店，1989 年

11.《老年推拿保健术》，上海三联书店，1989 年

12.《妇女推拿保健术》，上海三联书店，1989 年

13.《小儿推拿图解》，上海科学技术文献出版社，1990 年

14.《医学小百科·推拿》，天津科学技术出版社，1990 年

15.《妇女病推拿法》，香港利文出版社，1991 年

16.《中老年推拿法》，香港利文出版社，1992 年

17.《小儿病推拿法》,香港利文出版社,1992 年

18.《保健推拿法》,香港利文出版社,1992 年

19.《中国推拿》,湖南科学技术出版社,1993 年

20.《推拿百问》,上海中医学院出版社,1993 年

21.《推拿大成》,河南科学技术出版社,1995 年

22.《实用推拿图谱》,上海中医药大学出版社,1995 年

23.《家庭儿科保健推拿图解》,上海远东出版社,1996 年

24.《家庭内妇科保健推拿图解》,上海远东出版社,1996 年

25.《家庭伤骨科保健推拿图解》,上海远东出版社,1997 年

26.《家庭夫妻保健推拿图解》,上海远东出版社,1997 年

27.《图解家庭按摩治疗·内科病》,上海远东出版社,2000 年

28.《图解家庭按摩治疗·妇科病》,上海远东出版社,2000 年

29.《图解家庭按摩治疗·儿科病》,上海远东出版社,2000 年

30.《图解家庭按摩治疗·伤科病》,上海远东出版社,2000 年

31.《图解家庭按摩治疗·外科病》,上海远东出版社,2000 年

32.《图解家庭按摩治疗·五官科病》,上海远东出版社,2000 年

33.《图解家庭按摩治疗·神经科病》,上海远东出版社,2000 年

34.《图解家庭按摩治疗·老年病》,上海远东出版社,2000 年

35.《图解家庭按摩治疗·康复》,上海远东出版社,2000 年

36.《图解家庭按摩治疗·护理》,上海远东出版社,2000 年

37.《图解家庭按摩治疗·美容》,上海远东出版社,2000 年

38.《图解家庭按摩治疗·夫妻保健》,上海远东出版社,2000 年

39.《海派儿科推拿图谱》,上海中医药大学出版社,2003 年

40.《亚健康人群的推拿》,上海科学技术文献出版社,2004 年

41.《海派儿科推拿》,上海科学技术出版社,2010 年

42.《海派儿科推拿》(修订版),上海科学技术出版社,2014 年

43.《常见小儿病的推拿预防和养护》(沪上中医名家养生保健指南丛书),复旦大学出版社,2016 年

44.《海派儿科推拿》(近代全国著名小儿推拿流派丛书),青岛出版社,2017 年

三、海派儿科推拿传承系谱

海派儿科推拿师门传承系谱

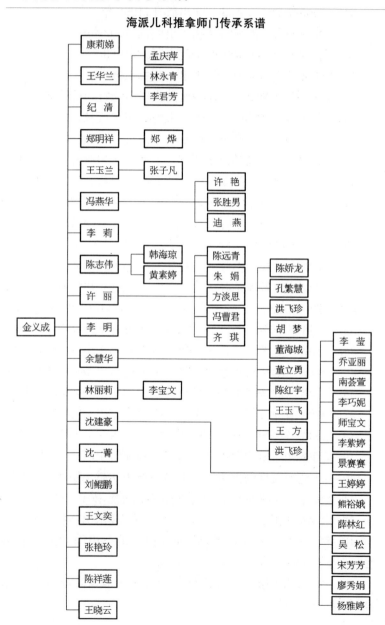

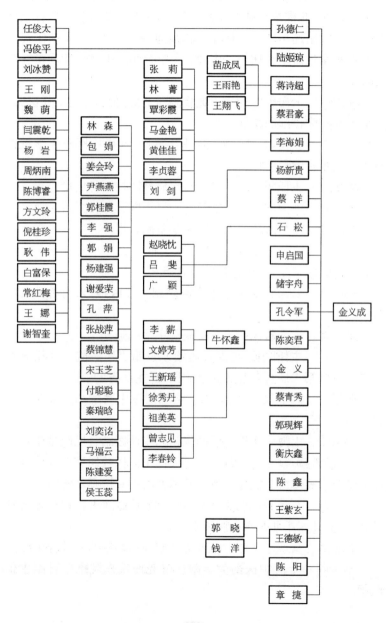

海派儿科推拿人物简介

金义成　海派儿科推拿领军人物、丁氏一指禅推拿第四代传承人、我国小儿推拿领域的学科带头人，主攻小儿推拿。曾任上海中医药大学附属岳阳中西医结合医院推拿科主任、上海中医药大学小儿推拿教研室主任等。中国针灸学会小儿推拿专业委员会学术顾问。

康莉娣　上海中医药大学附属曙光医院推拿科副主任医师，海派儿科推拿讲师团顾问。

王华兰　教授，主任医师，博士生导师，河南中医药大学针灸推拿学院推拿学科主任。

孟庆萍　主任医师，医学硕士，疾病预防控制科负责人。

林永青　河南中医药大学第三附属医院针灸科主治医师。

李君芳　河南省郑州大学体育学院副教授。

纪　清　主任医师、硕士研究生导师，上海中医药大学附属市中医医院推拿科主任、针灸推拿学教研室主任。

郑明祥　云南省昆明市延安医院副主任医师，云南省针灸学会理事。

郑　烨　云南省昆明市延安医院主治医师。

王玉兰　主任医师，黑龙江省哈尔滨市中医医院小儿推拿科主任。全国第二届百名杰出青年中医，黑龙江省名中医。

张子凡　医学硕士，黑龙江省哈尔滨市中医院小儿推拿科主治医生

冯燕华　上海中医药大学附属岳阳中西医结合医院推拿科主任医师，副教授，硕士生导师。中国民间中医医药研究开发协会中医妇幼学会推拿分会副会长等。海派儿科推拿讲师团顾问。

许　艳　原嘉定妇幼保健院，现上海珺如健康咨询有限公司负责人，御儿康小儿推拿品牌负责人。

张胜男　就职于上海中医药大学附属岳阳中西医结合医院。

李　莉　上海中医药大学附属曙光医院东院推拿科副主任医师。

陈志伟　上海中医药大学附属岳阳中西医结合医院推拿科副主任医师,硕士生导师,海派儿科推拿讲师团顾问。

韩海琼　就职于上海市嘉定区江桥镇社区卫生服务中心。

黄素婷　云南省中医药学会会员。

许　丽　浙江中医药大学副教授、硕士生导师,浙江省中山医院副主任中医师,推拿科(教研室)副主任,小儿推拿科负责人。中国针灸学会小儿推拿专业委员会常务委员。

陈远青　浙江中医药大学附属第三医院小儿推拿主治医师。

朱　娟　浙江省杭州市下沙街道社区卫生服务中心小儿推拿主治医师。

方淡思　浙江省嘉兴市中医医院小儿推拿科主治医师。

冯曹君　淳德堂中医门诊部小儿推拿负责人。

李　明　广东省佛山市中医院推拿门诊副主任中医师。

余慧华　原浙江省杭州市中医院小儿推拿副主任医师,康慧堂门诊部创始人。

陈娇龙　福建中医药大学硕士研究生。

孔繁慧　桐君堂城西馆主治医师。

洪飞珍　浙江省浦江县中医院主治医师。

胡　梦　浙江中医药大学附属第二医院主治医师。

董海城　浙江省儿童医院主治医师。

董立勇　浙江省杭州市下城区长庆潮鸣街道社区卫生服务中心主治医师。

陈红宇　浙江省杭州市中医院主治医师。

王玉飞　浙江省杭州市上城区南星街道社区卫生服务中心主治医师。

王　方　就职于七彩泡泡婴童会所。

林丽莉　教授,中共党员,硕士研究生导师,美国南佛罗里达大学访问学者(1年),福建中医药大学针灸学院推拿教研室副主任。中国针灸学会小儿推拿专业委员会常务委员。

沈建豪　上海市中医药儿童健康工程办公室主任,俊辰(中国）健康管理品牌创始人，俊辰小儿推拿文献馆馆长，北京俊童国际中医药研究院院长等。

宋芳芳　就职于天津市河西区陈塘庄卫生服务中心。

沈一菁　针灸推拿学硕士，上海中医药大学附属岳阳中西医结合医院小儿推拿主治医师，世界中医药学会联合会小儿推拿专业委员会理事。

刘鲲鹏　针灸推拿学博士，上海中医药大学附属岳阳中西医结合医院推拿科副主任医师。

王文奕　针灸推拿学硕士，上海中医药大学附属市中医医院推拿科主治医师。

孙德仁　山西省名中医，主任医师，山西省河东中医少儿推拿学校校长，中国中医研究院培训中心客座教授，山西中医学院客座教授。中国针灸学会小儿推拿专业委员会学术顾问。

陆姬琼　中医学硕士，上海市静安区中医医院主治医师，上海市"杏林新星"。

蒋诗超　慈幼健康创始人，上海中医药大学针灸推拿学博士，复旦大学生物学博士后，临床执业中医师，山西省河东中医少儿推拿学校客座教授，中国民间中医药研究开发协会仲景国医推拿分会副会长。

苗成凤　医学硕士，执业医师，慈幼儿童健康生活馆馆长。

王雨艳　医学硕士，执业药师，慈幼健康首席行政官。

王翔飞　慈幼-童涵春堂中医门诊部负责人，慈幼儿童健康生活馆馆长，高级按摩师。

蔡君豪　上海市中医医院推拿科主治医师，上海市中医药学会推拿分会委员。

李海娟　广西中医药大学第一附属医院仁爱分院小儿推拿科主任，中国民间中医药研究开发协会仲景国医推拿分会副会长。

覃彩霞　就职于广西壮族自治区来宾市金秀瑶族自治县妇幼保健院。

马金艳　麒幼小儿推拿创始人。

黄佳佳　就职于依仁堂母婴调理馆。

李贞蓉　就职于广西壮族自治区南宁市养生会所。

刘　剑　就职于昊然家古艾堂和海派儿推工作室。

杨新贵　杨家育儿康小儿推拿创始人,河南杨家育儿康健康管理有限公司董事长,国家高级按摩师,高级少儿推拿调理师。

林　森　中国民间中医医药研究开发协会仲景国医推拿分会副会长兼秘书长。

包　娟　中国民间中医医药研究开发协会仲景国医推拿分会副秘书长。

姜会玲　中国民间中医医药研究开发协会仲景国医推拿分会副秘书长。

尹燕燕　中国民间中医医药研究开发协会仲景国医推拿分会三进工程办公室主任。

郭桂霞　中国民间中医医药研究开发协会仲景国医推拿分会外联部主任。

李　强　中国民间中医医药研究开发协会仲景国医推拿分会外联部主任。

郭　娟　中国民间中医医药研究开发协会仲景国医推拿分会培训部主任。

蔡　洋　大连扶正集团董事长,大连"蔡洋整体"中医按摩连锁机构创始人,"扶十正"小儿推拿全球加盟连锁机构创始人等。

石　崧　中国小儿推拿论坛特邀专家,两岸中医推拿论坛首席讲师,中国小儿推拿优秀人才,小儿推拿行业行为规范制定委员会委员。

申启国　大连正广和创始人,高级小儿推拿保健师,中医罐疗培训师,全国小儿推拿论坛特邀专家。

储宇舟　医学硕士,上海中医药大学附属岳阳中西医结合医院推拿科主治医师。

孔令军　医学博士,副研究员,上海中医药大学附属岳阳中西医结合医院推拿科主治医师。

陈奕君　青岛天士元小儿推拿创始人，执业医师，中国中医药研究促进会小儿推拿外治分会常务理事。

牛怀鑫　就职于青岛天士元健康管理咨询有限公司。

李　薪　就职于云南省文山州回春诊所。

文婷芳　就职于重庆市渝北区元祐养生馆。

金　义　义乌金义中医诊所法人代表，主治医师，慈幼（义乌）健康管理有限公司执行董事。

王新瑶　就职于慈幼精诚健康学院。

徐秀丹　就职于慈幼精诚健康学院。

祖美英　就职于义乌金义中医诊所。

曾志见　就职于义乌金义中医诊所。

李春铃　就职于北京市顺义区顺泰中医门诊小儿推拿科。

蔡青秀　厦门蔡氏养生堂创始人，国家二级按摩师，高级健康管理师，高级催乳师，高级小儿推拿师，中科硕研（北京）国际医学研究院催乳与小儿推拿特约研究员。

郭现辉　医学博士，河南中医药大学第三附属医院推拿病区主任。中国针灸学会小儿推拿专业委员会常务委员。

衡庆鑫　针灸推拿学硕士，执业医师，就职于河南中医药大学第一附属医院儿科门诊。

陈　鑫　国家高级推拿师，主任医师，佑宝母婴健康创始人，耳康耳穴培训中心创始人。

王紫玄　执业中医师，内蒙古科技大学包头医学院第二附属医院针灸科小儿推拿门诊主治医师。中国针灸学会小儿推拿专业委员会委员。

王德敏　上海康尧中医儿科推拿诊所创始人，中医执业医师，北京康尧小儿推拿中医研究院院长。

陈　阳　国家执业医师，国家健康管理师，国家营养管理师，国家高级推拿师，建湖县第三人民医院预防保健科主任，盐城润宝堂母婴护理有限公司创始人，建湖润宝海派儿推创办人。

章　捷　毕业于上海交通大学，学有专长，高级按摩师。